国家中医药管理局齐鲁伤寒流派传承工作室建设项目（LPGZS2012-34）
山东省中医经典名方协同创新中心（山东中医药大学）

《神农本草经》药物

张沁园　高德民　主编

山东大学出版社
·济南·

图书在版编目(CIP)数据

《神农本草经》药物/张沁园,高德民主编. —济
南:山东大学出版社,2020.9
ISBN 978-7-5607-6710-9

Ⅰ. ①神… Ⅱ. ①张… ②高… Ⅲ. ①《神农本草经》
Ⅳ. ①R281.2

中国版本图书馆 CIP 数据核字(2020)第 179032 号

策划编辑　宋亚卿
责任编辑　唐　棣
封面设计　午　云

出版发行	山东大学出版社
社　　址	山东省济南市山大南路 20 号
邮政编码	250100
发行热线	(0531)88363008
经　　销	新华书店
印　　刷	济南巨丰印刷有限公司
规　　格	720 毫米×1000 毫米　1/16 20.25 印张　16 插页　405 千字
版　　次	2020 年 9 月第 1 版
印　　次	2020 年 9 月第 1 次印刷
定　　价	96.00 元

《〈神农本草经〉药物》编委会

主　编　张沁园　高德民

副主编　张　明　郭　栋　万　鹏

编　委　(按姓氏笔画排序)

　　　　万　鹏　冯海洋　冯筱筱　朱成凤　任雨晴

　　　　刘　丽　刘兆倩　刘庚鑫　孙　燕　张　明

　　　　张沁园　陈啸虎　李　扬　杨　健　范　娅

　　　　罗文君　高德民　倪佰菏　郭　栋　郭春全

　　　　温　雅

前　言

　　《神农本草经》(后文简称《本经》)是中医药早期最重要的本草学专著,为中医四大经典之一。全书分三卷,载药365种,以三品分类法,分为上、中、下三品,文字简练古朴,托名神农氏,代代口耳相传,于东汉时期集结整理成书,成书非一时,作者亦非一人,为秦汉时期众多医学家搜集、总结、整理当时药物学经验成果的专著,是对中药的第一次系统总结。其中规定的大部分中药学理论和配伍规则以及提出的"七情和合"原则在几千年的用药实践中发挥了巨大作用,是中药药物学理论发展的源头。

　　因原本亡佚,今本为其后从历代本草著作中辑出。本书《本经》原文及顺序以清代顾观光辑本为底本,校勘旁参孙本(清代孙星衍、孙冯翼的辑本,人民卫生出版社1963年校勘本)、清代黄奭辑本以及莫文泉、森立之、尚志钧先生辑佚本。

　　本书的撰写凡例,内容包括【原文】【校勘】【注释】【译文】【药物基源】【附方】。

　　本书对药物名称和原文仍保留繁体字的字型,对原文进行句逗,校注参考杨鹏举先生的《本经》校注本,这是近年来《本经》校注的善本。《本经》所载药物,个别药物存在古今所指不一的现象,如"通草"等,过半名称古今一致,但仍有近百种药物后人在其来源认识上说法纷纭,这极大限制了《本经》在临床上的应用。在药物基源部分,本书编者或自行考证,或博采众贤之说,录存备考。读本草的最终目的是临床应用,在附方部分,本书精选收录了历代使用《本经》药物的验方,以冀启人神思。《本经》中的大毒之品,古人虽有应用记录，但今人绝不可盲目在临床试用。附方中涉及药量，旧制一斤合 16 两，即 160 钱，每钱约合今制 3.1 g。一方寸匕金石药末为 3～4 g，草木药末为 1～2 g。一钱匕草木药末为 0.5～2 g。一字约 1 g。一合为 6～8 mL，一升为 60～80 mL。一匙为 3～5 g。其他古医籍习用单位由现代医者根据实际临床情况选用合适剂量。

本书书末的附录部分包括附方引用文献、药物名称笔画索引、药物名称（部分）拉丁语索引。为方便读者学习查阅，我们选择了《本经》中临床常用的药物，并拍摄了饮片彩图。

因本书编者水平之限，难避舛误，敬请大方指正。

编　者

2020 年 8 月

目　录

《神农本草经》卷一
序录

上药一百二十种为君,主养命以应天。无毒,多服久服不伤人,欲轻身益气不老延年者,本上经。

中药一百二十种为臣,主养性以应人。无毒有毒,斟酌其宜,欲遏病补虚羸者,本中经。

下药一百二十五种为佐使,主治病以应地。多毒,不可久服,欲除寒热邪气,破积聚,愈疾者,本下经。

三品合三百六十五种,法三百六十五度。一度应一日,以成一岁。倍其数合七百三十名也。

药有君臣佐使,以相宣摄合和,宜用一君、二臣、三佐、五使,又可一君三臣九佐使也。

药有阴阳配合,子母兄弟,根茎花实,草石骨肉。

有单行者,有相须者,有相使者,有相畏者,有相恶者,有相反者,有相杀者。凡此七情,合和视之,当用相须相使者良,勿用相恶相反者。若有毒宜制,可用相畏相杀者,不尔勿合用也。

药有酸咸甘苦辛五味,又有寒热温凉四气及有毒无毒、阴干曝干、采造时月、生熟、土地所出、真伪陈新,并各有法。

药性有宜丸者,宜散者,宜水煮者,宜酒渍者,宜膏煎者。亦有一物兼宜者,亦有不可入汤酒者。并随药性,不得违越。

欲疗病,先察其源,先候病机。五脏未虚,六腑未竭,血脉未乱,精神未散,服药必活。若病已成,可得半愈;病势已过,命将难全。

若用毒药疗病,先起如黍粟,病去即止。若不去倍之,不去十之,取去为度。

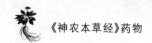

　　疗寒以热药,疗热以寒药,饮食不消以吐下药,鬼疰蛊毒以毒药,痈肿疮瘤以疮药,风湿以风湿药,各随其所宜。

　　病在胸膈以上者,先食后服药;病在心腹以下者,先服药而后食;病在四肢、血脉者,宜空腹而在旦;病在骨髓者,宜饱满而在夜。

　　夫大病之主,有中风、伤寒、寒热、温疟、中恶、霍乱、大腹水肿、肠澼下痢、大小便不通、贲豚上气、咳逆、呕吐、黄疸、消渴、留饮、癖食、坚积癥瘕、惊邪、癫痫、鬼疰、喉痹、齿痛、耳聋、目盲、金疮、踒折、痈肿、恶疮、痔瘘、瘿瘤,男子五劳七伤、虚乏羸瘦,女子带下崩中、血闭、阴蚀,虫蛇蛊毒所伤。

　　此大略宗兆,其间变动枝叶,各宜依端绪以取之。

《神农本草经》卷二
上品

丹砂

【原文】 味甘,微寒。主身体五脏[1]百病。养精神,安魂魄,益气[2],明目,杀精魅邪恶鬼。久服通神明,不老。能化为汞。生山谷。

【校勘】

[1]五脏:《太平御览》(后文简称《御览》)无此二字。

[2]魄益气:《御览》无此三字。

【译文】 丹砂,又名朱砂,味甘,性微寒。主治身体五脏多种疾病,能使精神补养,使魂魄安静;补益气力;使眼睛视物明亮;能杀死妖邪坏鬼。长时间服用能使神志清楚,长寿不老。能化为水银。产于山中深坑处。

【药物基源】 本品为硫化物类矿物辰砂族辰砂,主含硫化汞(HgS)。采挖后,选取纯净者,用磁铁吸净含铁的杂质,再用水淘去杂石和泥沙。本品为粒状或块状集合体,呈颗粒状或块片状。鲜红色或暗红色,条痕红色至褐红色,具光泽。体重,质脆,片状者易破碎,粉末状者有闪烁的光泽。气微,味淡。(见附图1)

【附方】

1.预解痘毒:初发时或未出时,以朱砂末半钱,蜜水调服。多者可少,少者可无,重者可轻也。

2.小儿惊热,夜卧多啼:朱砂半两,牛黄一分,为末。每服一字,犀角磨水调下。

3.急惊搐搦:丹砂半两,天南星一个(一两重者,炮裂酒浸),大蝎三个,为末。每服一字,薄荷汤下。

4.小儿初生六日,解胎毒,温肠胃,壮气血:朱砂豆大,细研,蜜一枣大,调与吮之,一日令尽。

5.沙蜂叮螫:朱砂末,水涂之。

云母

【原文】 云母,味甘,平。主身皮[1]死肌,中风寒热,如在车船上。除邪气,安五脏,益子精①,明目。久服轻身延年。一名云珠,一名云华,一名云英,一名云液,一名云砂,一名磷石。生山谷。

【校勘】

[1]皮:《本草纲目》(后文简称《纲目》)合肥本作"痹"。

【注释】

①子精:生育之精。

【译文】 云母味甘,性平,主治肌肉像死人的一样,没有感觉。伤于风邪有发冷发烧;身体像坐车船上,不能稳立,眩眩晕晕,以除风邪、神智异常;使五脏充实,能增加生殖小儿之物质。使目视物明亮。久服身体轻便灵巧,寿命延长。一个名字叫云珠,一个名字叫云华,一个名字叫云英,一个名字叫云液,一个名字叫云砂,一个名字叫磷石。产于高山的坑穴、石头中。

【药物基源】 云母为硅酸盐类云母族矿物白云母。云母以五色立名,以白色为上品。葛洪《抱朴子》云:"云母有五种,而人不能别,当举之以向日看之,阴地不见杂色也。五色并具而多青者,名云英,宜春服之;五色并具而多赤者,名云珠,宜夏服之;五色并具而多白者,名云液,宜秋服之;五色并具而多黑者,名云母,宜冬服之;但有青黄二色者,名云砂,宜季夏服之;纯白者,名磷石,四时可服也。古方服五云甚多,然修炼节度,恐非文本可详,不可轻饵也。损之曰:青、赤、黄、紫、白者,并堪服;白色轻薄通透者,为上;黑者,不任用,令人淋沥发疮。"《纲目》引《荆南志》:"此石乃云之根,故得云母之名,而云母之根,则阳起石也。云母与阳起石为根株,其在上者为云母,下为阳起石。故阳起石起阴主肾,云母镇气主肺,肾即肺之根。如同一物异用的乌头、附子。"此说存疑。

【附方】

1.小儿下痢赤白及水痢:云母粉半两,煮白粥调食之。

2.妇人难产经日不生:云母粉半两,温酒调服,入口即产,不顺者即顺。

3.火疮败坏:云母粉和生羊髓涂之。

4.痰饮头痛,往来寒热:云母粉二两炼过,恒山一两,为末。每服方寸匕,汤服取吐。忌生葱、生菜。

玉泉

【原文】 玉泉,味甘,平。主[1]五脏百病。柔筋强骨,安魂魄[2],长肌肉,益气[3]。久服耐[4]寒暑,不肌渴,不老神仙。人临死服五斤,死三年[5]色不变。一名玉札。生山谷。

【校勘】

[1]主:《御览》"主"字下脱"五"。

[2]魄:《御览》脱。

[3]益气:《御览》无"益气"二字。

[4]耐:《御览》作"能忍"。

[5]年:黄本作"季"。

【译文】 玉泉味甘,性平,主治五脏多种疾病,能使筋柔韧,使骨骼强健,使魂魄安和,使肌肉增长,增加气力。长时间服用能够忍耐寒暑,没有饥饿感,不衰老如神仙。人临死服五斤,死多年色泽不变。一个名字叫玉札。产于山中有流水的地方。

【药物基源】 弘景据《仙经》《三十六水法》,认为化玉为玉浆,称为玉泉。《名医别录》载以玉屑水磨之即为玉泉。又一说玉泉为采玉之处的泉水。

石钟乳

【原文】 味甘,温。主治欬①逆上气,明目益精[1],安五脏,通百节,利九窍,下乳汁。一名留公乳。生山谷。

【校勘】

[1]主治欬逆上气,明目益精:《御览》二句互乙。

【注释】

①欬:通"咳"。

【译文】 石钟乳,味甘,性温,主治咳嗽气返向上;使精液溢出;使眼睛清明,能使五脏充实;使许多关节、窍道通利;能使乳汁涌出而下。一个名字叫留公乳。产于大山的深坑而有流水之地。

【药物基源】 石钟乳即钟乳石,本品为碳酸盐类矿物方解石族方解石,主含碳酸钙($CaCO_3$)。采挖后,除去杂石。本品为钟乳状集合体,略呈圆锥形或圆柱形。表面白色、灰白色或棕黄色,粗糙,凹凸不平。体重,质硬,断面较平整,白色至浅灰白色,对光观察具闪星状的亮光,近中心常有一圆孔,圆孔周围有多数浅橙黄色同心环层。气微,味微咸。

【附方】

1. 一切劳嗽,胸膈痞满,咳嗽不已:用石钟乳、雄黄、佛耳草、款冬花等分,为末。每用一钱,安香炉上焚之,以筒吹烟入喉中,日两次。

2. 吐血损肺:炼成钟乳粉,每服二钱,糯米汤下,立止。

3. 乳汁不通,气少血衰,脉涩不行:炼成钟乳粉二钱,浓煎漏芦汤调下。或与通草等分为末,米饮服方寸匕,日三次。

4. 大肠冷滑不止:钟乳粉一两。肉豆蔻煨半两,为末,煮枣肉丸梧子大。每服七十丸,空心米饮下。

5. 急喘不停:用钟乳粉五钱、蜡三两,和匀,蒸在饭甑里。蒸熟取出,合成丸子,如梧子大。每服一丸,温开水送下。

矾[1]石

【原文】 味酸[2],寒。主寒热泄利白沃①,阴蚀②恶疮,目痛。坚骨齿[3]。鍊③饵服之,轻身不老,增年[4]。一名羽涅。生山谷。

【校勘】

[1]矾:孙本作"涅"。

[2]味酸:《御览》"味"下有"咸"字。

[3]坚骨齿:孙本"坚"下有"筋"字,《御览》无"齿"字。

[4]增年:《御览》无"增年"二字。

【注释】

①白沃:泛指女子为白带多,男子溺精。

②阴蚀:为阴部溃疡病等症。

③鍊:通"炼"。

【译文】 矾石味酸,性寒。主治身有发冷、发热泄泻痢疾;白色物流下,阴器部位侵淫腐烂;恶疮;眼睛痛。能使骨齿坚、硬。其用水洗后煮食物,食之可使身体轻巧而不衰老,增加岁数。一个名字叫羽涅。产于山中的深坑处。

【药物基源】 矾石又名白矾,本品为硫酸盐类矿物明矾石经加工提炼制成。主含水合硫酸铝钾[$KAl(SO_4)_2 \cdot 12H_2O$]。本品呈不规则的块状或粒状。

无色或淡黄白色,透明或半透明。表面略平滑或凹凸不平,具细密纵棱,有玻璃样光泽。质硬而脆。气微,味酸、微甘而极涩。(见附图2)

【附方】

1.中风痰厥:白矾一两,牙皂角五钱,为末。每服一钱,温水调下,吐痰为度。

2.风痰痫病:生白矾一两,细茶五钱,为末,炼蜜丸如梧子大。一岁十丸,茶汤下;大人,五十丸。久服,痰自大便中出,断病根。

3.牙关紧急不开:白矾、盐花等分,搽之,涎出自开。

4.小儿舌疮饮乳不得:白矾如鸡子大置醋中,涂儿足底,二七遍愈。

5.鸡眼肉刺:枯矾、黄丹、朴消等分,为末,搽之。次日浴二三次,即愈。

6.鼻血不止:用枯矾末吹鼻内。

7.牙齿肿痛:用白矾一两,烧成灰,蜂房一两,微灸。每用二钱,水煎含漱,去涎。

8.双目红肿:用甘草水磨白矾,敷眼泡上,或用枯矾频搽眉心。

消石

【原文】　消石,味苦,寒。主五脏积热,胃胀[1]闭。涤去蓄结饮食,推陈致新,除邪[2]气。鍊之如膏,久服轻身。一名芒消。生山谷。

【校勘】

[1]胀:孙本作“张”。

[2]邪:《新修本草》(后文简称《新修》)作“耶”。

【译文】　消石,味苦,性寒。主治五脏积聚的热邪,胃中胀满而不通。能清除积聚的水和饭,把糟粕推出去,纳进新的营养物质,以去除郁气。用水煮以炮制消石,使之纯净像白色脂肪状,久服使身体轻巧。一个名字叫芒硝。产于山中的深坑有水的地方。

【药物基源】　本品为硫酸盐类矿物芒硝族芒硝,经加工精制而成的结晶体。主含水合硫酸钠($Na_2SO_4 \cdot 10H_2O$)。本品为棱柱状、长方形或不规则块状及粒状。无色透明或类白色半透明。质脆,易碎,断面呈玻璃样光泽。气微,味咸。

【附方】

1.头痛欲死:消石末吹鼻内,即愈。

2.诸心腹痛、腰腹诸痛:消石、雄黄各一钱,研细末。每点少许入眦内。名火龙丹。

3.赤眼肿痛:消石末,卧时,以铜筋点黍米大入目眦。至旦,以盐水洗去之。

4.风热喉痹及缠喉风:消石一两半,硼砂半两,冰片一两,白僵蚕一分。上为末,研匀。以竹管吹半钱许入喉中。

5.女劳黑疸:消石、矾石烧等分,为末。以大麦粥汁和服方寸匕,日三。病随大小便去,小便黄,大便黑,是其候也。

6.治眼赤痛,眼漠漠:消石研末,于眼四角各点一粟许,须臾,热泪出,便睡,睡觉,以浆水洗。

7.劳淋、血淋、热淋、气淋、石淋及小便不通至甚者:消石一两。生研为细末,每服二钱。诸淋各依汤使如后:劳淋,葵子末煎汤下,通后须服补虚丸散;血淋、热淋,并用冷水调下;气淋,木通煎汤下;石淋,将药末先入铫内,隔纸,炒至纸焦为度,再研,用温水调下;小便不通,小麦汤下。

8.赤白痢,肠风脏毒,酒积下血便血:消石一两,舶上硫黄一两,白明矾半两,滑石半两,飞面四两。为末极细,滴水和丸,如梧桐子大。每服三十丸或五十丸,用新汲水送下。

9.恶寒啬啬,似欲发背,或已生疮肿隐疹:消石三两,以暖水十升和令消,待冷。取故青布叠三重,可似欲赤处方圆,湿布搨根,热即换之,频易瘥。

10.治重舌:竹沥浸焰硝点之。

朴消

【原文】 朴消,味苦,寒。主百病。除寒热邪[1]气,逐六府积聚,结固留[2]癖,能化七十二种石。鍊饵服之,轻身神仙。生山谷。

【校勘】

[1]邪:《新修》作“耶”。

[2]留:《御览》作“结”。

【译文】 朴消,味苦,性寒。主治多种疾病,能够除发冷发烧;驱逐六腑之积聚,久聚不散而难治愈的肿瘤癥块。用水煮(炮制)成糕饼样再吃它,使身体轻巧如神仙。产于大山有深坑的地方。

【药物基源】 本品为硫酸盐类矿物芒硝族芒硝的粗加工品,主要成分与芒硝同。

【附方】

1.赤眼肿痛:朴消置上蒸化,取汁收点。

2.牙齿疼痛:皂荚浓浆,同朴消煎化,淋于石上,待成霜,擦之。

3. 食蟹龈肿:朴消敷之,即消。

4. 喉痹肿痛:用朴消一两,细细含咽,立效;或加丹砂一钱。气塞不通,加生甘草末二钱半,吹之。

滑石

【原文】 滑石,味甘[1],寒。主身热泄澼,女子乳难①,癃闭。利小便,荡胃中积聚寒热,益精气。久服轻身,耐饥长年。生山谷。

【校勘】

[1]甘:《御览》作"苦"。

【注释】

①乳难:妇女生子困难。

【译文】 滑石,味甘,性寒。主治身体发热,腹泻;女性生子困难;尿闭。能使小便通利,荡涤胃内积聚的寒热,使精液外溢。长期服用会使身体轻巧;使饥饿感减慢,使年岁增加。产于大山有深坑的地方。

【药物基源】 本品为硅酸盐类矿物滑石族滑石,主含水合硅酸镁 $[Mg_3(Si_4O_{10})(OH)_2]$。采挖后,除去泥沙和杂石。本品多为不规则的块状集合体。白色、黄白色或淡蓝灰色,有蜡样光泽。质软,细腻,手摸有滑润感,无吸湿性,置水中不崩散。气微,味淡。(见附图3)

【附方】

1. 小便不通:滑石末一升,以车前汁和,涂脐之四畔,方四寸,干即易之。冬月水和。

2. 阴下湿汗:滑石一两,石膏煅半两,枯白矾少许,研掺之。

3. 膈上烦热多渴:滑石二两捣,水三大盏,煎二盏,去滓,入粳米煮粥食。

4. 风毒热疮,遍身出黄水:桂府滑石末敷,次日愈。先以虎杖、豌豆、甘草等分,煎洗后乃搽。

5. 伤寒衄血:滑石末,饭丸梧子大。每服十丸,微嚼破,新水咽下。

6. 杖疮肿痛:滑石、赤石脂、大黄等分为末。茶汤洗净,贴。

7. 妊妇尿涩不通:用滑石粉和水调匀,糊在脐下两寸处。

8. 伏暑吐泄,小便赤色,心烦,口渴:用好滑石(烧过)四两、藿香一钱、丁香一钱,共研为末。每服二钱,米汤送下。

9. 下部湿汗:滑石一两、石膏(煅过)半两、枯白矾少许,共研为末,干搽患处。

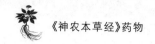

空青

【原文】 味甘[1]，寒。主治青[2]盲①、耳聋。明目，利九窍，通血脉，养精神。久服轻身，延年不老[3]。能化铜、铁[4]、鈆②、锡作金。生山谷。

【校勘】

[1]甘：姜本、《纲目》《吴普本草》其下并有"酸"字。

[2]青：孙本作"眚"。

[3]不老：《御览》《纲目》并无此二字。

[4]铁：《御览》《艺文类聚》"铜"下并无此字。

【注释】

①青盲：眼如黑夜视物不见。

②鈆：通"铅"。

【译文】 空青，味甘，性寒。主治眼睛外观正常但视物不见、耳聋。能使眼睛明亮，能使多种窍道通利，使血脉通畅，使人蓄养而长精神。长期服用使身体轻巧，寿命延长而不衰老。能把铜、铁、铅、锡化作金。产于火山的深坑处。

【药物基源】 本品为碳酸盐类矿物蓝铜矿的矿石，成球形或中空者。《别录》曰："空青生益州山谷，及越嶲山有铜处。铜精熏则生空青。三月中旬采，亦无时。能化铜、铁、铅、锡作金。空言质，青言色。"空青为蓝铜矿的矿石，其腹中空，内有浆水者。《大明本草》曰："空青大者如鸡子，小者如相思子，其青厚如荔枝壳，其内有浆酸甜。医方稀用，古时多作绘画的染料。"古人认为，空青极难得，治翳极有功。在药物质量上，以中空有浆者为上，不空无浆者为下。

【附方】

1. 卒中风，手臂不仁，口歪僻：空青末一豆许，著口中，渐入咽即愈。

2. 眼疏不明：空青少许，渍露一宿，以水点之。

3. 眼黑翳覆瞳子胅起：贝子四枚（烧），空青一两，矾石一两（熬汁尽）。

4. 胅翳昏暗：空青二钱，蕤仁（去皮）一两，片脑三钱。细研日点。

5. 雀目及内外障眼，风毒青盲、暴赤眼：杨梅青（好者，水浴过，控干，研末）、胡黄连（水浴过，为细末）各一分，槐芽（初出如雀舌时，不计多少，俟干为末）一钱半。三味同研匀细如粉，入龙脑一字许，更研匀，密收，每夜卧时，先温水净漱口，仰面卧，用苇筒子吹药一字，入两鼻中，但令如常喘息，便自睡着，跟中觉凉冷为妙，隔夜一次。

曾青

【原文】 味酸,小寒。主目痛止泪。出风痹,利关节,通九窍,破癥^①坚,积聚。久服轻身不老。能化金铜。生山谷。

【注释】

①癥:通"症"。

【译文】 曾青,味酸,性小寒。主治目痛泪出。能驱逐风痹证,使关节通利;使多种窍道通利;能使坚硬症块,积聚消散。长期服用,使身体轻巧,长寿不老。能变成金铜。产于大山的深坑处。

【药物基源】 曾青为碳酸盐类矿物蓝铜矿的矿石,呈复层叠状结构者。时珍曰:"曾,音层。其青层层而生,故名。或云其生从实至空,从空至层,故曰曾青也。"陶弘景形容为累累如黄连相缀,色理小类空青。

【附方】

1. 斑疮入目不退:曾青一钱,丹砂二钱,为末。蛴螬五枚,捣汁和点。

2. 风热目病:曾青四两,蔓荆子二两,白姜炮、防风各一两,为末。每以少许午嗜鼻中,立有功效。

3. 耳内恶疮:曾青五钱,雄黄七钱半,黄芩二钱五分,为末,敷之。

禹余粮

【原文】 味甘,寒。主欬逆,寒热烦满,下^[1]赤白,血闭癥瘕,大热。鍊饵服之不饥^[2],轻身延年。生池泽及山岛中。

【校勘】

[1]下:《御览》其下有"利"字。

[2]鍊饵服之不饥:《御览》无此六字。

【译文】 禹余粮,味甘,性寒。主治咳逆,发冷发热烦闷;下痢有赤白,血管闭塞成癥瘕;高热。服用水煮熟成糕饼样的禹余粮使人没有饥饿感,使身体轻巧,寿命延长。产于积水处及江、湖、海洋被水环绕的有山的陆地上。

【药物基源】 本品为氢氧化物类矿物褐铁矿,主含碱式氧化铁[FeO(OH)]。采挖后,除去杂石。本品为块状集合体,呈不规则的斜方块状,长5~10 cm,厚1~3 cm。表面红棕色、灰棕色或浅棕色,多凹凸不平或附有黄色粉末。断面多显深棕色与淡棕色或浅黄色相间的层纹,各层硬度不同,质松

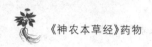

部分指甲可划动。体重,质硬。气微,味淡,嚼之无砂粒感。禹余粮为禹余粮矿石中加工为细粉如黄面者。世传禹治水弃其所余食于江中而为药,故曰余粮。(见附图4)

【附方】

1.冷劳肠泄不止:禹余粮四两,火煅醋淬,乌头一两(神效太一丹),冷水浸一夜,去皮脐焙,为末,醋糊丸梧子大。每食前温水下五丸。

2.伤寒下痢不止,心下痞硬,利在下焦:赤石脂、禹余粮各一斤(赤石脂禹余粮汤),并碎之,水六升,煮取二升,去滓,分再服。

3.崩中漏下青黄赤白,使人无子:禹余粮煅研,赤石脂煅研,牡蛎煅研,乌贼骨,伏龙肝炒,桂心,等分为末。温酒服方寸匕,日二服,忌葱、蒜。

4.育肠气痛,妇人少腹痛:禹余粮为末。每米饮服二钱,日二服,极效。

5.产后烦躁:禹余粮一枚,状如酸馅者,入地埋一半紧筑,炭灰一斤煅之。湿土罨一宿,打破,去外面石,取里面细者研,水淘五七度,日干,再研万遍。用甘草汤服二钱,一服立效。

6.妇人带下:白下,禹余粮一两,干姜等分;赤下,禹余粮一两,干姜半两。上禹余粮用醋淬,捣研细为末。空心温酒调下二钱匕。

7.灭瘢痕:禹余粮、半夏等分。末之,以鸡子黄和。先以新布拭瘢令赤,以涂之勿见风,日二。

太一[1]禹余粮

【原文】 味甘,平。主欬逆上气,癥瘕、血闭漏下;除邪气[2]。久服耐寒暑,不饥,轻身飞行千里神仙。一名石脑。生山谷。

【校勘】

[1]太一:敦煌《本草经集注》(后文简称《集注》)其下有"禹"字。

[2]除邪气:孙本"除"误作"馀"。《御览》无"气"字。

【译文】 太一禹余粮,味甘,性平。主治咳喘气急,胸闷;癥瘕、血管阻塞而月经过多,淋漓不断;能消除致病的风邪、神志异常。长期服用则能忍耐寒冷和酷暑,令人没有饥饿感,使身体轻巧灵便,像神仙一样,在空中飘荡能走千里之遥。一个名字叫石脑。产在两山流水道及深的坑中。

【药物基源】 太一禹余粮为禹余粮石中形如鹅鸭卵,外有壳重叠,中有黄细末如蒲黄者。太者,大也,一者,道也。禹余粮为道家习用之品。时珍认为,生于池泽为禹余粮;生山谷者,为太一禹余粮。今临床上禹余粮与太一禹余粮不再分。

白石英

【原文】　味甘,微温。主消渴阴痿不足,欬[1]逆,胸[2]膈间久寒。益气,除风[3]湿痹。久服轻身长年。生山谷。

【校勘】

[1]欬:《御览》作"呕"。

[2]胸:《御览》无此字。

[3]风:《御览》无此字。

【译文】　白石英,味甘,性微温。主治消渴证,阴茎痿软不能勃起,咳逆,胸膈间长时间有寒邪。能增添气力,消除风湿痹证。长时间服用能使身体轻巧,年岁增长。产于山中的深坑内。

【药物基源】　为氧化物类石英族矿物石英,采后拣选纯白的石英。《别录》载有五色石英:"白石英,生华阴山谷及泰山,大如指,长二三寸,六面如削,白澈有光,长五六寸者,弥佳。其黄端白棱,名黄石英;赤端白棱,名赤石英;青端赤棱,名青石英;黑泽有光,名黑石英。"弘景认为,精白无瑕杂的大者为佳品,其余四色石英不堪用,以新安所出,极细长白澈者为道地。

【附方】

1.风虚冷痹,诸阳不足及肾虚耳聋:白石英三两,坩锅内火煅酒淬三次,入瓶中密封,勿泄气。每早温服一盏,以少饭压之。

2.惊悸善忘:白石英一两,朱砂一两,为散。每服半钱,食后煎金银汤下。

3.石水腹坚胀满:白石英十两,捶豆大,瓷瓶盛好酒二斗浸之,以泥重封,将马粪及糠火烧之,常令小沸,从卯至午住火。次日暖一中盏饮之,日三度。酒尽可再烧一度。

紫石英

【原文】　味甘,温。主心腹欬[1]逆邪气。补不足,女子风寒在子宫,绝孕十年无子。久服温中,轻身延年。生山谷。

【校勘】

[1]欬:《御览》作"呕"。

【译文】　紫石英,味甘,性温。主治胸腹有馀(郁)气,使人咳喘气逆。补之

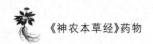

不足,女子有风寒邪气在子宫,多年没有怀孕而不生孩子。长期服用能够使脏器温煦,使身体轻巧,寿命延长。产于山中的深坑内。

【药物基源】 本品为氟化物类矿物萤石族萤石,主含氟化钙(CaF_2)。采挖后,除去杂石。本品为块状或粒状集合体,呈不规则块状,具棱角。紫色或绿色,深浅不匀,条痕白色。半透明至透明,有玻璃样光泽。表面常有裂纹。质坚脆,易击碎。气微,味淡。一说为紫色石英,主要成分为二氧化硅。

【附方】

1.虚劳惊悸:紫石英五两,打如豆大,水淘一遍,以水一斗,煮取三合,或煮粥食,水尽可再煎之。

2.怔忡惊悸,魂魄不宁,或心虚不寐,精神烦乱:紫石英三两(火煅醋淬七次,研细末,水飞过)、当归、远志、枣仁、川贝母、茯苓、柏子仁各二两,川黄连三钱(俱用盐水拌炒)。研为末,炼蜜丸。每早晨服三钱,临睡服四钱,俱用黑枣汤下。

3.风热瘾疹:紫石英、赤石脂、白石脂、寒水石、石膏、干姜、大黄、龙齿、桂枝、牡蛎、甘草、滑石等分(风引汤),吹咀,水一升,煎去三分,食后温呷,无不效者。

4.痈肿毒气:紫石英火烧醋淬,为末,生姜、米醋煎敷之,摩亦可。

5.肺寒咳逆上气:紫石英火煅醋淬七次,研细末,水飞过。每早用五分,花椒十粒,泡汤下。

五色石脂

【原文】 味甘,平。主黄疸,泄痢[1]肠澼[2]脓血,阴蚀下血赤白,邪气痈肿、疽、痔、恶疮[3]、头疡、疥瘙[4]。久服补髓益气,肥健不肌,轻身延年。五石脂,各随五色补五脏。生山谷中。

【校勘】

[1]痢:孙本作"利"。

[2]澼:孙本作"癖"。

[3]疮:尚本、黄本并作"创"。

[4]瘙:尚本、黄本并作"搔"。

【译文】 青石、赤石、黄石、白石、黑石脂,味甘,性平。主治黄疸;泻痢使肠漏下脓血;阴蚀病向下流出赤白挟杂的物质;病邪使人有痈肿、疽、痔、恶疮、头部溃烂、疥疮瘙痒。长期服用能添补骨髓,增加气力,令人肥健且没有饥饿感,使身体轻巧,年龄延长。这五种石脂各随着五种颜色而补益五脏。产于山中的深坑内。

【药物基源】　五色石脂指青石、赤石、黄石、白石、黑石脂,其主要成分均为硅酸盐类。其中赤石、白石二脂为医用。余三色石脂无正用,但黑石脂可入画用。宗奭曰:赤、白石脂,四方皆有,以理腻黏舌缀唇者为上。

【附方】

1. 小儿疳泻:赤石脂末,米饮调跟半钱,即愈。加京芎等分,更妙。

2. 赤白下痢:赤石脂末,饮服一钱。

3. 心痛彻背:赤石脂、干姜、蜀椒各四分,附子炮二分,乌头炮一分,为末,蜜丸梧子大。先食服一丸,日三服,不知,稍增之。

4. 经水过多:赤石脂、破故纸各一两,为末。每服二钱,米饮下。

5. 小便不禁:赤石脂煅、牡蛎煅,各三两,盐一两,为末,糊丸梧子大。每盐汤下十五丸。

6. 反胃吐食:绝好赤石脂为末,蜜丸梧子大。每空腹姜汤下一二十丸。先以巴豆仁一枚,勿令破,以津吞之,后乃服药。

菖蒲

【原文】　味辛,温。主风寒痹,欬逆上气。开心孔,补五脏,通九窍,明耳[1]目,出音声[2]。久服轻身,不忘,不迷惑[3],延年。一名昌阳。生池泽。

【校勘】

[1]耳:《证类本草》(后文简称《证类》)其下有"明"字。

[2]音声:孙本二字互乙。

[3]惑:孙本、黄本并作"或"。

【译文】　菖蒲,味辛,性温。主治风寒湿之痹证,咳逆气急。能使心窍道开通,以使五脏得以修补;能使九窍通利,那么耳听到的声音就会响亮,眼睛看东西明亮,能使声音发出来。久服使身体轻巧,使人无虚妄,而且不迷糊,使寿命延长。一个名字叫昌阳。产于水塘、沟、渠、水草丛杂的地方。

【药物基源】　本品为天南星科植物石菖蒲 *Acorus tatarinowii* Schott 的干燥根茎。秋、冬二季采挖,除去须根和泥沙,晒干。(见附图5)

【附方】

1. 喉痹肿痛:菖蒲根嚼汁,烧铁秤锤淬酒一杯,饮之。

2.霍乱胀痛:生菖蒲锉四两,水和捣汁,分温四服。

3.产后崩中下血不止:菖蒲一两半,酒二盏,煎取一盏,去滓分三服,食前温服。

4.阴汗湿痒:石菖蒲、蛇床子等分,为末。日搽二三次。

菊花[1]

【原文】 味苦,平。主诸[2]风,头眩,肿痛,目欲脱,泪出,皮肤死肌,恶风湿痹。久服利血气,轻身耐老,延年。一名节华。生川泽及田野。

【校勘】

[1]菊花:孙本、姜本并作"鞠华"。

[2]诸:《证类》无此字。

【译文】 菊花,味苦,性平。主治风邪所致的头眩晕胀痛,眼睛像将要出来,流泪;皮肤如死肉一样没有感觉,而且怕风的湿痹证。长期用能使气血通利,使身体轻巧而不衰老,寿命延长。一个名字叫节华。生长在溪流、水草丛杂的地方和耕田、荒野中。

【药物基源】 本品为菊科植物菊 *Chrysanthemum morifolium* Ramat. 的干燥头状花序。9～11月花盛开时分批采收,阴干或焙干,或熏、蒸后晒干。药材按产地和加工方法不同,分为"亳菊""滁菊""贡菊""杭菊""怀菊"。(见附图6)

【附方】

1.风热头痛:菊花、石膏、川芎各三钱,为末。每服一钱半,茶调下。

2.膝风疼痛:菊花、陈艾叶作护膝,久则自除也。

3.病后生翳:白菊花、蝉蜕等分,为散。每用二三钱,入蜜少许,水煎服,大人小儿皆宜,屡验。

4.疔肿垂死:菊花一握,捣汁一升,入口即活,此神验方也。

5.一切无名肿毒:用野菊花连茎捣烂,酒煎热服取汗,以渣敷之即愈。

6.妇女阴肿:用甘菊苗捣烂煎汤,先熏后洗。

7.眼目昏花:用甘菊花一斤、红椒(去目)六两,共研为末。加浙地黄汁和丸子,如梧子大。每服五十丸,临睡时茶送下。

8.天疱湿疮:用野菊花根、枣木,共煎汤洗患处。

9.瘰疬未破:用野菊花根捣烂,煎酒内服;以药渣敷患处。

10.无名肿毒:用野菊花连茎捣烂,酒煎,趁热服,让汗发出;另以药渣敷患处。

人参

【原文】 味甘,微寒。主补五脏,安精神,定魂魄,止惊悸,除邪气[1]。明目,开心益智。久服轻身延年。一名人衔,一名鬼盖。生山谷。

【校勘】

[1]安精神,定魂魄,止惊悸,除邪气:《御览》作"安定精神魂魄,除邪止惊"。

【译文】 人参,味甘,性微寒。主要是能补助五脏,使神志魂魄安定,能够制止惊悸,且祛除鬼邪或风邪,使眼睛明亮,开启心窍,增加脑力。长期服用能使身体轻巧灵便,寿命延长。一个名字叫人衔,一个名字叫鬼盖。生长在山的土石而有水源的地方。

【药物基源】 本品为五加科植物人参 *Panax ginseng* C. A. Mey 的干燥根和根茎。多于秋季采挖,洗净经晒干或烘干。栽培的俗称"园参";播种在山林野生状态下自然生长的称"林下山参",习称"籽海"。(见附图7)

【附方】

1. 开胃化痰,不思饮食:人参焙二两,半夏姜汁浸焙五钱,为末,飞罗面作糊,丸绿豆大。食后姜汤下三五十丸,日三服。不拘大人小儿。

2. 胃虚恶心或呕吐有痰:人参一两,水二盏,煎一盏,入竹沥一杯,姜汁三匙,食远温服,以知为度,老人尤宜。

3. 胃寒呕恶不能腐熟水谷,食即呕吐:人参、丁香、藿香各二钱半,橘皮五钱,生姜三片,水二盏,煎一盏,温服。

4. 食入即吐:人参一两,半夏一两五钱,生姜十片,水一斗,以勺扬二百四十遍,取三升,入白蜜三合,煮一升半,分服。

5. 霍乱呕恶:人参二两,水一盏半,煎汁一盏,入鸡子白一枚,再煎温服。一加丁香。

6. 老人虚痢不止,不能饮食:上党人参一两,鹿角去皮炒研五钱,为末。每服方寸匕,米汤调下,日三服。

7. 阳虚气喘自汗盗汗,气短头晕:人参五钱,熟附子一两,分作四帖。每帖以生姜十片,流水二盏,煎一盏,食远温服。

8. 虚劳发热:用上党人参、银州柴胡各三钱,大枣一枚,生姜三片,水一钟半,煎七分,食远温服,日再服,以愈为度。

9. 肺虚久咳:人参末二两,鹿角胶炙研一两。每服三钱,用薄荷、豉汤一盏,葱少许,入铫子煎一二沸,倾入盏内。遇咳时,温呷三五日甚佳。

10. 消渴引饮:人参为末,鸡子清调服一钱,日三四服。

天门冬

【原文】 味苦,平。主诸暴风湿偏痹。强骨髓,杀三虫,去伏尸①。久服轻身,益气延年[1]。一名颠勒。生山谷。

【校勘】

[1]延年:《纲目》其下有"不肌"二字。

【注释】

①伏尸:伏藏于尸体中的毒邪。

【译文】 天门冬,味苦,性平。主治凶恶的风湿使半身痿痹。能使骨髓强壮;能够杀死多种(蛔虫、赤虫、蛲虫)虫子;消除伏尸病。长期服用能使身体轻巧,增添气力,寿命延长。一个名字叫颠勒。生长在两山之间低凹而狭窄有溪流的地带。

【药物基源】 本品为百合科植物天门冬 *Asparagus cochinchinensis* (Lour.)Merr. 的干燥块根。秋、冬二季采挖,洗净,除去茎基和须根,置沸水中煮或蒸至透心,趁热除去外皮,洗净,干燥。(见附图8)

【附方】

1.口疮连年不愈:天门冬、麦门冬并去心,玄参等分,为末,炼蜜丸弹子大。每嗜一丸。

2.小肠偏坠:天门冬三钱,乌药五钱,以水煎服。

3.虚劳体痛:天门冬末,酒服方寸匕,日三。忌鲤鱼。

4.面黑令白:天门冬曝干,同蜜捣作丸,日用洗面。

5.阴虚火动有痰:天门冬一斤,水浸洗去心,取肉十二两,石臼捣烂,五味子水洗去核,取肉四两,晒干,不见火,共捣丸梧子大。每服二十丸,茶下,日三服。

6.肺痿咳嗽,吐涎,口燥而不渴:用生天门冬捣汁十升、酒十升、饴一升、紫苑0.4升,浓煎成丸子。每服一丸,如杏仁大。一天服三次。

7.肺劳风热:用天门冬(去皮、心)煮食,或阴干为末,加蜜做成丸子服下。

8.痈疽:用天门冬三五两,洗净,捣细,以好酒滤取汁,一次服下。未效,可再次服药,必愈。

9.风颠发作,耳如蝉鸣,两胁牵痛:用天门冬(去心、皮),晒干,捣为末。每服一匙,酒送下。一天服三次。宜久服。

甘草

【原文】　味甘,平。主五脏六府寒热邪气。坚筋骨,长肌肉,倍力。金疮尰[1],解毒。久服轻身延年。生川谷。

【校勘】

[1]尰:《本经疏证》作"肿"。

【译文】　甘草,味甘,性平。主治五脏六腑的寒热邪气。能使筋骨坚固,使肌肉增多,使力气倍加;治疗金刃伤形成的疮肿;能解毒物。长期服用可使身体轻巧,寿命延长。生长在有流水的平坦陆地。

【药物基源】　本品为豆科植物甘草 *Glycyrrhiza uralensis* Fisch.、胀果甘草 *Glycyrrhiza inflata* Bat. 或光果甘草 *Glycyrrhiza glabra* L. 的干燥根和根茎。春、秋二季采挖,除去须根,晒干。(见附图9)

【附方】

1.伤寒心悸脉结代:甘草二两,水三升,煮一半,服七合,日一服。

2.伤寒咽痛少阴证:用甘草二两蜜水炙,水二升,煮一升半,服五合,日二服。

3.肺痿久嗽涕唾多,骨节烦闷,寒热:以甘草三两炙,捣为末。每日取小便三合,调甘草末一钱,服之。

4.小儿遗尿:大甘草头煎汤,夜夜服之。

5.小儿尿血:甘草一两二钱,水六合,煎二合,一岁儿一日服尽。

6.小儿羸瘦:甘草三两,炙焦为末,蜜丸绿豆大。每温水下五丸,日二服。

7.阴下湿痒:甘草煎汤,日洗三五度。

8.饮馔中毒:卒急无药。只煎甘草荠苨汤,入口便活。

9.阴头生疮:蜜煎甘草末,频频涂之神效。

10.冻疮发裂:甘草煎汤洗之。次以黄连、黄檗、黄芩末,入轻粉、麻油调敷。

11.烫火伤:用甘草煎蜜涂搽。

12.初起乳痈:用灸甘草二钱,新汲水煎服。外咂乳头,免致阻塞。

干地黄

【原文】　味甘,寒。主折跌[1]绝筋伤中[2]。逐血痹,填骨髓,长肌肉。作汤除寒热积聚,除痹;生者尤[3]良。久服轻身不老。一名地髓。生川泽。

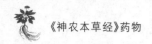

【校勘】

[1]跌:孙本、尚本并作"跌"。

[2]中:《图考长编》无此字。

[3]尤:《神农本草经疏》作"犹"。

【译文】 干地黄,味甘,性寒。主跌倒折断筋,内脏损伤。能驱逐血瘀,充填骨髓,使肌肉生长。煎成汤剂能去除积聚疼痛,发冷发烧,祛除痹证;生的效果好。长期服用能健身体轻巧而不衰老。一个名字叫地髓。生长在有流水而平坦的陆地。

【药物基源】 本品为玄参科植物地黄 *Rehmannia glutinosa* Libosch. 的新鲜或干燥块根。秋季采挖,除去芦头、须根及泥沙,即为鲜地黄;或将地黄缓缓烘焙,须经常翻动,至内部逐渐干燥而颜色变黑,全身柔软,外皮变硬时即可取出,即为干地黄。(见附图10、附图11)

【附方】

1.骨蒸劳热:用生地黄一升,捣三度,绞取汁尽,分再服。若利即减之,以身轻凉为度。

2.鼻出衄血:干地黄、龙脑、薄荷等分,为末,冷水调下。

3.明目补肾:用生、熟地黄各二两,川椒红一两,共研为末,加蜜和成丸子,如梧子大。每服三十丸,空心服,盐汤送下。

4.肠风下血:生地黄、熟地黄并酒浸,五味子等分为末,以炼蜜丸梧子大,每酒下七十丸。

5.小便血淋:生地黄汁、车前叶汁各三合,和煎服。

6.小便带血、吐血、耳鼻出血:用生地黄汁半升、生姜汁0.05升、蜜0.1升,调匀服。

7.牙动欲脱:生地黄绵裹咂之,令汁渍根,并咽之,日五六次。

8.食蟹龈肿肉努出:生地黄汁一碗,牙皂角数条火炙,蘸尽地黄汁,为末敷之。

9.月经不止:用生地黄汁一碗,加酒一碗煎服。一天服两次。

10.妊娠胎动:用生地黄捣汁,煎开,加鸡蛋白一枚,搅匀服下。

术

【原文】 味苦,温。主风寒湿痹,死肌,痉,疸[1]。止汗,除热,消食,作煎饵。久服轻身延年[2],不饥[3]。一名山蓟。生山谷。

【校勘】

[1]疸:《千金翼方》作"疽"。

[2]年:黄本、尚本并作"季"。

[3]饥:原作"肌",尚本、黄本并作"饥"。今据改。

【译文】 术,味苦,性温。主治风寒湿痹之皮肤感觉如死肉,发痉,黄疸。能够止汗;消除热邪,使食物消化;用水煮糕饼服用,长期服用会使身体轻巧,寿命延长,没有饥饿感。一个名字叫山蓟。生长在山的土石而有水源的地方。

【药物基源】 术为菊科植物,《本经》中苍术、白术不分而共用,《伤寒论》始出现白术之称。苍术、白术主治基本相同,苍术气味辛烈,长于除湿发汗,包括茅苍术 *Atractylodes lancea*(Thunb.)DC. 或北苍术 *Atractylodes chinensis*(DC.)Koidz.。春、秋二季采挖根茎,除去泥沙,晒干,撞去须根。白术 *Atractylodes macrocephala* Koidz. 微辛苦而不烈,长于补中。冬季下部叶枯黄、上部叶变脆时采挖根茎,除去泥沙,烘干或晒干,再除去须根。(见附图12、附图13)

【附方】

1.心下有水:白术三两,泽泻五两,水三升,煎一升半,分三服。

2.脾虚泄泻:白术五钱,芍药一两,冬月用肉豆蔻煨,为末,米饭丸梧子大。每米饮下五十丸,日二。

3.湿泻暑泻:白术、车前子等分,炒为末,白汤下二三钱。

4.久泻滑肠:白术半斤黄土炒过,山药四两炒,为末,饭丸。量人大小,米汤服。或加人参三钱。

5.中风口噤不知人事:白术四两,酒三升,煮取一升,顿服。

6.中湿骨痛:术一两,酒三盏,煎一盏,顿服。不饮酒,以水煎之。

7.自汗不止:白术末,饮服方寸匕,日二服。

8.妇人血虚肌热者:用白术、白茯苓、白芍药各一两,甘草半两,为散,姜、枣煎服。

9.胸膈烦闷:用白术研细,每取一茶匙,白水送下。

10.四肢肿满:用白术三两,每服半两,用口嚼碎,加大枣三枚,煎服。一天服三四次。

11.除风湿,健脾胃,变白驻颜:苍术新者,刮去皮,薄切,米泔水浸,慢火熬膏。

12.小儿癖疾,好食生米:备苍术四两为末。羊肝一具,竹刀劈开,撒苍术末,线缚,入砂锅煮,捣作丸服。

13.腹中虚冷,不能饮食:苍术二斤,神曲一斤,炒为末,蜜丸梧桐子大,每服三十丸,米汤下,日三服。

14.久痢:苍术二两,川椒一两,为末,丸梧桐子大,每服三五十丸,米汤下。

15.雀目:苍术猪肝共煮,食肝饮汁。

菟丝[1]子

【原文】 味辛,平。主续绝伤,补不足,益气力,肥健人[2]。汁去面䵟①。久服明目[3],轻身延年[4]。一名菟芦。生川泽。

【校勘】

[1]丝:《医心方》作"系"。

[2]人:孙本无此字。

[3]目:黄本讹作"日"。

[4]年:黄本作"季"。

【注释】

①䵟:同"䵟"。脸上的黑斑。

【译文】 菟丝子,味辛,性平。主治竭伤(极度虚损)得以续补,以补其不足,增加气力,使人肥健。汁能去面部黑斑。长期服用使身体轻巧,寿命延长。一个名字叫菟芦。生长在水草丛生的地方,或平坦的陆地。

【药物基源】 本品为旋花科植物南方菟丝子 *Cuscuta australis* R. Br. 或菟丝子 *Cuscuta chinensis* Lam. 的干燥成熟种子。秋季果实成熟时采收植株,晒干,打下种子,除去杂质。(见附图14)

【附方】

1.阳气虚损:用菟丝子、熟地黄等分,为末,酒糊丸梧子大。每服五十丸。气虚,人参汤下;气逆,沉香汤下。

2.小便淋沥:用菟丝子煮汁饮服。

3.肝伤目暗:菟丝子三两,酒浸三日,曝干为末,鸡子白和丸梧子大。空心温酒下三十丸。

4.消渴不止:菟丝子煎汁,任意饮之,以止为度。

5.腰膝疼痛或顽麻无力:菟丝子洗一两,牛膝一两,同入银器内,酒浸过一寸,五日,曝干为末,将原酒煮糊丸梧子大。每空心酒服二三十丸。

6.白浊遗精:用菟丝子五两、白茯苓三两、石莲肉二两,共研为末,加酒、糊酒成丸子,如梧子大。每服三十至九十丸空心服,盐汤送下。

7.身、面突然浮肿:用菟丝子一升,在酒五升中浸泡两三夜,每饮一升。一天三次,肿不消,继续服药。

8.谷道赤痛:菟丝子熬黄黑,为末,鸡子白和涂之。

9.痔疮:用菟丝子熬成黄黑包,研为末,加鸡蛋白调匀涂搽。

10.癣疮:用菟丝子炒过,研为末,加油调匀敷疮上。

牛膝

【原文】 味苦,酸[1],平[2]。主寒[3]湿痿痹,四肢拘挛,膝痛不可屈。逐[4]血气,伤热火烂,堕胎。久服轻身耐[5]老。一名百倍。生川谷。

【校勘】

[1]酸:《御览》作"辛"。

[2]平:《大观本草》柯本作白字。

[3]寒:《御览》其上有"伤"字。

[4]逐:《证类》其上有"伸"字。

[5]耐:《御览》作"能"字。

【译文】 牛膝,味苦,酸。主治寒湿所致的痿软疼痛,四肢拘挛,膝痛不能屈伸。能使气血放逐驰走,被火热烧伤之溃烂,能使胎坠。长期服用可使身体轻巧而不衰老。一个名字叫百倍。生长在两山之平坦的陆地而有溪流的地方。

【药物基源】 本品为苋科植物牛膝 *Achyranthes bidentata* Bl. 的干燥根。冬季茎叶枯萎时采挖,除去须根和泥沙,捆成小把,晒至干皱后,将顶端切齐,晒干。(见附图15、附图16)

【附方】

1.消渴不止,下元虚损:牛膝五两为末,生地黄汁五升浸之,日裹夜浸,汁尽为度,蜜丸梧子大,每空心温酒下三十丸。

2.妇人阴痛:牛膝五两,酒三升,煮取一升半,去滓,分三服。

3.劳疟积久不止:长牛膝一握,生切,以水六升,煮二升,分三服。清早一服,未发前一服,临发时一服。

4.牙齿疼痛:牛膝研末含漱。亦可烧灰置牙齿间。

5.妇人血块:土牛膝根洗切,焙捣为末,酒煎温服,极效。

6.胞衣不下:用牛膝八两、葵子一合,加水九升,煎成三升。分三次服。

7.产后尿血:用川牛膝水煎常服。

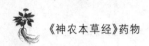

8.喉痹乳蛾：用新鲜牛膝根一把、艾叶七片，同人乳捣和，取汁灌入鼻内。不久，痰涎从口鼻流出即愈。不用艾叶亦可。又方：牛膝捣汁和陈醋灌病人。

茺蔚子

【原文】 味辛，微温。主明目，益精，除水气。久服轻身。茎，主瘾疹痒，可作浴汤。一名益母[1]，一名益明，一名大札。生池泽。

【校勘】

[1]一名益母：《植物名实图考长编》（后文简称《图考长编》）无此四字。

【译文】 茺蔚子，味辛，微温。主要能使眼睛视物清楚，增加阴精；能除去水湿之邪气。久服身体轻巧。茎，主治皮肤有似显非显并作痒的疹子，可以煎成汤剂洗。一个名字叫益母，一个名字叫益明，一个名字叫大札。生长在沟渠水草丛杂之地。

【药物基源】 本品为唇形科植物益母草 *Leonurus japonicus* Houtt. 的干燥成熟果实。果实成熟时采割益母草地上部分，晒干，打下果实，除去杂质。（见附图17）

【附方】

1.女人难产：益母草捣汁七大合，煎减半，顿服立止。无新者，以干者一大握，水七合，煎服。

女萎

【原文】 味甘，平[1]。主中风，暴热不能动摇，跌[2]筋结肉①，诸不足。久服[3]去面黑䵟，好颜色，润泽；轻身不老。一名左眄。生川谷。

【校勘】

[1]平：《御览》作"辛"。

[2]跌：莫本作"胅"。

[3]久服：《御览》在"轻身"之前。

【注释】

①跌筋结肉：筋肉凝聚而突起。

【译文】 女萎，味甘，性平。主治伤风；被热晒中暑而不能活动，筋肉凝聚而突起虚弱的病。长期服用能去掉面部黑斑，使面部颜色美丽，滋润光泽；使身体轻巧，寿命延长。一个名字叫左眄。生长在两山之间的平坦陆地而有流水的地方。

【药物基源】 女萎即玉竹,萎萎,貌美柔弱之意。本品为百合科植物玉竹 *Polygonatum ordoratum*(Mill.)Druce 的干燥根茎。秋季采挖,除去须根,洗净,晒至柔软后,反复揉搓、晾晒至无硬心,晒干;或蒸透后,揉至半透明,晒干。

【附方】

1. 久痢脱肛:女萎切一升,烧熏之。
2. 眼红兼有涩、痛:用女萎、赤芍、当归、黄连等分,煎汤熏洗。
3. 小便淋:用女萎一两、芭蕉根四两、滑石二钱,水煎,分三次服。
4. 小便涩,发热口干:用女萎五两,煎水服。
5. 产后虚肿:用女萎、葵子龙胆、茯苓、前胡,等分为末。每服一钱,水煎服。
6. 眼见黑花,红痛昏暗:用女萎(焙)四两,每取二钱,略加薄荷、生姜、蜂蜜,同煎汤。睡前温服,一天服一次。

防[1]葵

【原文】 味辛,寒。主疝瘕,肠泄,膀胱热结溺不下,咳逆,温疟,癫痫,惊邪狂走。久服坚骨髓,益气轻身。一名黎[2]盖。生川谷。

【校勘】

[1]防:《御览》作“房”。
[2]黎:《御览》作“犁”。

【译文】 防葵,味辛,性寒。主治疝瘕;肠有泄泻;膀胱有热聚结则尿不出来;咳嗽气逆;疟疾先发热,发后冷;癫证、癫痫;风邪使人受惊成狂而猛跑。长期服用则使骨髓坚固,增加气力,使身体轻巧。一个名字叫黎盖。生长在两山之间平坦的陆地而有流水的地方。

【药物基源】 防葵,又称房葵,至今学术界对此基源无定论。吴普对其形态的描述为:“茎叶如葵,上黑黄。二月生根,根大如桔梗根,中红白。六月花白,七月、八月实白。三月采根。”苏颂描述为:“其叶似葵,每茎三叶,一本十数茎,中发一干,其端开花,如葱花、景天辈而色白,六月开花即结实。根似防风,香味亦如之。”古代曾有以狼毒代防葵之用,诸医皆提出了异议,认为殊为谬误。一说为地锦草。作者根据药效和植物特点,支持现代考证防葵为伞形科短毛独活 *Heracleum moellendorffii* Hance。

麦门冬

【原文】 味甘,平。主心腹结气伤中,伤饱[1]胃络[2]脉绝,赢瘦短气。

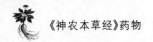

久服轻身,不老,不饥。生川谷及堤阪。

【校勘】

[1]伤饱:《御览》无此二字。

[2]络:《御览》无此字。

【译文】 麦门冬,味甘,性平。主治胸腹气滞而使心脏损伤,胃络全伤使脉跳动有断绝(间歇),身体非常瘦弱,气短。长期服用可以使身体轻巧,长寿而不衰老,使人没有饥饿感。生长在两山之间的高坡土地而有水源的地方及池塘的堤坡。

【药物基源】 本品为百合科植物麦冬 *Ophiopogon japonicus*(L. f)Ker-Gawl 的干燥块根。春末夏季采挖,洗净,反复曝晒、堆置,至七八成干,除去须根,干燥。(见附图18)

【附方】

1.衄血不止:麦门冬去心、生地黄各五钱,水煎服,立止。

2.乳汁不下:麦门冬去心,焙为末。每用三钱,酒磨犀角约一钱许,温热调下,不过二服便下。

3.下痢口渴,引饮无度:麦门冬去心三两,乌梅肉二十个,细锉,以水一升,煮取七合,细细呷之。

4.劳气欲绝:麦门冬一两,炙甘草二两,粳米半合,枣二枚,竹叶十五片,水二升,煎一升,分三服。

5.消渴:把大苦瓜捣成汁,泡麦门冬二两,过一夜,麦门冬去心、捣烂,加黄连(去皮毛)研末,做成丸子,如梧子大。每服五十丸,饭后服。一天服两次。两天后当可见效。

6.齿缝出血:用麦门冬煎汤漱口。

7.喉疮:用麦门冬一两、黄连半两,共研为末,加炼蜜做成丸子,如梧子大。每服二十丸,麦门冬煎汤送下。

独活

【原文】 味苦,平。主风寒所击,金疮止痛,贲豚①,痫痓[1],女子疝瘕。久服轻身耐老。一名羌活,一名羌青,一名护羌使者。生川谷。

【校勘】

[1]痓:森本作"痉"。

【注释】

①贲豚:自觉气从少腹上至心。

【译文】　独活,味苦,性平。主治被风寒伤;能使金属创伤者痛止;贲豚有气从下向上冲;痫证抽搐,女子疝瘕。长期服用会使身体轻巧,而抑制衰老。一个名字叫羌活,一个名字叫羌青,一个名字叫护羌使者。生长在两山之间的高坡土地而有水源的地方。

【药物基源】《本经》独活为羌独活共称。独活为伞形科植物重齿毛当归 *Angelica pubescens* Maxim. f. *biserrata* Shan et Yuan 的干燥根。春初苗刚发芽或秋末茎叶枯萎时采挖,除去须根和泥沙,烘至半干,堆置2～3天,发软后再烘至全干。羌活为伞形科植物羌活 *Notopterygium inchum* Ting ex H. T. Chang 或宽叶羌活 *Notopterygium franchetii* H. de Boiss. 的干燥根茎和根。春、秋二季采挖,除去须根及泥沙,晒干。(见附图19)

【附方】

1.中风口噤,通身冷,不知人:独活四两,好酒一升,煎半升服。

2.风牙肿痛:用独活煮酒热漱之。又方:独活、地黄各三两,共研为末。每取三钱,加水一碗煎服,连渣服下。睡前再服一次。

3.瘫痪:用羌活二斤,构子一斤,共研为末,每服一茶匙。一天服三次。

4.产后中风,四肢抽筋,不能言语:用羌活二两,煎酒服。

5.产后腹痛,甚至肠出:用羌活二两,煎酒服。

6.妊妇浮肿或风水浮肿:用羌活、萝卜子同炒香,只取羌活研细。每服二钱,温酒调下。第一天服一次,第二天服二次,第三天服三次。

7.喉闭口禁:用羌活三两、牛蒡子二两,煎水一大杯,加白矾少许灌下。

8.太阳头痛:羌活、防风、红豆等分,为末,嗜鼻。

车前子

【原文】　味甘,寒。主气癃①,止痛,利水道小便,除湿痹。久服轻身耐老。一名当道。生平泽。

【注释】

①气癃:气淋。

【译文】　车前子,味甘,性寒。主治气淋;能使痛止,利水以疏通小便,能除湿痹。久服能使身体轻巧,衰老减慢。一个名字叫当道。生长在平地水草丛杂的地方。

【药物基源】 本品为车前科植物车前 *Plantago asiatica* L. 或平车前 *Plantago depressa* Willd. 的干燥成熟种子。夏、秋二季种子成熟时采收果穗，晒干，搓出种子，除去杂质。（见附图20）

【附方】

1. 老人淋病身体热甚：车前子五合，绵裹煮汁，入青粱米四合，煮粥食。常服明目。

2. 血淋作痛：用车前子晒干研细，每服二钱，车前叶煎汤送下。

3. 小便不通：用车前草一斤，加水三升煎取一升半，分三次。又方：上方再加冬瓜汁或桑叶汁。

4. 风热目暗涩痛：车前子、宣州黄连各一两，为末。食后温酒服一钱，日二服。

5. 补虚明目：车前子、熟地黄酒蒸焙各三两，菟丝子酒浸五两，为末，炼蜜丸梧子大。每温酒下三十丸，日二服。

6. 阴下痒痛：车前子煮汁频洗。

7. 久患内障：用车前子、干地黄、麦门冬，等分为末，加蜜和丸，如梧子大。常服有效。

8. 目翳初起：用车前叶、敬杨叶等分，揉出汁，裹入两层桑叶中，悬阴处一夜。次日打开桑叶，以汁点眼。

9. 喉痹、乳蛾：用车前草、凤尾草捣烂，加霜梅肉少许煮酒，共研取汁。鸡内金蘸取刷喉。

10. 湿气腰痛：车前子连根七棵，葱白连须七棵，枣七枚，煮酒一瓶常服。

木香[1]

【原文】 味辛，温。主邪气。辟毒疫温鬼，强志。主淋露①。久服不梦寤魇寐。生山谷。

【校勘】

[1]木香：《图考长编》作"青木香"。

【注释】

①淋露：被露水浸渍伤害。

【译文】 木香，味辛，性温。主治邪气，能解除毒邪传染温热疾病之鬼物；使记忆力加强。主治被湿水浸伤。长期服则不会睡后做噩梦被妖鬼压住而惊醒。生长在山的土石而有水源的地方。

【药物基源】《本经》的木香即云木香。本品为菊科植物木香 *Aucklandia lappa* Decne. 的干燥根。秋、冬二季采挖，除去泥沙和须根，切段，大的再纵剖成瓣，干燥后撞去粗皮。（见附图21）

【附方】

1. 中气不省，闭目不语，状如中风：木香研细，冬瓜子煎汤灌下三钱。痰盛者，药中加竹沥和姜汁。

2. 胃气闷胀，不思饮食：用木香、诃子各二十两，捣烂筛过，加糖和成丸子，如梧子大。每服三十丸，空心服，酒送下。

3. 心气刺痛：用木香一两、皂角（炙）一两，共研为末，加糊做成丸子，如梧子大。每服五十丸，开水送下。

4. 小肠疝气：用木香四两，酒三斤煮过。每日取酒饮三次。

5. 霍乱转筋腹痛：木香一钱，木瓜汁一盏，入热酒调服。

6. 肠风下血：木香、黄连等分，为末，入肥猪大肠内，两头扎定，煮极烂，去药食肠。或连药捣为丸服。

7. 小便浑浊如精状：木香、没药、当归等分，为末，以刺棘心自然汁和丸梧子大，每食前盐汤下三十丸。

8. 小儿天行，壮热头痛：木香六分，白檀香三分，为末，清水和服。仍温水调涂囟顶上取瘥。

9. 耳内作痛：木香末，以葱黄染鹅脂，蘸末深纳入耳中。

10. 牙痛：木香末加少许麝香迭牙，同时以盐汤漱口。

11. 腋下、阴下湿臭或已成疮：用醋浸木香夹于腋下、阴下，或研末敷患处。

12. 小儿阴茎肿大或缩小，很痛：用木香、枳壳（麸炒）各二钱半，煎服。

薯蓣[1]

【原文】　味甘，温。主伤中。补[2]虚羸，除寒热邪气[3]，补中益气力，长肌肉。久服耳目聪明，轻身，不饥，延年。一名山芋。生山谷。

【校勘】

[1] 薯蓣：张本《证类》作"署预"。《御览》作"署豫"。

[2] 补：《御览》无此字。

[3] 寒热邪气：《御览》作"邪气寒热"。

【译文】　薯蓣，味甘，性温。主治内脏损伤，能补虚弱消瘦，能消除寒热邪气；其能修补内脏，增添气力，使肌肉增长。长期用能使人耳朵听力提高，眼睛视物清楚，身体轻巧，没有饥饿感，使寿命延长。一个名字叫山芋。生长在两山之间的土石而有流水的地方。

【药物基源】 本品为薯蓣科植物薯蓣 *Dioscorea opposite* Thunb. 的干燥根茎。冬季茎叶枯萎后采挖，切去根头，洗净，除去外皮和须根，干燥，习称"毛山药"；或除去外皮，趁鲜切厚片，干燥，称为"山药片"；也有选择肥大顺直的干燥山药，置清水中，浸至无干心，闷透，切齐两端，用木板搓成圆柱状，晒干，打光，习称"光山药"。

【附方】

1. 小便数多：山药（以矾水煮过）、白茯苓等分，为末。每水饮服二钱。

2. 下痢禁口：山药半生半炒，为末。每服二钱，米饮下。

3. 痰气喘急：生山药捣烂半碗，入甘蔗汁半碗，和匀。顿热饮之，立止。

4. 湿热虚泄：山药、苍术等分，饭丸，米饮服。大人小儿皆宜。

5. 手足冻疮：山药一截磨泥，敷之。

6. 脾胃虚弱，不思饮食：山芋、白术各一两，人参七钱半，为末，水糊丸小豆大，加米饮。

7. 心腹虚胀，手足厥逆，不思饮食：用薯蓣半生半炒为末。每服二钱，米汤关定。一天服二次。下四五十丸。

8. 肿毒初起：用带泥的薯蓣、蓖麻子、糯米等分，水泡过，研细敷涂即散。

薏苡仁[1]

【原文】 味甘，微寒[2]。主筋急[3]拘挛，不可屈伸，风[4]湿痹，下气。久服轻身益气。其根，下三虫。一名解蠡。生平泽及田野。

【校勘】

[1]仁：张本《证类》作"人"。

[2]微寒：《神农黄帝食禁》作"温"。

[3]急：《神农黄帝食禁》无此字。

[4]风：《神农黄帝食禁》其上有"久"字。

【译文】 薏苡仁，味甘，性微寒。主治筋拘挛急紧，不能弯屈和伸直之风湿痹证；能使气下行。长期服用能使身体轻巧，增加气力。其根，能祛除三虫。一个名字叫解蠡。生长在平原水草丛杂之地及耕田、荒野。

【药物基源】 本品为禾本科植物薏苡 *Coix lacryma-jobi* L. var. *ma-yuen* (Roman.)Stapf 的干燥成熟种仁。秋季果实成熟时采割植株，晒干，打下果实，再晒干,除去外壳、黄褐色种皮和杂质,收集种仁。

【附方】

1.水肿喘急:用薏苡仁三两研,以水滤汁,煮薏苡仁饭,日二食之。

2.消渴饮水:薏苡仁煮粥饮,并煮粥食之。

3.肺痿咳唾脓血:薏苡仁十两杵破,水三升,煎二升,酒少许,服之。

4.肺痈咯血:薏苡仁三合捣烂,水二大盏,煎一大盏,入酒少许,分二服。

5.周痹缓急:薏苡仁十五两,大附子十枚炮,为末。每服方寸匕,日三。

6.风湿身疼,日暮加剧:麻黄三两,杏仁二十枚,甘草、薏苡仁各一两,以水四升,煮取二升,分再服。

7.沙石热淋痛不可忍:用薏苡仁(子、叶、根皆可用),水煎热饮。夏月冷饮。以通为度。

8.虫牙痛:用薏苡仁、桔梗研末点服。

9.黄疸:用薏苡根煎汤频服。

10.牙齿风痛:用薏苡根四两,水煮含漱。

11.月经不通:用薏苡根一两,水煎服。

泽泻

【原文】 味甘,寒。主风寒湿痹,乳[1]难。消水,养五脏,益气力,肥健。久服耳目聪明,不饥,延年[2]轻身,面生光,能行水上。一名水泻,一名芒芋,一名鹄泻[3]。生池泽。

【校勘】

[1]乳:商务印书馆《政和新修经史证类备用本草》(后文简称《政和》)作"孔"。

[2]年:尚本、黄本并作"季"。

[3]鹄泻:繁体作鵠瀉。

【译文】 泽泻,味甘,性寒。主治风寒湿痹;分娩困难;能使水液消除,以助养五脏,增加气力,使人肥健。长期服用能使耳朵听力提高,眼睛视物清楚明亮;没有饥饿感,能使寿命延长,身体轻巧,面生光泽,长于消除重度水湿之邪而持久。一个名字叫水泻,一个名字叫芒芋,一个名字叫鹄泻。生长在水塘、积水坑、水草丛杂的地方。

【药物基源】 本品为泽泻科植物泽泻 *Alisma orientale*(Sam.)Juzep. 的干燥块茎。冬季茎叶开始枯萎时采挖,洗净,干燥,除去须根和粗皮。(见附图22)

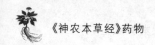

【附方】

1.水湿肿胀:白术、泽泻各一两,为末,或为丸。每服三钱,茯苓汤下。

2.肾脏风疮:泽泻,皂荚水煮烂,焙研,炼蜜丸如梧子大。空心温酒下十五丸至二十丸。

3.暑天吐泻,头晕,渴饮,小便不利:泽泻、白术、白茯苓各三钱,加水一碗、姜五片、类灯心十根,煎至八成,温服。

远志

【原文】 味苦,温。主欬逆伤中,补不足,除邪气,利九窍,益智慧[1],耳目聪明,不忘,强志倍力。久服轻身不老[2]。叶,名小草,一名棘菀,一名葽绕,一名细草。生川谷。

【校勘】

[1]慧:《千金翼方》作"惠"。

[2]老:《御览》作"忘"。

【译文】 远志,味苦,性温。主治咳逆内伤,能补虚而除邪气,使多种窍道通利,使智慧增添,使耳朵听力提高,眼睛视物清楚,使人不虚妄,记忆力加强,体力增加。长期服用身体轻巧而不衰老。叶的名字叫小草,一个名字叫棘菀,一个名字叫葽绕,一个名字叫细草。生长在平坦的陆地及两山之间的高坡而有流水的地方。

【药物基源】 本品为远志科植物远志 *Polygala tenuifolia* Willd. 或卵叶远志 *Polygala sibiria* L. 的干燥根。春、秋二季采挖,除去须根和泥沙,晒干。(见附图23)

【附方】

1.喉痹作痛:远志肉为末,吹之,涎出为度。

2.小便赤浊:远志(甘草水煮)半斤,茯神、益智仁各二两,为末,酒糊丸梧子大。每空心枣汤下五十丸。

3.善忘症:取远志为末,冲服。

4.脑风头痛:远志末吸入鼻中。

5.吹乳肿痛:远志焙干研细,酒冲服二钱。药渣敷患处。

6.各种痈疽:远志放入淘米水中浸洗过,捶去心,研细。每服三钱,以温酒一杯调澄。清汁饮下,药渣敷患处。

7.小便赤浊:远志(甘草水煮过)二两半,茯神、益智仁各二两,共研为末,加酒、糊做成丸子,如梧子大。每服五十丸,空心服,枣汤送下。

龙胆

【原文】 味苦,寒[1]。主骨间[2]寒热,惊痫邪气。续绝伤,定五脏,杀蛊毒。久服益智不忘,轻身耐老。一名陵游。生川谷。

【校勘】

[1]寒:原作"涩"。《千金翼方》、森本并作"寒"。

[2]间:尚本、孙本并作"闲"。

【译文】 龙胆,味苦,性寒。主治骨的空隙之寒热;六淫或鬼魅使人惊风、癫痫。能续连修补极度损伤,使五脏强壮;能杀死蛊毒。长期服用能使人增添智慧而不虚妄,使身体轻巧而不衰老。一个名字叫陵游。生长在两山之间的高坡土地而有水源的地方。

【药物基源】 本品为龙胆科植物条叶龙胆 *Gentiana manshuric* Kitag.、龙胆 *Gentiana scabra* Bge.、三花龙胆 *Gentiana triflora* Pall. 或坚龙胆 *Gentiana rigesceras* Franch. 的干燥根和根茎。前三种习称"龙胆",后一种习称"坚龙胆"。春、秋二季采挖,洗净,干燥。(见附图24、附图25)

【附方】

1.伤寒发狂:草龙胆为末,入鸡子清、白蜜,化凉水服二钱。

2.盗汗:龙胆草研末,每服一钱,猪胆汁三两点,入温酒少许调服。

3.眼中流脓:龙胆草、当归等分,为末。每服二钱,温水下。

4.目涩:用生龙胆捣汁一合,加黄连浸汁一匙,调匀点眼。

5.四肢疼痛:山龙胆根细切,用生姜自然汁浸一宿,去其性,焙干捣末,水煎一钱匕,温服之。

6.暑行目涩:生龙胆捣汁一合,黄连二寸切烂浸汁一匙,和点之。

7.蛔虫攻心刺痛,吐清水:龙胆一两,去头剉,水二盏,煮一盏,隔宿勿食,平旦顿服之。

8.咽喉热痛:用龙胆磨水服。

细辛

【原文】 味辛,温。主欬逆,头痛脑动,百节拘挛,风湿痹痛死肌。久服[1]明目,利九窍,轻身长年[2]。一名小[3]辛。生川谷。

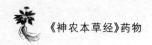

【校勘】

[1]久服:森本此二字在"利九窍"之后。

[2]年:尚本、黄本并作"季"。

[3]小:《御览》作"少"。

【译文】 细辛,味辛,性温。主治咳嗽气逆;头痛而脑摇动;多种关节拘急挛缩,风湿痹痛,麻木不仁如死肉。长期服用能使目视物清楚,通利多种窍道;使身体轻巧,寿命增加。一个名字叫小辛。生长在两山之间的高坡土地而有水源的地方。

【药物基源】 本品为马兜铃科植物北细辛 *Asarum heterotropoides* Fr. Schmidt var. *mandshuricum*(Maxim.)Kitag.、汉城细辛 *Asarum sieboldii* Miq. var. *seoulense* Nakai 或华细辛 *Asarum sieboldii* Miq. 的干燥根和根茎。前二种习称"辽细辛"。夏季果熟期或初秋采挖,除净地上部分和泥沙,阴干。(见附图 26)

【附方】

1.中风卒倒不省人事:细辛末,吹入鼻中。

2.小儿口疮:细辛末,醋调,贴脐上。

3.口舌生疮:用细辛、黄连,等分为末,搽患处,漱去涎汁。

4.耳聋:细辛末,溶黄蜡丸鼠屎大,绵裹一丸塞之,一二次即愈。

5.虚寒呕哕,饮食不下:用细辛(去叶)半两、丁香二钱半,共研为末。每服一钱,柿蒂汤送下。

6.牙齿肿痛,口中溃烂:用细辛煎成浓汁,多次漱口,热含冷吐。

7.鼻中息肉:用细辛末时时吹入。

石斛

【原文】 味甘,平。主伤中。除痹[1],下气,补五脏虚劳羸瘦,强阴。久服厚[2]肠胃,轻身延年[3]。一名林兰。生山谷。

【校勘】

[1]除痹:《御览》此二字在"久服"之后。

[2]厚:《御览》脱"厚"。

[3]年:尚本作"季"。

【译文】 石斛,味甘,性平。主治内脏损伤,能除气郁而使气下行;补五脏虚损劳伤而消瘦,使阴液强盛。久服则能深入肠胃,使身体轻巧,寿命延长。一个名字叫林兰。生长在两山之间的土石而有水源的地方。

【药物基源】　本品为兰科植物金钗石斛 *Dendrobium nobile* Lindl.、鼓槌石斛 *Dendrobium chrysotoxum* Lindl. 或流苏石斛 *Dendrobium fimbriatum* Hook. 的栽培品及其同属植物近似种的新鲜或干燥茎。全年均可采收，鲜用者除去根和泥沙；干用者采收后，除去杂质，用开水略烫或烘软，再边搓边烘晒，至叶鞘搓净，干燥。（见附图 27）

【附方】

1. 阴虚胃热：石斛、麦冬、谷芽各 10 g。沸水浸泡，代茶饮。

2. 热伤津液，烦热口渴：石斛 30 g，甘蔗 500 g。石斛煎水取汁；甘蔗去皮，切碎略捣，绞取汁液。两汁混合，频频饮用。

3. 肝肾阴虚，目昏眼花，视力减退：石斛、枸杞子、女贞子各 15 g，菊花 10 g。煎汤饮。

巴戟天

【原文】　味辛，微温。主大风邪气，阴痿不起。强筋骨，安五脏，补中，增志，益气。生山谷。

【译文】　巴戟天，味辛，性微温。主治极重的风邪；阴茎痿弱不能勃起。能使筋骨强健，五脏充实，以修补内脏；使记忆增强，气力增益。生长在两山之间的土石而有水源的地方。

【药物基源】　本品为茜草科植物巴戟天 *Morinda officinalis* How 的干燥根。全年均可采挖，洗净，除去须根，晒至六七成干，轻轻捶扁，晒干。（见附图 28）

【附方】

1. 虚羸阳道不举，五劳七伤百病：巴戟天、生牛膝各三斤。以酒五斗浸之，去滓温服，常令酒气相及，勿至醉吐。

2. 妇人子宫久冷，月脉不调，或多或少，赤白带下：巴戟三两，良姜六两，紫金藤十六两，青盐二两，肉桂（去粗皮）、吴茱萸各四两。上为末，酒糊为丸。每服二十丸，暖盐酒送下，盐汤亦得。日午、夜卧各一服。

3. 小便不禁：益智仁、巴戟天（去心，二味以青盐、酒煮）、桑螵蛸、菟丝子（酒蒸）各等分。为细末，酒煮糊为丸，如梧桐子大。每服二十丸，食前用盐酒或盐汤送下。

4. 白浊：菟丝子（酒煮一日，焙干）、巴戟（去心，酒浸煮）、破故纸（炒）、鹿茸、山药、赤石脂、五味子各一两。上为末，酒糊丸。空心盐汤下。

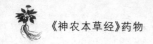

白英

【原文】 味甘,寒。主寒热,八疸[1],消渴。补中益气。久服轻身延年[2]。一名谷菜。生山谷。

【校勘】

[1]疸:孙本作"疸"。

[1]年:尚本、黄本并作"季"。

【译文】 白英,味甘,性寒。主治发冷发热,八种黄疸,消渴。能使内脏得以修补,气力增加,长期服用能使身体轻健,寿命延长。一个名字叫谷菜。生长在两山之间的土石而有水源的地方。

【药物基源】 本品为茄科植物白英 *Solanum lyratum* Thunb. 的干燥全草。夏秋采收,洗净,晒干或鲜用。

【附方】

1.风疹、丹毒、瘴疟:用白英煮汁饮服。

2.目赤头眩,风热上攻,眼花面肿:白英子(鬼目)(焙)、甘草(炙)、菊花(焙)各一两,共研为末。每服二钱,临醒时温水送下。

白蒿

【原文】 味甘,平。主五脏邪气,风寒湿痹。补中益气,长毛发令黑,疗心悬[1]①,少食常饥。久服轻身,耳目聪明不老。生川泽。

【校勘】

[1]悬:孙本、黄本并作"县"。

【注释】

①心悬:胃中空虚且有悬吊之感。

【译文】 白蒿,味甘,性平。主治五脏有伤人邪气,风寒湿之痹。能使内脏得补,使气力增加,使毛发生并让其变黑,治疗胃有悬空之感,吃得少且常有饥饿感。长期服用,能使耳朵听力提高,眼睛视物清楚而不衰老。生长在河流、水草丛杂的地方。

【药物基源】 本品为菊科植物艾 *Artemisia argyi* Levl. et Vant. 的干燥叶。夏季花未开时采摘,除去杂质,晒干。(见附图29)

【附方】

1. 恶癞疾,遍体面目有疮:白艾蒿十束如升大,煮取汁,以麴及米,一如酿酒法,候熟稍稍饮之。

2. 急性细菌性痢疾:取白蒿鲜草二两或干品一两,水煎。分 2～3 次服,每日 1 剂,5～7 日为一疗程;或制成冲剂及片剂服用。

赤箭[1]

【原文】 味辛,温。主杀鬼精物,蛊毒[2]恶气。久服益气力,长阴,肥健,轻身增年[3]。一名离母,一名鬼督邮。生川谷。

【校勘】

[1]赤箭:《御览》作"鬼督邮"。

[2]蛊毒:《御览》作"治虫毒"。

[3]轻身增年:《御览》无"增年"二字,并把"轻身"移在"久服"之后。

【译文】 赤箭,味辛,性温。主要能杀死鬼怪精灵及蛊毒之坏恶邪气。长期服用能使气力、阴液增长,使人肥健,身体轻巧,寿命增加。一个名字叫离母,一个名字叫鬼督邮。生长在两山之间的高坡土地而有水源的地方。

【药物基源】 本品为兰科植物天麻 *Gastrodia elata* Bl. 的干燥块茎。立冬后至次年清明前采挖,立即洗净,蒸透,敞开低温干燥。(见附图 30)

【附方】

1. 腰脚疼痛:天麻、半夏、细辛各二两,绢袋二个,各盛药令匀,蒸热交互熨痛处,汗出则愈。数日再熨。

2. 头晕、多睡、肢节痛、偏头风、鼻痈、面肿:天麻半两、芎二两,共研为末,炼蜜做成丸子,如芡子大。每次嚼服一丸,饭后服,茶或酒送下。

菴䕡子

【原文】 味苦,微寒。主五脏瘀血,腹中水气,胪[1]胀[2],留热,风寒湿痹,身体诸痛。久服轻身延年不老。生川谷。

【校勘】

[1]胪:万历《政和》其作"肿"。

[2]胀:孙本、黄本并作"张"。

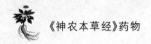

【译文】 菴藺子,味苦,性微寒。主治五脏有瘀血,腹内有水气,肚腹部胀满;灭除发热;在身体的风寒湿痹疼痛。长期服用使身体轻巧,寿命延长而不衰老。生长在两山之间的高坡土地上而有流水的地方。

【药物基源】 本品主要为艾蒿的果实,冬季采收。

【附方】

1.阳痿:菴藺子二至三钱。水煎服。

2.产后血痛:菴藺子一两,水一升,童子小便二杯,煎饮。

3.妇人脬有风冷,留血结聚,月水不通:菴藺子一斤(升),桃仁二两(汤浸,去皮、尖、双仁),大麻仁二升。上药都捣令碎,于瓷瓶内,以酒二斗,浸,密封头。五日后,每服暖饮三合,渐加至五合,日三服。

4.产后腹痛:菴藺子、桃仁(汤浸,去皮、尖、双仁,麸炒微黄)各半两。上捣罗为末,炼蜜和丸,如梧桐子大。不计时候,以热汤下二十丸。

5.妇人卒漏下,先多后少,日久不断:菴藺子(微炒)、熟干地黄(焙)、蒲黄(微炒)、当归(炒焙)各二两。上四味,粗捣筛。每服三钱匕,水一盏,煎至七分,空心、日午、临卧时去滓温服。

6.坠堕闪扑,血气凝滞腰痛:菴藺子半两,当归、威灵仙、破故纸(炒)、杜仲(炒)、桂心各五钱,乳香、没药各二钱半。上为细末,酒煮面糊丸,如梧桐子大。每服七十丸,温酒盐汤送下。

菥蓂子

【原文】 味辛,微温。主明目,目痛泪出。除痹,补五脏,益精①光。久服轻身,不老。一名蔑菥,一名大戢,一名马辛。生川泽及道旁。

【注释】

①精:黑精,即黑眼珠。

【译文】 菥蓂子,味苦,性微温。主要使目明,治目痛泪出。能除去痹阻;补五脏,使瞳子更增添灵光。长期服用能使身体轻巧而不衰老。一个名字叫蔑菥,一个名字叫大戢,一个名字叫马辛。生长在平坦的水草丛杂的湿地或路地。

【药物基源】 本品为十字花科植物菥蓂 *Thlaspi arvense* L. 的干燥地上部分。夏季果实成熟时采割,除去杂质,干燥。

【附方】

1.眼目热痛,泪出不止:菥蓂子捣筛为末。卧时铜箸点少许入目,当有热泪及恶物出,甚佳。

蓍实

【原文】 味苦,平。主益气,充肌肤,明目,聪慧先知。久肌不饥,不老轻身。生山谷。

【译文】 蓍实,味苦,性平和。主要能增加气力,使肌肤充实丰满,使眼睛视物明亮,使人聪明能够预见未来。长期服用则无饥饿感,使人不衰老而身体轻巧。生长在山的土石而有水源的地方。

【药物基源】 本品为菊科植物蓍 *Achillea alpina* L. 的果实。9～10 月,果熟时采收,晒干。

【附方】

1.腹中痞块:蓍叶、独蒜、穿山甲末、食盐,同以好醋捣为饼,外敷,其痞化为脓血,从大便出。

赤芝

【原文】 味苦,平。主胸中结。益心气,补中[1],增慧智,不忘。久食[2]轻身不老,延年[3]神仙。一名丹芝。生山谷。

【校勘】

[1]中:《千金翼方》作"腹"。

[2]久食:《御览》作"食之"。

[3]轻身不老,延年:《御览》无此六字。

【译文】 赤芝,味苦,性平。主治胸内感到郁结不舒,能增添心气,使内脏得补,使智慧增加,令人不虚妄。久服使身体轻巧而不衰老,寿命延长而像神仙。一个名字叫丹芝。生长在山的土石而有水源的地方。

【药物基源】 本品为多孔菌科真菌赤芝 *Ganoderma lucidum* (Leyss. ex Fr.) Karst. 的子实体,作为灵芝入药。秋季采取。

【附方】

1.治神经衰弱,心悸头晕,夜寐不宁:赤芝 1.5～3 g。水煎服,日服两次。

2.治积年胃病:赤芝 1.5 g。切碎,用老酒浸泡服用。

黑芝

【原文】 味咸,平。主癃。利水道,益肾气,通九窍,聪察。久食轻身

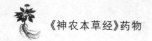

不老,延年[1]神仙。一名玄[2]芝。生山谷。

【校勘】

[1]年:尚本作"季"。

[2]玄:孙本、黄本并作"无"。

【译文】

黑芝,味咸,性平。主治小便不利,使水道通利,肾气增加,多种窍道通畅而聪慧。久服能使身体轻巧而不衰老,寿命增长而像神仙。一个名字叫玄芝。生长在山的土石而有水源的地方。

【药物基源】 本品为多孔菌科真菌皱盖乌芝 *Amauroderma ruda*（Berk.）Pat. 和乌芝 *Amauroderma rugosum*（Bl. et Nees）Bres.［*Polyporus rugosus*（Bl. et Nees)］的子实体。全年可采收。

【附方】

1.小便浑浊:黑芝为末,与盐糊丸,白饮和服如弹子大,日三服。

青芝

【原文】 味酸,平。主明目。补肝气,安精魂,仁恕。久食[1]轻身不老,延年[2]神仙。一名龙芝。生山谷。

【校勘】

[1]久食:《御览》作"食之"。

[2]延年:《御览》无"延年"二字。

【译文】 青芝,味酸,性平。主要能使眼睛视物明亮,能增补肝气,使精灵之魂得以安和,对人亲善而能宽宥。长期服用能使身体轻巧而不衰老,寿命延长而像神仙。一个名字叫龙芝。生长在山的土石而有水源的地方。

【药物基源】 根据形态学、生境、地理分布与药理活性等方面的比较考证,认为"青芝"应为多孔菌科真菌云芝 *Coriolus versicolor*（L. ex Fr.）Quel 的子实体。全年均可采收,除去杂质,晒干。

白芝

【原文】 味辛,平。主欬逆上气。益肺气,通利口鼻,强志意,勇悍,安魄。久食轻身不老,延年[1]神仙。一名玉芝。生山谷。

【校勘】

[1]年:尚本、黄本并作"季"。

【译文】 白芝,味辛,性平。主治咳嗽气逆上行,能增补肺气,使口与鼻通利,使精神旺盛勇猛强劲,能使魄安和。长期服用则身体轻巧而不衰老,寿命延长而像神仙。一个名字叫玉芝。生长在山的土石而有水源的地方。

【药物基源】 推测本品为多孔菌科苦白蹄(药用拟层孔菌)*Fomitopsis offcinalis*(Vill. Ex Fr.)Bond. 的子实体。

黄芝

【原文】 味甘,平。主心腹五邪。益脾气,安神,忠和和乐。久食轻身不老,延年神仙[1]。一名金芝。生山谷。

【校勘】

[1]不老,延年神仙:《御览》无此六字。尚本、黄本"年"并作"季"。

【译文】 黄芝,味甘,性平。主治胸腹五种病邪,能增添脾气,使神安和,心内和顺而喜悦欢乐。长期服用则身体轻巧而不衰老,寿命延长如神仙。一个名字叫金芝。生长在山的土石而有水源的地方。

【药物基源】 根据形态学及药效特征,本品应为多孔菌科硫磺多孔菌 *Laetiporus sulphureus*(Bull. Ex Fr.)Murr. 的子实体。

【附方】

1. 补肝明日:黄芝两斤、蔓菁子一斤,共同九蒸九晒,研为细末。每服二钱,米汤送下。常服有延年益寿的作用。

2. 脾胃虚弱,体倦乏力:黄芝、枸杞子等分,捣碎作饼,晒干研细,炼蜜调药成丸,如梧子大。每服五十丸,开水送下。

3. 大风癞疮,风邪入血,日久成癞,鼻坏色败:黄芝去皮,洗净,取两斤晒干,放在米饭上蒸到饭熟时,把药保存好,经常服食。

紫芝

【原文】 味甘,温。主耳聋。利关节,保神益精[1],坚筋骨,好颜色。久服轻身不老,延年[2]。一名木芝。生山谷。

【校勘】

[1]益精:孙本、黄本并作"益精气"。

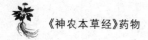

[2]不老,延年:《御览》无此四字。尚本、黄本"年"并作"季"。森本其下有"神仙"二字。

【译文】 紫芝,味甘,性温。主治耳聋。能使关节通利,保养精神,增添精气,使筋骨坚固,面容颜色好看。长期服用能使身轻巧而不衰老,且能增寿。一个名字叫木芝。生长在山的土石而有水源的地方。

【药物基源】 本品为多孔菌科真菌紫芝 *Ganoderma sinense* Zhao,Xu et Zhang 的子实体。秋季采后洗去泥沙,晒干。

【附方】

1. 大肠下血:紫芝、卷柏、侧柏、棕榈等分,烧存性为末。每服三钱,酒下。亦可饭丸服。

2. 远年下血:紫芝、卷柏、地榆(焙)等分。每用一两,水一碗,煎数十沸,通口服。

蓝实

【原文】 味苦,寒。主解诸毒,杀蛊、蚑①、疰②鬼、螫③毒。久服头不白,轻身。生平泽。

【注释】

[1]蚑:通"蟣"。指蚂蝗。

[2]疰:传染。

[3]螫:毒虫或毒蛇咬刺。

【译文】 蓝实,味苦,性寒。主要能解众多的毒,能杀死蛊、蚑、虫蛇伤毒。长期服用使头发不白,身体轻巧。生长在平坦的湿地水草丛杂的地方。

【药物基源】 本品为蓼科植物蓼蓝 *Polygonum tinctorium* Ait 的果实。秋季果实成熟时采收,晒干。

【附方】

1. 惊痫发热:干蓝、凝水石等分,为末,水调敷头上。

2. 小儿赤痢:捣青蓝汁二升,分四服。

3. 唇边生疮连年不瘥:以八月蓝叶一斤,捣汁洗之,不过三度瘥。

卷柏

【原文】 味辛,温。主五脏邪气,女子[1]阴中寒热痛,癥瘕,血闭绝子。久服轻身,和颜色。一名万岁。生山谷。

【译文】　卷柏,味辛,性温。主治五脏有较重的风邪、鬼病;女子下阴内有冷热痛的感觉;癥瘕;闭经而不生育孩子。长期服用能使身体轻巧,而容色泽和调。一个名字叫万岁。生长在大山的土石而有水源的地方。

【药物基源】　本品为卷柏科植物卷柏 *Selaginella tamariscina*(Beauv.) Spring 或垫状卷柏 *Selaginella pulvinata*(Hook. et Grev.) Maxim. 的干燥全草。全年均可采收,除去须根和泥沙,晒干。(见附图 31)

【附方】

1. 大肠下血:卷柏、侧柏、棕榈等分,烧存性为末。每服三钱,酒下。亦可饭丸服。

2. 远年下血:卷柏、地榆(焙)等分。每用一两,水一碗,煎数十沸,日三服。

蘼[1]芜

【原文】　味辛,温。主咳逆,定惊气,辟邪恶,除蛊毒,鬼疰①,去三虫[2]。久服通神。一名薇芜。生川泽。

【校勘】

[1]蘼:森本作"糜"。

[2]虫:《政和》作"蛊"。

【注释】

①鬼疰:即古人对某种传染病的病因不详,如神鬼一样。

【译文】　蘼芜,味辛,性温。主治咳逆;使惊恐的表现得以安定;能去邪恶鬼魅;消除蛊毒及鬼疰;能医治多种虫证。长期服能使神明通晓洞察。生长在水草丛杂能流水的地方。

【药物基源】　本品基源植物为伞形科植物川芎 *Ligusticum chuanxiong* Hort。蘼芜为川芎的苗叶。后世临床用其干燥根茎。夏季当茎上的节盘显著突出,并略带紫色时采挖,除去泥沙,晒后烘干,再去须根。(见附图 32)

【附方】

1. 头风风眩:蘼芜作饮。

黄连[1]

【原文】　味苦,寒。主热气目痛,眦伤泣[2]出。明目。肠澼,腹痛下

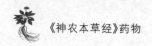

利,妇人阴中肿痛。久服令人不忘。一名王连。生川谷。

【校勘】

[1]连:《艺文类聚》作"莲"。

[2]泣:《千金翼方》作"泪"。

【译文】 黄连,味苦,性寒。主治热邪之气使目痛,损伤眼角使泪流出。其能使眼视物明亮。可治疗泄泻;腹痛,拉痢疾;妇女阴器内肿胀疼痛。长期服用使人不虚妄。一个名字叫王连。生长在两山之间土地而有流水的地方。

【药物基源】 本品为毛茛科植物黄连 *Coptis chinensis* Franch.、三角叶黄连 *Coptis deltoidea* C. Y. Cheng et Hsiao 或云连 *Coptis teeta* Wall. 的干燥根茎。以上三种分别习称"味连""雅连""云连"。秋季采挖,除去须根和泥沙,干燥,撞去残留须根。(见附图33)

【附方】

1.心经实热:黄连七钱,水一盏半,煎一盏,食远温服。小儿减之。

2.骨热黄瘦:黄连四分,切小,加童便五合,浸一夜,微煎三四沸,去渣,分两次服下。

3.三消骨蒸:黄连末,以冬瓜自然汁浸一夜,晒干又浸,如此七次,为末,以冬瓜汁和,丸梧子大。每服三四十丸,大麦汤下。

4.消渴尿多:黄连末和蜜成丸,如梧子大,每服三十丸。又方:黄连二两半,酒一升,放在开水锅里,煮一伏时,取出晒干,三细,滴水做成丸子,如梧子大。每服五十丸,温水送下。

5.消渴晚期,小便如油:黄连五两、栝楼根五两,共研为末,加生地黄汁和成丸子,如梧子大。每服五十丸,牛乳送下。一天服二次。忌食冷水、猪肉。

6.白浊:用黄连、白茯苓,等分为末,加酒、糊做成丸子,如梧子大。每服三十丸,以补骨脂煎汤送下,一天服三次。

7.肝火为痛:黄连,姜汁炒为末,粥糊丸梧子大。每服三十丸,白汤下。

8.热毒血痢:宣黄连一两,水二升,煮取半升,露一宿,空腹热服,少卧将息,一二日即止。

9.痔病秘结:黄连、枳壳等分,为末,糊丸梧子大,每服五十丸,空心米饮下。

10.口舌生疮:黄连煎酒,时含呷之。

11.小儿赤眼:水调黄连末,贴足心,甚妙。

12.破伤风:黄连五钱,加酒一碗,煎至七成,再加黄蜡三钱溶化后,趁热服。

络[1]石

【原文】　味苦,温。主风热死肌,痈伤,口干舌焦,痈肿不消,喉舌肿,水浆不下。久服轻身明目,润泽好颜[2]色,不老延年[3]。一名石鲮[4]。生川谷。

【校勘】

[1]络:《御览》、森本并作"落"。

[2]颜:《御览》无"颜"字。

[3]年:尚本、黄本并作"季"。

[4]石鲮:《御览》、黄本并互乙。

【译文】　络石,味苦,性温。主治风热使肌肉像死了一样麻木不仁;外伤感染成痈,使人口干舌焦,痈肿不能消散;喉舌肿胀,水粥不能饮下。长期服用能使身体轻巧,眼睛明亮,滋润面容而色美,不衰老而高寿。生长在两山之间的高坡土地而有水源的地方。

【药物基源】　本品为夹竹桃科植物络石 *Trachelospermum jasminoides* Lem. 的干燥带叶藤茎。7~8月间采集带叶的藤茎,晒干。(见附图34)

【附方】

1. 喉痹肿塞:络石草一两,水一升,煎一大盏。细细呷之,少顷即通。

2. 小便白浊:络石、人参、茯苓各二两,龙骨(煅)一两,共研为末。每服二钱,空心服,米汤送下。一天服二次。

3. 痈疽热痛:络石茎叶一两,洗净晒干,皂荚刺一两,新瓦上炒黄,甘草节半两,大栝楼一个(取仁,炒香),乳香、没药各三钱。各药混合后,每取二钱,加水一碗、酒半碗,慢火煎成一碗,温服。

4. 痈疽掀痛,止痛:鬼系腰(生竹篱阴湿石岸间,络石而生者,好;络木者,无用。其藤柔细,两叶相对,形生三角,用茎叶)一两(洗晒,勿见火),皂荚刺一两(新瓦炒黄),甘草节半两,大栝楼一个(取仁炒香),乳香、没药各三钱。每服二钱,水一盏,酒半盏,慢火煎至一盏,温服。

蒺藜[1]子

【原文】　味苦,温。主恶血,破癥结积聚;喉痹;乳难。久服长肌肉,明目;轻身。一名旁通,一名屈人,一名止行,一名犲羽,一名升推。生平

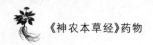

泽,或道旁。

【校勘】

[1]藜:《长生疗养方》作"莉"。

【译文】 蒺藜子,味苦,性温。主治瘀滞之死血。能攻克癥瘕积聚;喉痹;女人产子困难。长期服用能使肌肉增长而丰满,使眼睛萌亮,身体轻巧。一个名字叫旁通,一个名字叫屈人,一个名字叫止行,一个名字叫犰羽,一个名字叫升推。生长在平原水草丛杂的地方或路上。

【药物基源】 本品为蒺藜科植物蒺藜 *Tribulus terrestris* L. 的干燥成熟果实。秋季果实成熟时采割植株,晒干,打下果实,除去杂质。

【附方】

1.腰脊痛:蒺藜子捣末,蜜和丸胡豆大。酒服二丸,日三服。

2.疗肿:蒺藜子一升,作灰,以醋和封头上,拔根即愈。

3.鼻塞多年,不闻香臭:用蒺藜两把,加水一大碗煮取半碗,先令病人仰卧。满口含饭。随以药汁一合灌入鼻中,如不通,可再灌。至鼻中喷出一两个小肉坨(息肉)子,病即愈。

4.通身浮肿:杜蒺藜每日煎汤洗。

5.大便风秘:蒺藜子炒一两,猪牙皂荚去皮酥炙五钱,为末。每服一钱,盐茶汤下。

6.催生下衣难产,胎在腹中并包衣不下及胎死:蒺藜子、贝母各四两,为末,米汤服三钱。少顷不下,再服。

7.面上瘢痕:蒺藜子、山栀子各一合,为末,醋和,夜涂旦洗。

8.多年失明:初秋采集的蒺藜子,阴干捣成散,饭后服,水送下。一天服二次。

9.白癜风:白蒺藜子六两,生捣为末。每服二钱,热水送下。一天服二次。一月后断根。服至半月时,白处见红点,即预示有效。

黄耆

【原文】 味甘,微温。主痈疽久败疮[1]①,排脓止痛,大风癞②疾,五痔鼠瘘③。补虚小儿百病。一名戴糁。生山谷。

【校勘】

[1]疮:孙本、黄本并作"创"。

46

【注释】

①败疮：溃疡不愈合。

②癞：即今之麻风病。

③鼠瘘：颈腋部淋巴结核。

【译文】 黄耆，味甘，性微温。主治痈疽长期破损伤烂，能使脓得以排出，疼痛得止；严重的风邪所致的皮肤病，五种痔及鼠瘘；补虚损以治小儿多种病。一个名字叫戴糁。生长在山的土石而有水源的地方。

【药物基源】 本品为豆科植物蒙古黄芪 *Astragalus mongholicus* Bunge. 或膜荚黄芪 *Astragalus membranaceus*（Fisch.）Bge. 的干燥根。春、秋二季采挖，除去须根和根头，晒干。（见附图 35）

【附方】

1. 小便不通：绵黄耆二钱，水二盏，煎一盏，温服。小儿减半。

2. 老人便秘：绵黄耆、陈皮去白各半两，为末。每服三钱，用大麻子一合，研烂，以水滤浆，煎至乳起，入白蜜一匙，再煎沸，调药空心服，甚者不过二服。此药不冷不热，常服无秘塞之患，其效如神。

3. 尿血沙淋痛不可忍：黄耆、人参等分，为末。以大萝卜一个，切一指厚大的四五片，蜜二两，腌炙令尽，不令焦，点末食无时，以盐汤下。

4. 吐血不止：黄耆二钱半，紫背浮萍五钱，为末。每服一钱，姜蜜水下。

5. 胎动不安腹痛下黄汁：黄耆、川芎各一两，糯米一合，水一升，煎半升，分服。

6. 阴汗湿痒：绵黄耆，酒炒为末，以熟猪心点吃。

7. 痈疽内固：黄耆、人参各一两，为末，入真龙脑一钱，用生藕汁和丸绿豆大。每服二十丸，温水下，日三服。

8. 气虚白浊：黄耆盐炒半两，茯苓一两，为末。每服一钱，白汤下。

9. 肠风泻血：黄耆、黄连等分，为末，面糊丸绿豆大。每服三十丸，米饮下。

10. 咳嗽脓血咽干，虚中有热：以好黄耆四两，甘草一两，为末。每服二钱，点汤服。

肉苁[1]蓉

【原文】 味甘[2]，微温。主五劳七伤补中，除茎中寒热痛[3]。养五脏，强阴，益精气，多子。妇人癥瘕。久服轻身。生山谷。

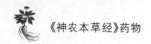

【校勘】

[1]苁:森本作"纵"。孙本、黄本并作"松"。

[2]甘:《吴普本草》作"咸"。

[3]痛:《御览》无此字。

【译文】 肉苁蓉,味甘,性微温。主治五种劳损七种损伤,以补内脏;能消除阴茎伤寒热之邪而发热恶寒,疼痛的症状;蓄养五脏,使阴茎硬,精液增加,则生孩子多;还治妇女癥瘕。长期服用使身体轻巧。生长在土石而有水源的高坡地上。

【药物基源】 本品为列当科植物肉苁蓉 *Cistanche desertico* La Y. C. Ma 或管花肉苁蓉 *Cistanche tubulosa*(Schenk)Wight 的干燥带鳞叶的肉质茎。春季苗刚出土时或秋季冻土之前采挖,除去茎尖,切段,晒干。(见附图 36)

【附方】

1.肾虚白浊:肉苁蓉、鹿茸、山药、白茯苓等分,为末,米糊丸梧子大,每枣汤下三十丸。

2.汗多便秘:肉苁蓉酒浸焙二两,研沉香末一两,为末,麻子仁汁打糊,丸梧子大。每服七十丸,白汤下。老人虚人皆可用。

3.消中易饥:肉苁蓉、山茱萸、五味子为末,蜜丸梧子大,每盐酒下二十丸。

4.破伤风:肉苁蓉切片晒干,用一小盏,底上穿定,烧烟于疮上熏之,累效。

5.劳伤,精败面黑:肉苁蓉四两,水煮烂,切薄研细,炖羊肉同食。

防风

【原文】 味甘,温。主大风头眩痛,恶风,风邪[1],目盲无所见,风行周身骨节疼痹[2],烦满[3]。久服轻身。一名铜芸。生川泽。

【校勘】

[1]恶风,风邪:《御览》无此四字。

[2]痹:《御览》作"痛"。

[3]烦满:《御览》在"无所见"下。

【译文】 防风,味甘,性温。主治严重的风伤头有眩晕头部痛,怕风;风邪使眼瞎不能看见什么东西了;风走到全身使骨节疼痛,烦闷。长期服用使身体轻巧。一个名字叫铜芸。生长在河流或溪流等水草丛杂的地方。

【药物基源】 本品为伞形科植物防风 *Saposhnikovia divaricata*(Turcz.)Schischk. 的干燥根。春、秋二季采挖未抽花茎植株的根,除去须根和泥沙,晒干。(见附图 37)

【附方】

1. 自汗不止：防风去芦为末，每服二钱，浮麦煎汤服。

2. 盗汗：防风二两、川芎一两、人参半两，共研为末。每服半钱，临睡时服。

3. 破伤风牙关紧急：天南星、防风等分，为末。每服二三匙，童子小便五升，煎至四升，分二服，即止也。

4. 妇人崩中：防风去芦头，炙赤为末。每服一钱，以面糊酒调下，此药累经效验。

5. 老人便秘：防风、枳壳（麸炒）各一两，甘草半两，共研为末。每服二钱，饭前服，开水送下。

6. 小儿解颅：防风、白及、柏子仁，等分为末，乳汁调涂囟门。一天换药一次。

7. 中乌头、芫花、野菌等毒：防风煎汁服。

8. 偏头风与正头风：防风、白芷，等分为末。每服二三匙。童便五升煎至四升，分两次送药服下。

蒲黄

【原文】 味甘，平。主心、腹、膀胱寒热。利小便，止血，消瘀血。久服轻身，益气力，延年[1]神仙。生池泽。

【校勘】

[1]年：尚本、黄本并作"季"。

【译文】 蒲黄，味甘，性平。主治胸腹、膀胱有发冷、发热的感觉，能使小便通利，使血止；使瘀血消散。长期服用能使身体轻巧，气力增加，寿增如神仙。生长在沟渠、池塘、沼泽等水草丛杂的地方。

【药物基源】 本品为香蒲科植物水烛香蒲 *Typha angustifolia* L.、东方香蒲 *Typha orientalis* Presl 或同属植物的干燥花粉。夏季采收蒲棒上部的黄色雄花序，晒干后碾轧，筛取花粉。剪取雄花后，晒干，成为带有雄花的花粉，即为草蒲黄。

【附方】

1. 吐血唾血：蒲黄末二两，每日温酒或冷水服三钱。

2. 肠痔出血：蒲黄末方寸匕，水服之，日三服。

3. 卒下血：甘草、干姜、蒲黄各一分。三物下筛，酒服方寸匕，日三服。

4. 脱肛：蒲黄二两。以猪脂和敷肛上，纳之。

5.坠伤扑损瘀血在内,烦闷:蒲黄末,空心温酒服三钱。

6.关节疼痛:蒲黄八两,熟附子一两,为末。每服一钱,凉水下,日一服。

7.产后血瘀:蒲黄三两,水三升,煎一升,顿服。

8.妇人月候过多,血伤漏下不止:蒲黄三两(微炒),龙骨二两半,艾叶一两。上三味,捣罗为末,炼蜜和丸,梧桐子大。每服二十九,煎米饮下,日再。

香蒲

【原文】 味甘,平。主五脏、心下邪气,口中烂臭;坚齿;明目;聪耳。久服轻身耐[1]老。一名睢。生池泽。

【校勘】

[1]耐:《御览》作"能"。

【译文】 香蒲,味甘,性平,主治五脏、胃有不正之气,使口内溃烂而有臭气;使牙齿坚固,眼睛明亮,耳朵听力好。长期服用使身体轻巧,寿命延长。一个名叫睢。生长在沟渠水草丛杂的地方。

【药物基源】 本品为香蒲科香蒲属植物长苞香蒲 *Typha domingensis* Persoon、狭叶香蒲 *Typha angustifolia* L.、宽叶香蒲 *Typha latifolia* Linn. 或其同属多种植物的全草。

【附方】

1.口臭:香蒲作饮。
2.驱蚊蝇:香蒲一握,阴干,碎,作香囊悬挂。

续断

【原文】 味苦,微温。主伤寒[1],补不足,金疮痈,伤折跌,续筋骨,妇人乳难。久服益气力。一名龙豆,一名属折。生山谷。

【校勘】

[1]寒:《图考长编》作"中"。

【译文】 续断,味苦,性微温。主治被寒邪伤,能补虚损;被金属创伤而感染成疮痈;摔倒而成断伤,能使筋骨接上;妇人生孩子困难。长期服用能增添气力。一个名字叫龙豆,一个名字叫属折。生长在两山之间的土石而有水源的地方。

【药物基源】 本品为川续断科植物川续断 *Dipsacus asper* Wall. ex Henry 的干燥根。秋季采挖,除去根头和须根,用微火烘至半干,堆置"发汗"至内部变绿色时,再烘干。

【附方】

1. 妊娠胎动两三月堕:川续断酒浸,杜仲姜汁炒去丝,各二两,为末,枣肉煮烂杵和,丸梧子大。每服三十丸,米饮下。

2. 小便淋沥:生续断捣绞汁服。

3. 产后血晕、心冈、烦热、气接不上、心头硬、乍寒乍热:续断皮一把,加水三升煎成二升,分三次服。

4. 打伤,闪伤骨节:加续断叶捣烂敷伤处。

漏芦

【原文】　味苦[1],寒。主皮肤热,恶疮[2]疽痔,湿痹,下乳汁。久服轻身益气,耳目聪明,不老延年[3]。一名野兰。生山谷。

【校勘】

[1]苦:孙本、《图考长编》其下并有"咸"字。顾本与卢本无此字。

[2]疮:黄本、孙本并作"创"。

[3]年:尚本、黄本并作"季"。

【译文】　漏芦,味苦,性寒。主治发热;恶疮、疽、痔;湿邪所致的痹证;能下乳汁。长期服用则使身体轻巧,气力增加,耳朵听力提高,眼睛视物清楚,寿命增加而不衰老。一个名字叫野兰。生长在两山之间的土石而有水源的地方。

【药物基源】　本品为菊科植物祁州漏芦 *Rhaponticum uniflorum*(L.)DC.的干燥根。春、秋二季采挖,除去须根和泥沙,晒干。

【附方】

1. 腹中蛔虫:漏芦为末,以饼臛和方寸匕,服之。

2. 冷劳泄痢、产后带下:漏芦一两,艾叶炒四两,为末。米醋三升,入药末一半,同熬成膏,入后末和,丸梧子大,每温水下三十丸。

天名精

【原文】　味甘,寒。主瘀血血瘕欲死下血,止血,利小便[1],久服轻身耐老。一名麦句姜,一名蝦蟆兰,一名豕首,生川泽。

【校勘】

[1]便:张本《证类》:"便"下有"除小虫,去胸中结热,止烦渴"十三字。孙本

51

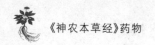

亦无此十三字。

【译文】 天名精,味甘,性寒。主治瘀血之血瘕将要终结散尽时有下部出血,能使血止;使小便通利。长期服用能使身体轻巧,高寿。一个名字叫麦句姜,一个名字叫蝦蟆兰,一个名字叫豕首。生长在河流或溪流水草丛杂的地方。

【药物基源】 本品为菊科植物天名精 *Carpesium abrotanoides* L. 的根及茎叶。

【附方】

1.疽作二日后,退毒下脓:黄芪(生用)、连翘各一两,大黄一分(微炒),漏芦一两(有白茸者),甘草半两(生用),沉香一两。上为末,姜、枣汤调下。

2.瘰疬,排脓、止痛、生肌:漏芦、连翘、紫花地丁、贝母、金银花、甘草、夏枯草各等分。水煎服。

3.皮肤瘙痒,阴疹,风毒,疮疥:漏芦、荆芥、白鲜皮、浮萍、蕲蛇、枸杞子各一两,甘草六钱,苦参二两。浸酒蒸饮。

4.白秃:五月收漏芦草,烧作灰,膏和使涂之,先用盐汤洗,乃敷。

5.治室女月经不调:漏芦(去芦头)、当归(切,焙)、红花子、枳壳(去瓤,麸炒)、白茯苓(去黑皮)、人参各半两。上六味,粗捣筛,每服三钱匕,水一盏,煎七分,去滓,温服,不拘时。

决明子

【原文】 味咸,平。主青盲,目淫肤赤白膜①,眼赤痛、泪出。久服益精光[1],轻身。生川泽。

【校勘】

[1]益精光:《御览》作"理目球精"。

【注释】

①目淫肤赤白膜:眼睛有赤白膜侵犯到眼睑膜部。

【译文】 决明子,味咸,性平。主治眼睛外观正常,可是看不见东西;眼睛有赤、白膜侵犯到眼睑,眼睛发红而痛,流泪。长期服用眼睛更明亮,身体轻巧。生长在平川水草丛杂的地方。

【药物基源】 本品为豆科植物决明 *Cassia obtusifolia* L. 或小决明 *Cassia tora* L. 的干燥成熟种子。秋季采收成熟果实,晒干,打下种子,除去杂质。(见附图 38)

【附方】

1. 补肝明目：决明子一升，蔓菁子二升，以酒五升煮，曝干为末。每饮服二钱，温水下，日二服。

2. 目赤肿痛：决明子炒研，茶调敷两太阳穴，药干即换，一夜即愈。

3. 青盲雀目：决明一升，地肤子五两为末，米饮丸格子大。每米饮下二三十丸。

4. 鼻血不止：决明子末，加水调匀，敷胸口处。

5. 背疮初起：决明子一升（捣碎）、生甘草一两，加水三升，煮成一升，分两次服下。

6. 癣疮蔓延：决明子一两末。加水银、轻粉少许，研至极细，看不到水银星。擦破癣疮后再敷药。

7. 多年失明：决明子二升研为末，每服一匙，饭后服，稀粥送下。

丹参

【原文】　味苦，微寒。主心腹邪气，肠鸣幽幽如走水，寒热积聚，破癥除瘕，止烦满，益气。一名郄[1]蝉草。生山谷。

【校勘】

[1]郄：尚本、森本并作"邵"。

【译文】　丹参，味苦，性微寒。主治胸腹有鬼魅，呦呦的肠鸣音像激流的水一样的声音，发冷发烧，积聚不散而有疼痛；能破除癥瘕；消除烦闷；增添气力。一个名字叫郄蝉草。生长在山的土石而有水源的地方。

【药物基源】　本品为唇形科植物丹参 *Salvia miltiorrhiza* Bge. 的干燥根和根茎。春、秋二季采挖，除去泥沙，干燥。（见附图 39）

【附方】

1. 落胎下血：丹参十二两，酒五升，煮取三升，温服一升，一日三服。亦可水煮。

2. 月经不调，产前胎动，产后恶血不下，冷热劳，腰脊痛，骨节烦疼：用丹参洗净，切片，晒干，研细。每服二钱，温酒调下。

3. 寒疝腹痛：丹参一两，研细。每服二钱，热酒调下。

4. 惊痫发热：丹参、雷丸各半两，猪膏二两，同煎七上七下，滤去滓盛之。每以摩儿身上，日三次。

5. 妇人乳痈：丹参、白芷、芍药各二两，咬咀，以醋腌一夜，猪脂半斤，微火煎

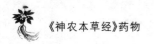

成膏,去滓敷之。

6.热油烫伤:丹参八两,锉碎,加水稍稍调拌,放入羊油两斤中煎过。取以
涂伤处。

飞[1]廉

【原文】　味苦,平。主骨节热,胫重酸疼。久服令人身轻。一名飞
轻。生川泽。

【校勘】

[1]飞:《医心方》作"蜚"。

【译文】　飞廉,味苦,性平。主治骨头关节有发热感,小腿沉重酸痛。长期
服用使人身体轻巧。一个名字叫飞轻。生长在河流或溪流水草汇集的地方。

【药物基源】　本品为菊科飞廉属植物飞廉 *Carduus crispus* L. 和藏飞廉
C. acanthoides L. 的全草或根。夏、秋季花盛开时采收。

【附方】

1.疳匿口及下阴:飞廉蒿烧灰捣筛,以两钱匕著痛处。

五味子

【原文】　味酸,温。主益气,欬逆上气,劳伤羸瘦。补不足,强阴,益
男子精。一名会及。生山谷。

【译文】　五味子,味酸,性温,主要是增添气力;治咳嗽吸气困难;劳损形
瘦,补之不足;使其阴器强盛,能增添男子精液。一个名字叫会及。生长在山的
土石而有水源的地方。

【药物基源】　本品为木兰科植物五味子 *Schisandra chinensis*(Turcz.)
Baill. 的干燥成熟果实。习称"北五味子"。秋季果实成熟时采摘,晒干或蒸后
晒干,除去果梗和杂质。(见附图 40)

【附方】

1.久咳不止:用五味子五钱,甘草一钱半,五倍子、风化消各二钱,为末,
干噙。

2.阳事不起:新五味子一斤,为末。酒服方寸匕,日三服。忌猪鱼蒜醋。尽
一剂,即得力。四时勿绝,药功能知。

3.肾虚遗精:北五味子一斤洗净,水浸,挼去核。再以水洗核,取尽余味。

通置砂锅中,布滤过,入好冬蜜二斤,炭火慢熬成膏,瓶收五日,出火性。每空心服一二茶匙,百滚汤下。

4. 五更肾泄:五味去梗二两,茱萸汤泡七次五钱,同炒香,为末。每旦陈米饮服二钱。

旋花[1]

【原文】 味甘,温。主益气,去面䵟①黑色,媚好。其根[2],味辛。主腹中寒热邪气,利小便。久服不饥轻身。一名筋根花,一名金沸。生平泽。

【校勘】

[1] 花:《御览》、孙本、黄本、森本并作“华”。

[2] 其根:《御览》作“根”。

【注释】

① 面䵟:面部的黑斑。

【译文】 旋花,味甘,性温。主要能增添气力,能去掉颜面黑色,使其美好娇艳,令人喜爱。它的根,味辛,主治腹内伤寒热之邪气,使小便通利。长期服用则没有饥饿感,身体轻巧。一个名字叫筋根花,一个名字叫金沸。生长在湿地水草丛杂的地方。

【药物基源】 本品为旋花科植物旋花 *Calystegia sepium*(L.)R. Br. 的花。6～7月开花时采收,晾干。

【附方】

1. 面䵟:旋花捣泥敷面。

兰草

【原文】 味辛,平。主利水道,杀蛊毒,辟不祥。久服益气,轻身不老,通神明。一名水香。生池泽。

【译文】 兰草,味辛,性平。主要能使水道通利;灭除蛊毒;以之芟除并躲避不吉利的征兆。长期服用能增添气力,使身轻巧而不衰老,使神明通晓。一个名字叫水香。生长在沟渠水草丛杂的地方。

【药物基源】 本品为菊科植物佩兰 *Eupatorium fortune* Turcz. 的干燥地上部分。夏、秋二季分两次采割,除去杂质,晒干。(见附图 41)

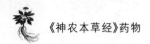
【附方】

1.肺咯血(肺结核):建兰花鲜根 50～100 克,捣烂榨汁或水煎服,日 2 次,4～6 天显效。

2.干咳久嗽:兰花蕊 30～50 朵,水煎,放冰糖,日 2 次,服 3～5 天显奇效。

3.尿道感染:用兰花根 50 克,茅根 30 克,冬瓜皮 30 克,水煎服,连服 6～10 天。

4.妇女白带:兰花根 50 克,天门冬 30 克,百合 30 克,农家散养土鸡 1 只,共炖,服汤食肉,2～3 天一次,连服 2～3 次。

蛇床子

【原文】 味苦,平。主妇人阴中肿痛,男子阴痿,湿痒。除痹气,利关节,癫痫,恶疮[1]。久服轻身。一名蛇米。生川谷及田野。

【校勘】

[1]疮:孙本、黄本并作"创"。

【译文】 蛇床子,味苦,性平。主治妇人阴器内肿胀疼痛;男子阴痿不举;有湿渗出而瘙痒。能祛除痹证之邪气,使关节通利;癫痫;恶疮。长期服用使身体轻巧。一个名字叫蛇米。生长在两山之间的高坡土地上和耕田、荒野中。

【药物基源】 本品为伞形科植物蛇床 *Cnidium monnieri* (L.) Cuss. 的干燥成熟果实。夏、秋二季果实成熟时采收,除去杂质,晒干。(见附图 42)

【附方】

1.阳事不起:蛇床子、五味子、菟丝子等分,为末,蜜丸梧子大。每服三十丸,温酒下,日三服。

2.赤白带下月水不来:用蛇床子、枯白矾等分,为末,醋面糊丸弹子大,胭脂为衣,绵裹纳入阴户。如热极,再换,日一次。

3.妇人阴痒:蛇床子一两,白矾二钱,煎汤频洗。

4.痔疮肿痛不可忍:蛇床子煎汤熏洗。

5.小儿癣疮:蛇床子杵末,和猪脂涂之。

6.耳内湿疮:蛇床子、黄连各一钱,轻粉一字,为末吹之。

地肤子

【原文】 味苦,寒。主膀胱热,利小便。补中益精气。久服耳目聪明,轻身耐老。一名地葵。生平泽及田野。

【译文】 地肤子,味苦,性寒。主治膀胱热邪,使小便通利,能补益内脏精气。长期服用使耳朵听力提高,眼睛视物清楚,身体轻巧,抑制衰老。一名字叫地葵。生长在平原水草丛杂之地及耕田、荒野中。

【药物基源】 本品为藜科植物地肤 *Kochia scoparia*(L.)Schrad. 的干燥成熟果实。秋季果实成熟时采收植株,晒干,打下果实,除去杂质。(见附图43)

【附方】

1.风热赤目:地肤子焙一升,生地黄半斤,取汁和作饼,晒干研末。每服三钱,空心酒服。

2.目痛、眯目:地肤子榨汁点眼。

3.胁下疼痛:地肤子为末,酒服方寸匕。

4.血痢不止:地肤子五两,地榆、黄芩各一两,为末。每服方寸匕,温水调下。

5.疝气:地肤子炒后研细。每服一钱,酒送下。

6.妊娠患淋:地肤子十二两,加水四升,煎至二升半,分次服下。

景天

【原文】 味苦,平。主大热,火疮[1],身热烦,邪恶气。花[2],主女人漏下赤白。轻身,明目[3]。一名戒火,一名慎火。生川谷。

【校勘】

[1]疮:孙本、黄本并作"创"。

[2]花:孙本、黄本并作"华"。

[3]轻身,明目:《御览》此二句互乙。

【译文】 景天,味苦,性平。主治严重的高热;被火烧伤身体发烧,烦躁,发热;鬼魅恶注气。花,主治妇女漏出赤白物。能身体轻巧,眼睛视物明亮。一个名字叫戒火,一个名字叫慎火。生长在两山之间的高坡土地而有水源的地方。

【药物基源】 本品为景天科植物八宝 *Hylotelephium erythrostictum*(Miq.)H. Ohba [*Sedum erythrostictum* Miq.]的全草。全年可采,多鲜用。

【附方】

1.惊风烦热:景天煎水浴之。

2.热毒丹疮:景天捣汁拭之。日夜拭一二十遍。

3. 眼生花翳,涩痛难开:景天捣汁,日点三五次。

4. 产后阴脱:景天一斤阴干,酒五升,煮汁一升,分四服。

5. 漆疮作痒:揉景天涂搽。

茵陈蒿[1]

【原文】 味苦,平[2]。主风湿、寒、热[3]邪气,热结黄疸。久服轻身益气,耐[4]老。生邱陵阪岸上。

【校勘】

[1]茵陈蒿:《御览》作"因尘"。孙本作"因陈",脱"蒿"字。

[2]平:《御览》脱。

[3]热:《御览》脱。

[4]耐:《御览》作"能"。

【译文】 茵陈蒿,味苦,性平。主治风湿、寒热之邪气,热邪蕴结所致的身、面、白眼珠发黄。长期服用使身体轻巧,气力增添,衰老减慢。生长在大小土山、坟墓、高坡上。

【药物基源】 本品为菊科植物滨蒿 Artemisia scoparia Waldst. et Kit. 或茵陈蒿 Artemisia capillaris Thunb. 的干燥地上部分。春季幼苗高 6～10 cm 时采收或秋季花蕾长成至花初开时采割,除去杂质和老茎,晒干。春季采收的习称"绵茵陈",秋季采割的称"花茵陈"。

【附方】

1. 遍身风痒生疮疥:用茵陈煮浓汁洗之,即愈。

2. 遍身黄疸:茵陈蒿一把,同生姜一块,捣烂,于胸前四肢,日日擦之。

3. 大热黄疸:茵陈切细煮汤服,生食亦可;亦治伤寒头痛、风热痒疟,利小便。

4. 眼热赤肿:山茵陈、车前子等分。煎汤调"茶调散"服数服。

5. 风疾挛急:茵陈蒿一斤,秫米一石,麹三斤,和匀,如常法酿酒服之。

杜若

【原文】 味辛,微温。主胸胁下逆气。温中。风入脑户,头肿痛,多涕泪出。久服益精明目,轻身。一名杜蘅。生川泽。

【译文】 杜若,味辛,性微温。主治胸胁下有向上返不顺之气,能使内脏温暖;风入脑门的穴或脑部的毛窍,使头胀痛,流出许多鼻涕,眼泪。长期服用能补益瞳子,使眼睛明亮,身体轻巧。一个名字叫杜蘅。生长在河流水草丛杂的地方。

【药物基源】 本品为姜科植物高良姜 *Alpinia officinarum* Hance 的干燥根茎。夏末秋初采挖,除去须根和残留的鳞片,洗净,切段,晒干。(见附图 44)

【附方】

1. 治胃寒冷痛,配炮姜相须为用,如二姜丸(《和剂局方》)。

2. 治胃寒肝郁,脘腹胀痛,多与香附合用,以疏肝解郁,散寒止痛,如良附丸(《良方集腋》)。

3. 治卒心腹绞痛如剧,两胁支满,烦闷不可忍者,可与厚朴、当归、桂心等同用,如高良姜汤(《千金要方》)。

4. 治胃寒呕吐,多与半夏、生姜等同用。

5. 治虚寒呕吐,常与党参、茯苓、白术等同用。

沙参

【原文】 味苦,微寒。主血积,惊气,除寒热,补中益肺气。久服利人。一名知母。生川谷。

【译文】 沙参,味苦,性微寒。主治瘀血而有疼痛不移,惊恐;能祛除发冷、发烧;补内脏以增补肺气。长期用使人和利。一个名字叫知母。生长在两山之间高坡土地而有水源的地方。

【药物基源】 本品为伞形科植物明党参 *Changium smyrnioides* Wolff 的干燥根。4～5 月采挖,除去须根,洗净,置沸水中煮至无白心,取出,刮去外皮,漂洗,干燥。

【附方】

1. 肺热咳嗽:沙参半两,水煎服之。

2. 卒得疝气,小腹及阴中相引痛如绞,自汗出,欲死者:沙参捣筛为末,酒服方寸匕,立瘥。

3. 妇人白带:沙参为末,每服二钱,米饮调下。

徐长卿

【原文】 味辛,温。主鬼物百精,蛊毒疫疾[1],邪恶气,温疟[2]。久服强悍,轻身。一名鬼督邮。生山谷。

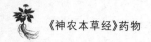

【校勘】

[1]疫疾:《御览》二字互乙。

[2]疟:《御览》作"鬼"。

【译文】 徐长卿,味辛,性温。主治鬼邪及多种精魅;蛊毒传染疾病;疟疾先发热而后发冷。长期服用则强壮勇悍,身体轻巧。一个名字叫鬼督邮。生长在高山的土石而有水源的地方。

【药物基源】 本品为萝摩科植物徐长卿 *Cynanchum paniculatum*（Bge.）Kitag. 的干燥根和根茎。秋季采挖,除去杂质,阴干。（见附图45）

【附方】

1. 小便关格:徐长卿炙半两,白茅根三分,木通、冬葵子各一两,水煎,日二服。

2. 注车注船:徐长卿、石长生、车前子、李根皮各等分,捣碎,以方囊系衣带及头上。

石龙刍

【原文】 味苦,微寒。主胸腹邪气,小便不利,淋闭,风湿、鬼疰、恶毒。久服补虚羸,轻身,耳目聪明,延年[1]。一名龙须,一名草[2]续断,一名龙珠。生山谷。

【校勘】

[1]年:尚本、黄本并作"季"。

[2]草:《御览》无此字。

【译文】 石龙刍,味苦,性微寒。主胸腹内有邪气,使小便不利而成癃闭;风湿;鬼疰;恶毒。长期服用能弥补虚损瘦弱,使人身体轻巧,耳聪目明,寿命延长。一个名字叫龙须,一个名字叫草续断,一个名字叫龙珠。生长在高山的土石而有水源的地方。

【药物基源】 本品为灯心草科植物灯心草 *Juncus effusus* L. 的干燥茎髓。夏末至秋季割取茎,晒干,取出茎髓,理直,扎成小把。

【附方】

1. 淋证:石龙刍、木通各三钱,车前草、甘草各二钱。煎服。

2. 小儿夜啼:石龙刍(干草),烧灰涂乳上饲小儿。

云实

【原文】 味辛,温[1]。主泄痢肠澼,杀虫、蛊毒,去邪恶,结气,止痛,除寒热。花,主见鬼精物。多食令人狂走,久服轻身,通神明。生川谷。

【校勘】

[1]温:黄本、卢本并作"平"。

【译文】 云实,味辛,性温。主治拉痢疾,泄泻;芟除蛊毒,以祛除邪恶之气;治气滞使痛止,能消除发冷发热。花,主治幻视看见妖鬼精魅;吃多了则使人精神失常发狂急跑。长期服用会使身体轻巧,如神仙一样清楚。生长在两山之间高坡土地而有水源的地方。

【药物基源】 本品为豆科植物云实 *Caesalpinia decapetala*(Roth)Alston 的种子。秋季采集。

【附方】

1.疟疾:云实9 g,水煎服。

2.慢性气管炎:云实子30 g,水煎,每日2次分服。或研成粗粉,水煎3汁,浓缩成稠膏状,加入适量赋形剂,制成冲剂,连服10~20天。

3.小儿过食水果面食致腹胀身瘦,善食,遍身水肿,泄脓:云实子9 g,研成粗粉,每日3次送服。

王不留行

【原文】 味苦,平。主金疮止血,逐痛出刺,除风痹,内寒[1]。久服轻身耐老增寿[2]。生山谷。

【校勘】

[1]寒:《本经疏证》作"塞"。

[2]耐老增寿:《御览》"耐"作"能";并无"增寿"二字。

【译文】 王不留行,味苦,性平。主治金属创伤有瘀血,能消除疼痛,使刺能拔出来;消除风痹;使子宫终止月经。长期服用使身体轻巧,寿命延长。生长在山的土石而有水源的地方。

【药物基源】 本品为石竹科植物麦蓝菜 *Vaccaria segetalis*(Neck.)Garcke 的干燥成熟种子。夏季果实成熟、果皮尚未开裂时采割植株,晒干,打下种子,除去杂质,再晒干。(见附图46)

【附方】

1.气郁妇人乳少：王不留行,穿山甲炮、龙骨、瞿麦穗、麦门冬等分,为末。每服一钱,热酒调下,后食猪蹄羹,仍以木梳梳乳,一日三次。

2.鼻血不止：王不留行连茎,叶阴干,煎成浓汁温服。

3.疔肿初起：王不留行子为末,蟾酥丸黍米大。每服一丸,酒下,汗出即愈。

4.粪后下血：王不留行末,水服一钱。

5.头风白屑：王不留行、香白芷等分,为末。干掺,一夜篦去。

牡桂

【原文】 味辛,温。主上气咳逆,结气,喉痹吐吸①。利关节,补中益气。久服通神,轻身不老。生山谷。

【注释】

①吐吸：吐出吸入的气体。即用口呼气。

【译文】 牡桂,味辛,性温。主治气向上走之哮喘咳嗽;忧思使气机结滞;喉痹而吐气(用口呼吸);使关节通利,修补内脏,以益添气力。长期服用能通达仙境,身体轻巧而不衰老。生长在山的土石而有水源的地方。

【药物基源】 《本经》中桂分为牡桂和菌桂,它们的基原植物都是樟科植物肉桂 *Cinnamomum cassia* Presl 枝茎的树皮。多于秋季剥取,阴干。肉桂气味浓烈,其生长过程中,一年生枝条圆柱形,黑褐色,枝茎树皮厚实,卷筒状,正圆如竹,有二三重,即菌桂;老的枝茎树皮板薄少脂,即牡桂。(见附图47)

【附方】

1.足躄筋急：白酒和牡桂涂之,一日一上。

2.中风失音：桂着舌下,咽汁。

3.偏正头风天阴风雨即发：桂心末一两,酒调如膏,涂敷额角及顶上。

4.心腹胀痛,气短欲绝：桂二两,水一升二合,煮八合,顿服之。

5.乳痈肿痛：桂心、甘草各二分,乌头一分炮,为末,和苦酒涂之,纸覆住。脓化为水,神效。

6.重舌鹅口：桂末,和姜汁涂之。

菌[1]桂

【原文】 味辛,温。主百病[2]。养精神,和颜色,为诸药先聘通使。

久服轻身不老,面生光华,媚好,常如童子。生山谷。

【校勘】

[1]菌:森本作"箘"

[2]病:孙本作"疾"。

【译文】　菌桂,味辛,性温。主治多种疾病,能颐养精神,使面容悦而美好,是各药的向导和使者。长期服用健身体轻巧而不衰老,面生光泽、妩媚艳美,像少年儿童一样。生长在山的土石而有水源的地方。

【药物基源】　本品为樟科植物肉桂 *Cinnamomum cassia* Presl 一年生枝条的树皮,又称筒桂。

【附方】

1.轻身耐老:菌桂合竹沥作药饵,久服。

松脂

【原文】　味苦,温。主痈[1]、疽、恶疮,头疡、白秃、疥瘙[2]风气。安[3]五脏,除热。久服轻身,不老延年[4]。一名松膏,一名松肪。生山谷。

【校勘】

[1]痈:孙本、黄本并无此字。

[2]疥瘙:"疥",《新修》作"疼"。瘙,孙本、尚本并作"搔"。

[3]安:《新修》无此字。

[4]年:尚本作"季"。

【译文】　松脂,味苦,性温。主治痈、疽、恶疮、头部生疮溃烂、白秃、疥疮瘙痒等风邪病。使五脏充实,消除热邪。长期服用使身体轻巧,寿命延长而不衰老。一个名字叫松膏,一个名字叫松肪。生长在山的土石而有水源的地方。

【药物基源】　为松科植物马尾松 *Pinus massoniana* Lamb.、油松 *Pinus tabulaeformis* Carr. 或其同属植物木材中的油树脂。多在夏季采收,收集后,加水蒸馏,使松节油馏出,剩下的残渣,冷却凝固后,即为松香。置阴凉干燥处,防火、防热。

【附方】

1.关节酸疼:松脂三十斤,炼五十遍,每取三升,和炼酥三升,搅稠。每天清晨空心服一匙。一天服再次。服药期间,以面食为好。忌食血腥、生冷、酸物。百日病愈。

2.肝虚目泪:炼过的松脂一斤、米一百斤、水七十升、曲一百斤造酒频饮。

3.风虫牙痛:松脂在滚水中泡化,漱口,痛即止。

4.妇女白带:松香五两、酒二升,煮干,捣烂,加酒、糊做成丸子,如梧子大。每服百丸,温酒送下。

5.疥癣湿疮:松香研为末,加轻粉少许,先以油涂疮上,再撒上药末。几次即见效。

槐实[1]

【原文】 味苦,寒[2]。主五内邪气热。止涎唾,补绝伤。五痔,火疮[3],妇人乳①瘕,子脏急痛。生平泽。

【校勘】

[1]实:《千金翼方》作"子"。

[2]寒:黄本、卢本并作"平"。

[3]疮:孙本、黄本并作"创"。

【注释】

①乳:生产后。

【译文】 槐实,味苦,性寒。主治五脏热邪之气,能使涎唾停止;使极度虚损得以续补。能治五种痔疮;火烧成疮痈;妇人产后小腹内出现瘕块,使子宫紧(拘急)痛。生长在平原的沟渠、潮湿处。

【药物基源】 本品为豆科植物槐 *Sophora japonica* L. 的成熟果实。多于11～12月果实成熟时采收。将打落或摘下的果实平铺席上,晒至干透成黄绿色时,除去果柄及杂质,或以沸水稍烫后再晒至足干。

【附方】

1.肠风泻血:槐角(去梗,炒)一两,地榆、当归(酒焙)、防风、黄芩、枳壳(麸炒)各半两,共研为末,加酒、糊做成丸子,如梧子大。每服五十丸,米汤送下。

2.大肠脱肛:槐实、槐花等分,炒为末,蘸羊血炙熟吃(用猪肾去皮蘸末炙熟吃亦可),以酒关下。

3.内痔、外痔:槐角一半,捣成汁,晒浓,取地胆为末,同煎成丸,如梧子大。每服十丸,水送下。做丸时,也作成挺子,纳肛门内。地胆末可用苦参末代替。

4.目热昏暗:槐角、黄连各二两,共研为末,加蜜做成丸子,如梧子大。每服二十丸,浆水送下。每天二次。

枸杞

【原文】 味苦,寒。主五内邪气,热中①消渴,周痹①。久服坚筋骨,轻身不老[1]。一名杞根,一名地骨,一名枸忌[2],一名地辅。生平泽。

【校勘】

[1]不老:《新修》作"能老"。森本作"耐老"。

[2]枸忌:《新修》、森本并"枸"作"苟"。

【注释】

①热中:即体内有热。

②周痹:因风寒湿所致的发冷,发热,全身上下走窜疼痛。

【译文】 枸杞,味苦,性寒。主治热邪伤五脏,使其消渴;全身走窜疼痛、发冷、发热之周痹。长期服用使筋骨坚壮,身体轻巧而不衰老。一个名字叫杞根,一个名字叫地骨,一个名字叫枸忌,一个名字叫地辅。生长在平原沟渠、水草丛杂的地方。

【药物基源】 本品为茄科植物枸杞 *Lycium chinense* 或宁夏枸杞 *Lycium barbarum* L. 的干燥成熟果实。夏、秋二季果实呈红色时采收,热风烘干,除去果梗,或晾至皮皱后,晒干,除去果梗。

【附方】

1.肝虚下泪:枸杞子二升,绢袋盛,浸一斗酒中(密封)三七日,饮之。

2.虚劳客热:枸杞根为末,白汤调服。有痼疾人勿服。

3.风虫牙痛:枸杞根白皮,煎醋漱之,虫即出。亦可煎水饮。

4.足趾鸡眼作痛作疮:地骨皮同红花研细敷之,次日即愈。

5.小便出血:新地骨皮洗净,捣自然汁(无汁则以水煎汁)。每服一盏,入酒少许,食前温服。

6.肾虚腰痛:枸杞根、杜仲、草薢各一斤,好酒三斗渍之,罂中密封,锅中煮一日。饮之任意。

7.带下脉数:枸杞根一斤,生地黄五斤,酒一斗,煮五升。日日服之。

8.天行赤目暴肿:地骨皮三斤,水三斗,煮三升,去滓,入盐一两,取二升。频频洗点。

9.人阴肿或生疮:枸杞根煎水,频洗。

10.目赤生翳:枸杞子捣汁,日点三五次,神验。

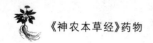

橘柚

【原文】　味[1]辛,温。主胸中瘕热[2]① 逆气,利水谷。久服去[3]臭,下气,通神。一名橘皮。生川谷。

【校勘】

[1]味:姜本其下有"苦"字。

[2]热:《神农黄帝食禁》作"满"。

[3]去:《神农黄帝食禁》其下有"口"字。

【注释】

①胸中瘕热:即胸中如有物阻挡不通,使人呕吐、烦躁,有气向上冲。

【译文】　橘柚,味苦,性温。主治胸中如有物阻挡不通,使人烦躁、呕吐、喘,且有气向上走;使人喜爱饮水、吃饭。长期服用能去口臭,使气下行而排气,像神一样通晓。一个名字叫橘皮。生长在两山之间高坡土地而有水源的地方。

【药物基源】　本品为芸香科柑橘属植物橘 *Citrus reticulata* Blanco 及其栽培变种的干燥成熟果皮。秋末冬初果实成熟时采收果皮,晒干或低温干燥后,切丝,生用。

【附方】

1. 诸气呃噫:橘皮二两去瓤,水一升,煎五合,顿服。或加枳壳尤良。

2. 化食消痰,胸中热气:用橘皮半两微熬,为末。水煎代茶,细呷。

3. 下焦冷气:干陈橘皮一斤为末,蜜丸梧子大,每食前温酒下三十丸。

4. 小儿疳瘦:陈橘皮一两,黄连以米泔水浸一日,一两半,研末,入麝三分,用猪胆盛药,以浆水煮熟取出,用粟米饭和,丸绿豆大。服一二十丸,米饮下。

5. 妇人乳痈:用真陈橘皮汤浸去白晒,面炒微黄,为末。每服二钱,麝香调酒下。初发者一服见效。

6. 鱼骨鲠咽:橘皮常含,咽汁即下。

柏实[1]

【原文】　味甘,平。主惊悸。安五脏,益气,除风湿痹[2]。久服令人润[3]泽美色,耳目聪明,不饥不老,轻身延年[4]。生山谷。

【校勘】

[1]实:《集注》《千金要方》作"子"。

[2]除风湿痹:孙本无"风"字,姜本无"痹"字。

[3]润:孙本、黄本并作"悦"。

[4]年:尚本、黄本并作"季"。

【译文】 柏实,味甘,性平。主治受外来惊吓而恐惧,心跳动;使五脏充实,益气力;能消除风湿痹证。长期服用使面色润泽艳美,耳朵听觉灵敏,眼睛视物明亮,没有饥饿感且不衰老,身体轻巧,寿命延长。生长在两山之间高坡土地而有水源的地方。

【药物基源】 本品为柏科植物侧柏 *Platycladus orientalis*(L.)Franco 的干燥成熟种仁。秋、冬二季采收成熟种子,晒干,除去种皮,收集种仁。

【附方】

1. 老人虚秘:柏子仁、松子仁、大麻仁等分,同研,溶蜜蜡丸梧子大。以少黄丹汤,食前调服二三十丸,日二服。

2. 肠风下血:柏实十四个捶碎,囊贮浸好酒三盏,煎八分服,立止。

3. 黄水湿疮:真柏油二两,香油二两,熬稠搽之,如神。

茯苓

【原文】 味甘,平。主胸胁逆[1]气忧恚[2]①,惊邪恐悸,心下结痛,寒热烦满,咳逆[3],口焦舌干,利小便。久服安魂[4]养神,不饥延年[5]。一名茯菟。生山谷。

【校勘】

[1]逆:《御览》作"疝"。

[2]忧恚:《御览》作"忧患惊恐"。

[3]逆:森本其下有"止"字。

[4]魂:森本其下有"魄"字。

[5]年:尚本作"季"。

【注释】

①忧恚:惊邪恐悸。

【译文】 茯苓,味甘,性平。主治忧郁使胸胁有气向上行;惊吓使人恐惧和心跳;胃脘有聚积疼痛,发冷发烧烦闷,咳嗽,口燥舌干,使小便通利。长期服用使魂安和,心神得养,没有饥饿感,寿命延长。一个名字叫茯菟。生长在山的土石而有水源的地方。

【药物基源】 本品为多孔菌科真菌茯苓 *Poria cocos*(Schw.)Wolf 的干燥

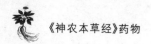

菌核。多于7～9月采挖,挖出后除去泥沙,堆置"发汗"后,摊开晾至表面干燥,再"发汗",反复数次至现皱纹、内部水分大部散失后,阴干,称为"茯苓个";或将鲜茯苓按不同部位切制,阴干,分别称为"茯苓块"和"茯苓片"。(见附图48)

【附方】

1.胸胁气逆胀满:茯苓一两,人参半两。每服三钱,水煎服,日三。

2.养心安神:茯神二两(去皮),沉香半两,为末,炼蜜丸小豆大。每服三十丸,食后人参汤下。

3.妊娠水肿,小便不利,恶寒:赤茯苓(去皮)、葵子各半两,为末。每服二钱,新汲水下。

4.面䵟雀斑:白茯苓末,蜜和,二七日愈。

5.下虚消渴:白茯苓一斤,黄连一斤,为末,熬天花粉作糊,丸梧子大。每温汤下五十丸。

6.飧泄滑痢不止:白茯苓一两,木香(煨)半两,为末。紫苏木瓜汤下二钱。

7.小便频多:白茯苓(去皮)、干山药(去皮,以白矾水浸过,焙)等分,为末。每米饮服二钱。

8.心虚梦泄或白浊:白茯苓末二钱,米汤调下,日二服。

榆皮

【原文】 味甘,平。主大小便不通。利水道,除邪气。久服轻身不饥。其实尤良。一名零榆。生山谷。

【译文】 榆皮,味甘,性平。主治大小便不通利,使水道能通利,以除病邪。长期服用使身体轻巧,没有饥饿感。它的果实效果较好。一个名字叫零榆。生长在山的土石而有水源的地方。

【药物基源】 本品为榆科植物榆树 *Ulmus pumila* L.的树皮、根皮。春季或8～9月间割下老枝条,立即剥取内皮晒干。

【附方】

1.身体暴肿满:榆皮捣屑,随多少,杂米作粥食,小便利。

2.气淋,寒淋,小腹满及手足冷:榆白皮、当归各半两。上细锉,水一大盏,煎六分,去滓,磨入石燕一枚,顿服。

3.虚劳尿白浊:榆白皮(切)二斤。水二斗,煮取五升,分五服。

4.不得眠:用榆白皮阴干,为末。每日朝、夜用水五合,末三钱,煎如膏服。

5.体虚带下:榆根白皮、山药、党参各15 g、白果8个,升麻、柴胡各6 g。水煎服。

酸枣

【原文】 味酸,平。主心①腹寒热邪结气聚[1],四肢酸疼湿痹。久服安五[2]脏,轻身延年[3]。生川泽。

【校勘】

[1]聚:《新修》、森本并无此字。

[2]五:《新修》脱。

[3]年:尚本作"季"。

【注释】

①心:心胸部。

【译文】 酸枣,味酸,性平。主治胸腹有寒热邪气凝滞,使气不行;四肢发酸疼痛的湿痹证。长期服用使五脏充实;身体轻巧,寿命延长。生长在水草丛杂的陆地。

【药物基源】 本品为鼠李科植物酸枣 *Ziziphus jujube* Mill. var. *spinosa* (Bunge) Hu ex H. F. Chou 的干燥成熟种子。秋末冬初采收成熟果实,除去果肉和核壳,收集种子,晒干。

【附方】

1. 胆虚不眠,心多惊悸:用酸枣仁一两炒香,捣为散。每服二钱,竹叶汤调下。

2. 虚烦不眠:酸枣仁二升,蝭母、干姜、茯苓、芎劳各二两,甘草(炙)一两,以水一斗,先煮枣仁,减三升,乃同煮取三升,分服。

3. 震悸不眠:酸枣仁二升,茯苓、白术、人参、甘草各二两,生姜六两,水八升,煮三升,分服。

4. 骨蒸不眠,心烦:酸枣仁二两,水二盏研绞取汁,下粳米二合煮粥,候熟,下地黄汁一合再煮,匀食。

5. 盗汗:酸枣仁、人参、茯苓等分,为末。每服一钱,米饮下。

干漆

【原文】 味辛,温[1]。主绝伤。补中,续筋骨,填髓脑,安五脏,五缓六急,风寒湿痹。生漆,去长虫。久服轻身,耐[2]老。生川谷。

【校勘】

[1]温:《证类》其下有"无毒"二字,顾本为与卢本合,故意删之,当据补。

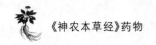

[2]耐：《新修》作"能"。

【译文】 干漆，味辛，性温。主治断伤；补内脏以续筋骨，使脑髓充满，五脏充实，六种极度虚劳病恢复；治风寒湿邪之痹证。生漆，能祛蛔虫。长期服用使身体轻巧，寿命延长。生长在两山之间的高坡土地而有水源的地方。

【药物基源】 本品为漆树科植物漆树 *Toxicodendron vernicifluum* (Stokes)F. A. Barkl. 的树脂经加工后的干燥品。

【附方】

1.喉痹欲绝不可针药：干漆烧烟，以筒吸之。

2.九种心痛及腹胁积聚滞气：筒内干漆一两，捣炒烟尽，研末，醋煮面糊丸梧桐子大。每服五丸至九丸，热酒下。

3.丈夫疝气、小肠气撮痛：湿漆一两，熬一食顷，入干漆末一两，和丸梧桐子大。每服三四丸，温酒下。并宜服二圣丸。怕漆人不可服。

蔓荆实

【原文】 味苦，微寒。主筋骨间寒热，湿[1]痹拘挛。明目坚齿，利九窍，去白虫。久服轻身耐老。小荆实亦等。生山谷。

【校勘】

[1]湿：孙本无。

【译文】 蔓荆实，味苦，性微寒。主治筋骨中有发冷、发热的感觉；湿邪闭阻使肢体拘挛；能使眼睛视物清楚，使牙齿坚硬，使多种窍道通利；能祛除绦虫。长期服用使身体轻巧，寿命延长。小荆实有同等功效。生长在山的土石而有水源的地方。

【药物基源】 本品为马鞭草科植物单叶蔓荆 *Vitex trifolia* L. var. *simplicifolia* Cham. 或蔓荆 *Vitex trifolia* L. 的干燥成熟果实。秋季果实成熟时采收，除去杂质，晒干。（见附图 49）

【附方】

1.令发长黑：蔓荆子、熊脂等分，醋调涂之。

2.头风作痛：蔓荆子一升，为末。绢袋盛，浸一斗酒中七日。温饮三合，日三次。

3.乳痈初起：蔓荆子，炒，为末。酒服方寸匕，渣敷之。

辛夷

【原文】　味辛,温。主五脏、身体寒热[1],风头脑痛[2],面皯。久服下气,轻身明目,增年耐老。一名辛矧,一名侯桃,一名房木。生山谷。

【校勘】

[1]热:《新修》、孙本并作"风"。

[2]风头脑痛:孙本、黄本并作"头脑痛"。

【译文】　辛夷,味辛,性温。主治五脏、体内有寒热邪气,使人发冷发烧,风邪伤头使人头疼痛;能去脸上黑斑。长期服用使气下行(排气),身体轻巧,眼睛明亮,增寿而衰老减慢。一个名字叫辛矧,一个名字叫侯桃,一个名字叫房木。生长在山的土石而有水源的地方。

【药物基源】　本品为木兰科植物望春花 *Magnolia biondii* Pamp.、武当玉兰 *Magnolia sprengeri* Pamp. 或玉兰 *Magnolia denudate* Desr. 的干燥花蕾。一般在早春花蕾未放时采摘,剪去枝梗,干燥即可。(见附图50)

【附方】

1.头风、鼻流清涕:辛夷等分,研末,酒服二钱,日二服。

2.鼻渊鼻鼽,鼻窒鼻疮,及痘后鼻疮:辛夷研末,入麝香少许,葱白蘸入数次,酒服二钱,日二服。

杜仲

【原文】　味辛,平。主腰脊[1]痛。补中益精气,坚筋骨,强志。除阴下痒湿,小便余沥。久服轻身,耐老。一名思仙。生山谷。

【校勘】

[1]腰脊:"腰",黄本、孙本并作"要";"脊",姜本作"膝"。

【译文】　杜仲,味辛,性平。主治腰脊疼痛,补内脏以增添精气,则使筋骨坚劲,记忆力增强;能除阴器下发痒而潮湿;小便后仍余沥不尽,点滴而出。长期服用使身体轻巧而衰老减慢。一个名字叫思仙。生长在山的土石而有水源的地方。

【药物基源】　本品为杜仲科植物杜仲 *Eucommia ulmoides* Oliv. 的干燥树皮。4～6月剥取,刮去粗皮,堆置"发汗"至内皮呈紫褐色,晒干。

【附方】

1.腰痛:橘核、杜仲各二两(炒),研末。每服二钱,盐酒下。

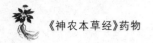

2. 肾虚冷痛：杜仲煎汁，煮羊肾作羹食。杜仲浸酒服。为末酒服。

3. 腰背虚痛：杜仲一斤切炒，酒二升，渍十日，日服三合。

4. 安胎，月孕，防胎堕：杜仲同续断，丸服。

桑寄生

【原文】 味苦[1]，平。主腰痛，小儿背强，痈肿。安胎，充肌肤，坚发齿，长须眉。其实，明目，轻身通神。一名寄屑，一名寓木，一名宛童。生川谷。

【校勘】

[1]苦：莫本、卢本并作"辛"。

【译文】 桑寄生，味苦，性平。主治腰痛；小儿背僵硬；痈肿；能使胎儿安和；使肌肉皮肤充实，使头发牙齿坚固，使胡须眉毛生长。它的果实能够使眼睛明亮，身体轻巧，如神仙通晓。一个名字叫寄屑，一个名字叫寓本，一个名字叫宛童。生长在两山之间的高坡土地而有水源的地方。

【药物基源】 本品为桑寄生科植物桑寄生 *Taxillus chinensis*（DC.）Danser 的干燥带叶茎枝。冬季至次春采割，除去粗茎，切段，干燥，或蒸后干燥。（见附图51）

【附方】

1. 膈气：生桑寄生捣汁一盏，服之。

2. 胎动腹痛：桑寄生一两半，阿胶（炒）半两，艾叶半两，水一盏半，煎一盏，去滓温服。或去艾叶。

3. 毒痢脓血，六脉微小，并无寒热：宜以桑寄生二两，防风、大芎二钱半，炙甘草三铢，为末。每服二钱，水一盏，煎八分，和滓服。

4. 下血后虚：下血止后，但觉丹田元气虚乏，腰膝沉重少力。桑寄生为末。每服一钱，非时白汤点服。

女贞实

【原文】 味苦，平。主补中，安[1]五脏，养精神，除百疾。久服肥健，轻身不老。生山谷。

【校勘】

[1]安：《新修本草》无。

【译文】 女贞实,味苦,性平。主要是修补内脏,以充实五脏,使精神得以滋养,以祛除多种疾病。长期服用使发胖健壮,使身体轻巧而不衰老。生长在山的土石而有水源的地方。

【药物基源】 本品为木犀科植物女贞 *Ligustrum lucidum* Ait.的干燥成熟果实。冬季果实成熟时采收,除去枝叶,稍蒸或置沸水中略烫后,干燥;或直接干燥。(见附图 52)

【附方】

1.虚损百病;久服发白再黑,返老还童:用女贞实(十月上巳日收,阴干,用时以酒浸一日,蒸透晒干)一斤四两,旱莲草(五月收,阴干)十两,桑椹子(三月收,阴干)十两,为末,炼蜜丸如梧桐子大。每服七八十丸,淡盐汤下。

蕤核

【原文】 味甘,温。主心腹邪结气[1],明目,目赤痛伤[2]泪出。久服轻身,益气不饥。生川谷。

【校勘】

[1]邪结气:卢本、姜本并作"邪热结气"。孙本、黄本并作"邪气"。

[2]目赤痛伤:《新修》、森本并作"目痛赤伤"。

【译文】 蕤核,味甘,性温。主治胸腹部有气结聚;能使目明;治眼睛发红刺痛流泪。长期服用使身体轻巧,益气力而没有饥饿感。生长在两山之间的高坡土地而有水源的地方。

【药物基源】 本品为蔷薇科扁核木属植物扁核木 *Prinsepia uniflora* Batal.的核仁。秋季果实成熟后采收,去果肉,晒干,用时打碎果壳,取种仁用。

【附方】

1.治肝虚风热上攻,眼目昏暗,痒痛隐涩,赤肿羞明,迎风有泪,多见黑花:用蕤核去皮压去油二两,冰片二钱半,研匀,生蜜六钱和收,点眼。

2.治一切风热眼:蕤仁去油三钱,甘草、防风各六钱,黄连五钱,以三味煎取浓汁,次下蕤仁膏,日点。

藕实茎

【原文】 味甘,平。主补中养神,益气力,除百疾。久服轻身,耐老,不饥,延年。一名水芝丹。生池泽。

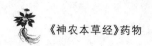

【译文】　藕实茎,味甘,性平。主要能补养内脏,使人生精神,使气力增加,以祛除多种疾病。长期服用使身体轻巧,减慢衰老,没有饥饿感,使寿命延长。一个名字叫水芝丹。生长在池塘或湖泊、水汇聚处。

【药物基源】　本品为睡莲科植物莲 *Nelumbo nucifera* Gaertn. 的干燥根茎节部。秋、冬二季采挖根茎(藕),切取节部,洗净,晒干,除去须根。

【附方】

1.补虚益损(水芝丹):用莲实半升,酒浸二宿。以牙猪肚一个洗净,入莲在内,缝定煮熟,取出晒干为末,酒煮米糊丸梧桐子大。每服五十丸,食前温酒送下。

大枣

【原文】　味甘,平。主心腹邪气。安中养脾[1],助十二经,平胃气,通九窍,补少气、少津液[2],身中不足,大惊,四肢重。和百药。久服轻身长年。叶,覆麻黄能令[3]出汗。生平泽。

【校勘】

[1]养脾:姜本作"养脾气"。

[2]少津液:《新修》、森本并作"少津"。

[3]令:孙本同。森本、《新修》并无。

【译文】　大枣,味甘,性平。主治胸腹内有邪气,充实内脏使脾得以滋养,能佐助十二经脉,使胃气正常,九窍通达,其能弥补气虚阴虚,比如身体不健壮使人有严重的惊恐,四肢沉重者;能调和缓和多种药物的药性。长期服用使身体轻巧,寿命延长。叶子,反而像麻黄一样,能使人出汗。生长在旷野的平原,水草丛杂的地方。

【药物基源】　本品为鼠李科植物枣 *Ziziphus jujuba* Mill. 的干燥成熟果实。秋季果实成熟时采收,晒干。

【附方】

1.调和胃气:以干枣去核,缓火逼燥为末。量多少入少生姜末,白汤点服。调和胃气甚良。

2.反胃吐食:大枣一枚去核,用斑蝥一枚去头翅,入在内,煨熟去蝥,空心食之,白汤下良。

3.伤寒热病后,口干咽痛,喜唾:大枣二十枚,乌梅十枚,捣入蜜丸。

4.妇人脏燥,悲伤欲哭,象若神灵,数欠者,大枣汤主之:大枣十枚,小麦一升,甘草二两,每服一两,水煎服之。亦补脾气。

5.烦闷不眠:大枣十四枚,葱白七茎,水三升,煮一升,顿服。

6.上气咳嗽,治伤中筋脉急,上气咳嗽者:用枣二十枚去核,以酥四两微火煎,入枣肉中泣尽酥,取收之。常含一枚,微微咽之取瘥。

7.久服香身:用大枣肉和桂心、白瓜仁、松树皮为丸,久服之。

葡萄

【原文】 味甘,平。主筋骨湿痹。益气倍力,强志①,令人肥健,耐[1]饥,忍②风[2]寒。久食[3]轻身,不老延年。可作酒。生山谷。

【校勘】

[1]耐:《艺文类聚》作"少"。

[2]风:莫本无。

[3]食:《新修》作"入"。

【注释】

①强志:使记忆力增强。

②忍:克制,抑制,引申为"去除"。

【译文】 葡萄,味甘,性平。主治湿邪痹阻于筋骨;能增添气使力倍增;使记忆力强;使人肥胖壮健,去除饥饿;能去除风寒之邪。长期服用使身体轻巧而不衰老,且寿命延长。可酿作酒。生长在山的土石而有水源的地方。

【药物基源】 本品为葡萄科葡萄属植物葡萄 *Vitis vinifera* L. 的果实。夏末秋初果熟时采收,阴干。

【附方】

1.除烦止渴:生葡萄捣滤取汁,以瓦器熬稠,入熟蜜少许同收。点汤饮甚良。

2.热淋涩痛:葡萄(捣取自然汁)、生藕(捣取自然汁)、生地黄(捣取自然汁)、白沙蜜各五合。每服一盏,石器温服。

3.胎上冲心:葡萄,煎汤饮之,即下。

蓬藟

【原文】 味酸[1],平。主安五脏,益精气,长阴①令坚,强志倍力,有子。久服轻身不老。一名覆盆[2]。生平泽。

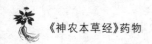

【校勘】

[1]味酸:《证类大全》作"味酸咸"。

[2]盆:《新修》作"瓮"。

【注释】

①阴:阴器,此指阴茎。

【译文】 蓬虆,味酸,性平。其主要是能充实五脏,增加精气而使阴器长硬,使人的记忆力加强,力气倍增,并使人生孩子。长期服用使身体轻巧且不衰老。一个名字叫覆盆。生长于平原水泽中。

【药物基源】 本品为蔷薇科植物华东覆盆子 *Rubus chingii* Hu 的干燥果实。夏初果实已饱满而尚呈绿色时采摘,除净梗叶,用沸水浸 1~2 分钟后,置烈日下晒干。

【附方】

1.长发不落:蓬虆子榨油,日涂之。

2.宜肾壮阳,止泄精:覆盆子、韭子为末酒服,止虚劳梦泄,亦醋煮丸服。

3 臁疮溃烂:覆盆叶为末。用酸浆水洗后掺之,日一次,以愈为度。

鸡头实

【原文】 味甘,平。主湿痹腰脊膝痛。补中,除暴疾,益精气,强志,令耳目聪明。久服轻身不饥,耐老神仙。一名鴈①喙食。生池泽。

【注释】

①鴈:同"雁"。

【译文】 鸡头实,味甘,性平。主治湿邪痹阻腰脊膝而有疼痛,补助内脏以除烈疾。其能增添精气以使记忆力增强,使耳朵听力敏锐,眼睛明亮。长期服用则身体轻巧,去除衰老如神仙。一个名字叫雁喙食。生长在水塘或水汇聚处。

【药物基源】 本品为睡莲科植物芡 *Euryale ferox* Salisb. 的干燥成熟种仁。秋末冬初采收成熟果实,除去果皮,取出种子,洗净,再除去硬壳(外种皮),晒干。

【附方】

1.益精气,强志意,利耳目:鸡头实三合(煮熟去壳),粳米一合煮粥,日日空心食。

2.思虑、色欲过度,损伤心气,小便数,遗精:秋石、白茯苓、芡实、莲肉各二两,为末,蒸枣和丸梧桐子大。每服三十丸,空心盐汤送下。

3.尿浊:芡实粉、白茯苓粉,黄蜡化蜜和,丸梧桐子大。每服百丸,盐汤下。

胡麻

【原文】 味甘,平。主伤中虚羸。补五内[1],益气力,长肌肉,填髓脑。久服轻身不老。一名巨胜,生川泽。叶名青蘘。青蘘,味甘,寒。主五脏邪气,风寒湿痹,益气,补脑髓[2],坚筋骨。久服耳目聪明,不饥不老增寿,巨胜苗也。

【校勘】

[1]内:《御览》作“脏”。

[2]髓:《本草品汇精要》(后文简称《品汇》)作“体”。

【译文】 胡麻,味甘,性平。主治劳伤身体虚弱消瘦而疲乏,其能补助五脏,使气力增加,肌肉丰满,填补髓脑。长期服用使身体轻巧而不衰老。一个名字叫巨胜,生长在平地水草丛杂的地方,它的叶片叫青蘘。青蘘,味甘,性寒。主治风寒湿邪气痹阻于五脏;益气力,填补脑髓,使筋骨坚固。长期服用能使耳朵听力灵敏,眼睛视物清楚,没有饥饿感,不衰老而且能增加寿命的是巨胜苗。

【药物基源】 本品为脂麻科植物脂麻 *Sesamum indicum* L. 的干燥成熟种子。秋季果实成熟时采割植株,晒干,打下种子,除去杂质,再晒干。

【附方】

1.病中风后步履不正,语言謇涩:胡麻子炒食,不拘时量。

2.胡麻子生嚼涂小儿头疮,煎汤浴恶疮、妇人阴疮。

麻蕡

【原文】 味辛,平。主五劳七伤。利五脏,下血寒[1]气,多食令见鬼,狂走。久服通神明轻身。一名麻勃。麻子,味甘,平。主补中益气。久服肥健,不老神仙。生川谷。

【校勘】

[1]寒:《御览》无。

【译文】 麻蕡,味辛,性平。主治五劳七伤,使五脏调和,能解除血中寒邪气。吃多了则会中毒,使人像看见鬼一样而发狂奔跑。长期服用使神明通晓,身体轻巧。一个名字叫麻勃。麻子,味甘,性平。主要是能补中益气;长期服用使人肥健而不衰老如神仙。生长在两山之间的高坡土地而有水源的地方。

【药物基源】 本品为桑科大麻属植物大麻 *Cannabis satia* L. 的雌花序及幼嫩果序。夏季采收,鲜用或晒干。

【附方】

1. 瘰初起:七月七日麻花、五月五日艾叶,等分,作炷,灸之百壮。

2. 金疮内漏:麻勃一两,蒲黄二两,为末。酒服一钱匕,日三,夜一。

3. 风病麻木:麻花四两,草乌一两,炒存性为末,炼蜜调成膏。每服三分,白汤调下。

冬葵子

【原文】 味甘,寒[1]。主五脏六腑寒热,羸瘦。五癃[2],利小便。久服坚骨,长肌肉,轻身延年。

【校勘】

[1]寒:姜本其下有"滑"字。

[2]五癃:《千金要方》作"破五淋"。

【译文】 冬葵子,味甘,性寒。主治五脏六腑寒热之邪,有发冷发烧,身体消瘦;治五种淋证,使小便通利。长期服用使骨骼坚固,肌肉增长丰满,身体轻巧,寿命延长。

【药物基源】 本品为锦葵科锦葵属植物冬葵 *Malva verticillata* L. 的种子。夏、秋二季种子成熟时采收。除去杂质,阴干,生用或捣碎用。

【附方】

1. 大便不通,十日至一月者:冬葵子三升,水四升,煮取一升服。不瘥更作。(《肘后备急方》,后文简称《肘后方》)

2. 关格胀满,大小便不通,欲死者:用葵子二升,水四升,煮取一升,纳猪脂一丸如鸡子,顿服。(《肘后方》)用葵子为末,猪脂和丸梧子大。每服五十丸,效止。(《千金要方》)

3. 小便血淋:葵子一升,水三升,煮汁,日三服。(《千金要方》)

4. 妊娠患淋、妊娠下血:冬葵子一升,水三升,煮二升,分服。(《千金要方》)

5. 产后淋沥不通:用葵子一合,朴硝八分,水二升,煎八合,下硝服之。(《集验方》)

6. 妊娠水肿身重,小便不利,洒淅恶寒,起即头眩:用葵子、茯苓各三两。为

散。饮服方寸匕,日三服,小便利则愈。若转胞者,加发灰,神效。(《金匮要略》)

7. 生产困闷:冬葵子一合,捣破。水二升,煮汁半升,顿服,少时便产。昔有人如此服之,登厕,立扑儿于厕中也。(《食疗本草》)

8. 倒生口噤:冬葵子炒黄为末。酒服二钱匕,效。(《胎产书》)

9. 胎死腹中:葵子为末,酒服方寸匕。若口噤不开者,灌之,药下即苏。(《千金要方》)

10. 胞衣不下:冬葵子一合,牛膝一两,水二升,煎一升服。(《千金要方》)

11. 血痢产痢:冬葵子为末。每服二钱,入蜡茶一钱,沸汤调服,日三。(《太平圣惠方》,后文简称《圣惠方》)

12. 疟疾邪热:冬葵子阴干为末,酒服二钱。午日取花挼手,亦去疟。(《圣惠方》)

13. 痈肿无头:孟诜曰:三日后,取葵子二百粒,水吞之,当日即开也。《经验后方》云:只吞一粒即破。如吞两粒,则有两头也。

14. 便毒初起:冬葵子末,酒服二钱。(《儒门事亲》)

15. 面上疱疮:冬葵子、柏子仁、茯苓、瓜瓣各一两,为末。食后酒服方寸匕,日三服。(陶隐居方)

16. 解蜀椒毒:冬葵子煮汁饮之。(《千金要方》)

17. 伤寒劳复:葵子二升,粱米一升,煮粥食,取汗立安。(《圣惠方》)

苋实

【原文】 味甘,寒。主青盲明目。除邪,利大小便,去寒热。久服益气力,不饥轻身。一名马苋。生川泽。

【译文】 苋实,味甘,性寒。主治青光眼,能使眼睛见光明,以祛除邪气;使大小便通利,能消除发冷发热。长期服用增添气力,使其没有饥饿感且身体轻巧。一个名字叫马苋。生长在平地河流周边水草丛杂的地方。

【药物基源】 本品为苋科植物苋 *Amaranthus tricolor* L. 的种子。秋季采收地上部分,晒干后搓揉脱下种子,扬净,晒干。

【附方】

1. 利大小便:苋实为末半两,分二服,新汲水下。

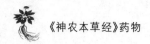

白瓜子

【原文】 味甘,平。主令人悦泽,好颜色,益气不饥。久服轻身耐老。一名水芝。生平泽。

【译文】 白瓜子,味甘,性平。主要能使面部美丽光亮润泽;益气而没有饥饿感。长期服用使身体轻巧,衰老减慢。一个名字叫水芝。生长在平原水草丛杂的地方。

【药物基源】 本品为葫芦科植物冬瓜 *Benincasa hispida*(Thunb.)Cogn. 的干燥种子。食用冬瓜时,洗净,取果实,晒干。

【附方】

1. 悦泽面容:白瓜仁五两,桃花四两,白杨皮二两,为末。食后饮服方寸匕,日三服。欲白加瓜仁,欲红加桃花。三十日面白,五十日手足俱白。一方有橘皮,无杨皮。(《肘后方》)

2. 多年损伤,不瘥者:白瓜子末,温酒服之。(《孙真人千金方》)

3. 消渴不止,小便多:用干冬瓜子、麦门冬、黄连各二两,水煎饮之。冬瓜苗叶俱治消渴,不拘新干。(《摘玄方》)

4. 男子白浊、女子白带:陈冬瓜仁炒为末,每空心米饮服五钱。(《救急易方》)

苦菜

【原文】 味苦,寒。主五脏邪气,厌谷胃痹。久服[1]安心益气,聪察少卧①,轻身耐老。一名荼草[2],一名选。生川谷。

【校勘】

[1]服:《神农黄帝食禁》《千金要方》并作"食"。

[2]草:《尔雅·释草》《千金翼方》并作"苦"。

【注释】

①卧:睡眠。

【译文】 苦菜,味苦,性寒。主治五脏有邪之气,使人食欲不振,这是胃内闭塞不通。长期服用使人心中安宁,气力增加,听觉灵敏,看得清楚明白,使人少睡眠,身体轻巧,衰老减慢。一名荼草,一个名字叫选。生长在两山之间的土地而有水源的地方。

【药物基源】 本品为菊科植物苦苣菜 Sonchus oleraceus L. 的全草,以全草入药。春夏秋均可采收,鲜用或晒干。

【附方】

1. 血淋尿血:苦荬菜一把,酒、水各半,煎服。

2. 血脉不调:苦荬菜晒干,为末。每服二钱,温酒下。

3. 喉痹肿痛:野苦荬捣汁半盏,灯心以汤浸,捻汁半盏,和匀服。

4. 对口恶疮:野苦荬擂汁一钟,入姜汁一匙,和酒服,以渣敷,一二次即愈。

5. 中沙虱毒,沙虱在水中,人澡浴则着人身,钻入皮里。初得皮上正赤,如小豆、黍、粟,摩之痛如刺,三日后寒热发疮毒,若入骨杀人,岭南多此:即以茅叶刮去,以苦菜汁涂之,佳。

6. 壶蜂叮螫:苦荬汁涂之,良。

龙骨

【原文】 味甘,平。主心腹鬼疰[1]①,精物老魅,欬逆,泄痢脓血,女子漏下,癥瘕坚结,小儿热气惊痫。龙齿,主小儿、大人惊痫,癫疾狂走,心下②结气,不能喘息,诸痉[2]。杀精物。久服轻身,通神明,延年。生川谷。

【校勘】

[1]疰:《新修》、孙本、森本并作“注”。

[2]痉:《新修》作“痓”。

【注释】

①鬼疰:《诸病源候论·鬼注候》云:“人有先天他病,忽被鬼排击,当时或心腹痛,或闷绝倒地,如中恶之类……得之差之后,余气不歇,停住积久,有时有发动,连滞停住,乃至于死,死后注易傍人,故谓之鬼注。”

②心下:胃也。

【译文】 龙骨,味甘,性平。主治胸腹患鬼,是有妖精鬼魅,其表现为或皮肤犁动,游易无常,或胸腹刺痛,或体热皮肿;在妇人则不欲见人,如有对忤(晤),只是说笑,或时悲泣,或梦见已死去的人;咳嗽气逆;拉痢而有脓血;女子有如器皿漏样而有下血;癥瘕坚硬结聚;小儿被热邪伤而有惊风;癫痫。龙齿,主治小孩、大人惊痫,癫病及疯狂奔跑;胃脘部邪气结聚,使人不能喘息;治各种痉抽以杀死妖精。长期服用使身体轻巧,神志通达而明晓,使寿命延长。产于平坦的陆地、两山之间的高坡上。

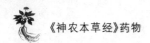

【药物基源】 本品为古代大型哺乳类动物象类、三趾马类、犀类、鹿类、牛类等的骨骼化石。（见附图53）

【附方】

1.好忘:龙骨、虎骨、远志各等分。上三味治下筛。食后服方寸匕,日二。久服聪明益智。

2.治产后虚汗不止:龙骨一两,麻黄根一两。上件药捣细罗为散。不计时候,以粥饮调下二钱。

3.治遗精白浊及滑泄、盗汗:三白丸,龙骨生用一两,牡蛎(火煅)一两,鹿角霜二两。上为细末酒煮面糊为丸,如梧子大,每服四十丸,空心食前盐水汤送下。

4.治遗溺淋沥:白龙骨、桑螵蛸等分为末,每盐汤服二钱。

5.治泄泻不止:龙骨、赭石脂各等分,俱火煅,研极细末,饭丸梧子大。大人用二钱,小儿用五分。用木瓜汤送下。亦治休息痢。

6.治热病后下痢,脓血不止,不能食:龙骨散,龙骨、黄连等分。上二味,捣罗为散。每服二钱,食前温米饮调下,日再。

7.治白滞痢:龙骨丸,龙骨一两半,干姜(炮)半两,附子(炮制去皮,脐)一两半。上三味,捣罗为末,醋煮面糊,丸如梧桐子大。食前米饮下十五丸。

8.治诸疮口脓水不干:白龙骨二分,寒水石三分,虢丹(水飞)一分。上为细末,干掺疮口,一料,以六分为率。

9.治金创出血:神仙止血方,龙骨一两,诃子一两,白石脂半两,苎麻叶半两。上为细末,水调服之。

10.治目卒生珠管:龙骨一两。上一味捣罗为散。每点少许珠管上,日三五次。

麝香

【原文】 味辛[1],温。主辟恶气,杀鬼精物,温疟①,蛊[2]毒,痫痓[3],去三虫。久服除邪[4],不梦寤魇寐②。生川谷。

【校勘】

[1]辛:卢本作"甘"。

[2]蛊:《香药抄》作"虫"。

[3]痓:卢本、森本并作"痉"。

[4]邪:卢本其下有"气"字。

【注释】

①温疟：疟疾的一个证型，其特点是先发热后发冷。

②梦寤魇寐：睡着了被噩梦惊醒。

【译文】 味辛，性温。主要能芟除不正之气；能杀死鬼精；温疟先发热后发冷；蛊毒；癫痫抽风；能祛除三虫（长虫、赤虫、蛲虫）。长期服用则能除掉病邪，使人睡着时不被噩梦惊醒。麝生活在两山之间的高坡土地而有水源的地方。

【药物基源】 本品为鹿科动物林麝 *Moschus berezovskii* Flerov、马麝 *Moschus sifanicus* Przewalski 或原麝 *Moschus moschiferus* Linnaeus 成熟雄体香囊中的干燥分泌物。野麝多在冬季至次春猎取，猎获后，割取香囊，阴干，习称"毛壳麝香"；剖开香囊，除去囊壳，习称"麝香仁"。家麝直接从其香囊中取出麝香仁，阴干或用干燥器密闭干燥。

【附方】

1. 中风不省：麝香二钱研末，入清油二两和匀，灌之，其人自苏也。

2. 中恶客忤，项强欲死：麝香少许，乳汁调，涂儿口中取效。醋调亦可。

3. 小儿惊啼，发歇不定：真麝香一字，清水调服，日三。

4. 小儿中水：单以麝香如大豆三枚，奶汁调，分三四服。

5. 破伤风水，毒肿痛不可忍：麝香末一字纳疮中，出尽脓水，便效。

6. 中恶霍乱：麝香一钱，醋半盏，调服。

7. 诸果成积，伤脾作胀，气急：用麝香一钱，生桂末一两。饭和，丸绿豆大。大人十五丸，小儿七丸，白汤下。盖"果得麝则落，木得桂即枯"故也。

8. 消渴饮水，因饮酒或食果实过度，虽能食而口渴饮水，数尿：以麝香当门子，酒相和作十余丸，枳椇子煎汤送下。盖麝香败酒坏果，枳椇亦败酒也。

9. 偏正头痛久不除者：晴明时，将发分开，用麝香五分，皂角末一钱，薄纸裹置患处。以布包炒盐于上熨之，冷则易。如此数次，永不再发。

10. 五种蛊毒：麝香、雄黄等分为末，以生羊肝如指大，以刀割开，裹药吞之。

11. 口内肉球有根如线五寸余，如钗股，吐出乃能食物，捻之则痛彻心者：麝香一钱研水服之，日三，自消。

12. 催生易产：麝香一钱，水研服，立下。治人弱难产，麝香一钱，盐豉一两，以旧青布裹之，烧红为末。以秤锤淬酒，服二钱即下。

13. 死胎不下：麝香（当门子）一枚，桂心末二钱，温酒服，即下。

14. 痔疮肿毒：麝香（当门子）、印城盐等分涂之。不过三次。

15. 虫咬成疮：蜜调麝香敷之。

16.山岚瘴气:水服麝香三分解之。

17.虫牙作痛:香油抹箸头,蘸麝香末。绵裹炙热咬之。换二三次,其虫即死,断根甚妙。

熊脂

【原文】 味甘,微寒[1]。主风痹不仁,筋急,五脏腹中积聚寒热。羸瘦,头疡[2]、白秃①、面皯、皰②。久服强志,不饥轻身。一名熊白。生山谷。

【校勘】

[1]微寒:《御览》《艺文类聚》作"微温"。

[2]头疡:姜本作"伤"。

【注释】

①白秃:《诸病源候论·白秃候》云:"头生疮,有虫,白痂,甚痒,其上发并秃落不生,故谓之白秃。"

②皰:《诸病源候论·面皰候》云:"面皰者,谓面上有风热气生皰,头如米大,亦如谷大,白色者是。"

【译文】 熊脂,味甘,性微寒。麻木不仁,筋脉挛急;五脏、腹中寒热积聚不散,消瘦疲乏;头部有溃疡、白秃、面部生黑斑及粉刺。长期服用使记忆力增强;没有饥饿感且身体轻巧。一个名字叫熊白。熊生活在高山的土石而有水源的地方。

【药物基源】 本品为熊科动物黑熊 *Selenarctos thibetanus* G. Cuvier 和棕熊 *Ursus arctos* Linnaeus 的脂肪油。以秋末冬初猎取者脂肪最为肥满,取出脂肪,熬炼去滓即得。

【附方】

1.令发长黑:熊脂、蔓荆子(末)等分和匀,醋调涂之。

2.发毛黄色:以熊脂涂发梳散,入床底,伏地一食顷,即出,便尽黑。不过用脂一升效。

3.白秃头癣:熊白敷之。

4.治数十年鹅掌风:熊油一两,瓦松三钱,轻粉一钱,樟脑一钱,各为末。先以甘草三钱,桂枝三钱煎汤洗之,烘干,以熊油调各末,搽而烘,一日三次。

白胶

【原文】 味甘,平。主伤中劳绝,腰痛,羸[1]瘦,补中益气。妇人血闭无子,止痛安胎。久服轻身延年。一名鹿角胶。

【校勘】

[1]羸:《御览》无。

【译文】 白胶,味甘,性平。主治身体极度劳伤,使人有腰痛、消瘦,其使内脏得以修补,气力增加;妇人月经闭止;不能生孩子;能够止痛,使胎儿安和。长期服用能使身体轻巧,寿命延长。一个名字叫鹿角胶。

【药物基源】 本品为鹿角经水煎煮、浓缩制成的固体胶,为扁方形块。黄棕色或红棕色,半透明,有的上部有黄白色泡沫层。质脆,易碎,断面光亮。气微,味微甜。

【附方】

1.虚劳尿精:白胶二两炙为末,酒二升,和,温服。

2.虚损尿血:白胶三两炙,水二升,煮一升四合,分再服。

阿胶

【原文】 味甘,平。主心腹内崩①,劳极洒洒②如疟[1]状,腰腹痛,四肢酸疼,女子下血,安胎。久服轻身益气。一名傅制胶。

【校勘】

[1]疟:《新修》作"瘕"。

【注释】

①崩:即败坏,虚损。

②洒洒:通"洗洗",寒貌。

【译文】 阿胶,味甘,性平。主治胸腹的脏器虚损,极度劳损如有凉水布散在身体上而发冷像发疟疾的样子,腰腹痛,四肢发酸而疼。能治女子有下部出血,能使胎儿安和。长期服用使身体轻巧,增加气力。一个名字叫傅制胶。

【药物基源】 本品为马科动物驴 *Equus asinm* L.的皮经煎煮、浓缩制成的固体胶。驴皮全年均可采收,一般在10月至翌年5月为阿胶生产季节。将驴皮漂泡,去毛,切成小块,再漂泡洗净,分次水煎,滤过,合并滤液,用文火浓缩(可分别加入适量的黄酒、冰糖和豆油)至稠膏状,冷凝,切块,阴干。经漂泡去

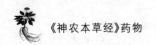

毛后熬制成胶块。

【附方】

1.瘫缓偏风:治瘫缓风及诸风,手脚不遂,腰脚无力者。驴皮胶微炙熟。先煮葱豉粥一升,别贮。又以水一升,煮香豉二合,去滓入胶,更煮七沸,胶烊如饧,顿服之。及暖,吃葱豉粥,如此三四剂即止。若冷吃粥,令人呕逆。

2.肺风喘促:涎潮眼窜。用透明阿胶切炒,以紫苏、乌梅肉(焙研)等分,水煎服之。

3.老人虚秘:阿胶(炒)二钱,葱白三根。水煎化,入蜜二匙,温服。

4.胞转淋漓:阿胶三两,水二升,煮七合,温服。

5.赤白痢疾:黄连阿胶丸,治肠胃气虚,冷热不调,下痢赤白,里急后重,腹痛口渴,小便不利。用阿胶(炒过,水化成膏)一两,黄连三两,茯苓二两,为末,捣丸梧子大。每服五十丸,粟米汤下,日三服。

6.吐血不止:阿胶(炒)二两,蒲黄六合,生地黄三升,水五升,煮三升,分三服。

7.肺损呕血并开胃:用阿胶(炒)三钱,木香一钱,糯米一合半,为末。每服一钱,百沸汤点服,日一。

8.大衄不止,口耳俱出:用阿胶(炙)半两,蒲黄一两。每服二钱,水一盏,入生地黄汁一合,煎至六分,温服。

9.月水不调:阿胶一钱,蛤粉炒成珠,研末,热酒服即安。一方入辰砂末半钱。

10.月水不止:阿胶炒焦为末,酒服二钱。

11.妊娠尿血:阿胶炒黄为末,食前粥饮下二钱。

12.妊娠血痢:阿胶二两,酒一升半,煮一升,顿服。

13.妊娠下血不止:阿胶三两炙为末,酒一升半煎化,一服即愈。又方:用阿胶末二两,生地黄半斤捣汁,入清酒三升,绞汁分三服。

14.妊娠胎动:阿胶(炙研)二两,香豉一升,葱一升,水三升,煮二物取一升,入胶化服。胶艾汤:用阿胶(炒)二两,熟艾叶二两,葱白一升。水四升,煮一升半,分温两服。

15.产后虚闭:阿胶(炒)、枳壳(炒)各一两,滑石二钱半。为末,蜜丸梧桐子大。每服五十丸,温水下。未通,再服。

16.久嗽经年:阿胶(炒)、人参各二两,为末。每用三钱,豉汤一盏,葱白少许,煎服,日三次。

石蜜

【原文】 石[1]蜜,味甘,平。主心腹邪气,诸惊痫痓。安五脏,诸不足,益气补中,止痛解毒[2],除众病,和百药。久服强志,轻身不饥不老。一名石饴。生山谷。

【校勘】

[1]石:《北堂书钞》作"食"。

[2]止痛解毒:《千金要方》作"止腹痛,解诸药毒"。

【译文】 石蜜,味甘,性平。主治胸腹有邪气引起的惊恐、痫、抽风的病;充实到不健壮的五脏,益气力,修补内脏;止痛解毒以祛除许多种病,又能调和许多药物的药性及和(huò)药使之粘在一起。长期服用能使记忆力加强,身体轻巧,没有饥饿感,且不衰老。一个名字叫石饴。产于大山岩石缝间(或坑穴)。

【药物基源】 石蜜为岩蜂(野蜜蜂)所酿蜜。又称岩蜜、崖蜜。今取家蜂所酿蜜。

【附方】

1.大便不通:蜜合煎方,外用,塞谷道。

2.噎下不食:石蜜含,微微咽下。

3.产后口渴:石蜜,熟水调服。

4.诸鱼骨鲠:石蜜含,微微咽下。

蜂子

【原文】 味甘,平。主风头[1],除蛊毒,补虚羸伤中。久服令人光泽,好颜色,不老。大黄蜂子,主心腹胀满痛,轻身益气。土蜂子,主痈肿。一名蜚零。生山谷。

【校勘】

[1]风头:姜本作"头疯"。头风有两种解释:一种是头痛的一种类型,其表现为头痛反复发作,且剧。另一种是头部感受风邪的总称,包括头痛、口眼歪斜、眩晕等。

【译文】 蜂子,味甘,性平。主风邪袭击头部而剧痛;能祛除蛊毒;能修补虚损消瘦而内脏损伤。长期服用使人荣光焕发而滋润,面容艳丽而不衰老。大黄蜂子,主治胸腹部胀闷疼痛;能使身体轻巧,气力增加。土蜂子,主治痈肿。

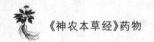

一个名字叫蜚零。产于大山岩石的缝间（或坑穴）。

【药物基源】 土蜂子为土蜂科土蜂属动物赤纹土蜂 *Scolia vittifrons* Sau. 和胡蜂科黄胡蜂属动物环黄胡蜂 *Vespula koreensisorbata* Buysson 的未成熟幼虫。在养蜂季节从蜂巢中取出幼虫。

【附方】

1. 雀斑面疱：七月七日取露蜂子，于漆碗中水酒浸过，滤汁，调胡粉敷之。

2. 大风疠疾，须眉堕落，皮肉已烂成疮者：用蜜蜂子、胡蜂子、黄蜂子（并炒）各一分，白花蛇、乌蛇（并酒浸，去皮、骨，炙干）、全蝎（去土，炒）、白僵蚕（炒）各一两，地龙（去土，炒）半两，蝎虎（全者，炒）、赤足蜈蚣（全者，炒）各十五枚，丹砂一两，雄黄（醋熬）一分，龙脑半钱，上为末。每服一钱匕，温蜜汤调下，日三五服。

蜜蜡

【原文】 味甘，微温。主下痢脓血，补中，续绝伤，金疮[1]，益气，不饥，耐老。生山谷。

【校勘】

[1]疮：森本、孙本并作"创"。

【译文】 蜜蜡，味甘，性微温。主治下痢脓血，添补内脏，以续补极度损伤；能治金属创伤；增添气力，使人没有饥饿感，衰老减慢。产于大山岩石的缝间（或坑穴）。

【药物基源】 本品为蜜蜂科动物中华蜜蜂 *Apis cerana* Fabr. 等分泌的蜡质，经人工精制而成的块状物，又名黄蜡。

【附方】

1. 仲景调气饮：治赤白痢，少腹疼痛不可忍，下重，或面青手足俱变者。用黄蜡三钱，阿胶三钱，同熔化，入黄连末五钱，搅匀，分三次热服，神妙。

2. 治热痢，及妇人产后下痢：胶蜡汤。用蜡二棋子大，阿胶二钱，当归二钱半，黄连三钱，黄柏一钱，陈廪米半升，水三升，煮米至一升，去米入药，煎至一钟，温服神效。

3. 急心疼痛：用黄蜡灯上烧化，丸芡子大，百草霜为衣。井水下三丸。

4. 肺虚咳嗽：立效丸，治肺虚膈热，咳嗽气急烦满，咽干燥渴，欲饮冷水，体倦肌瘦，发热减食，喉音嘶不出。黄蜡（熔滤令净，浆水煮过）八两，再化作一百二十丸，以蛤粉四两为衣养药。每服一丸，胡桃半个，细嚼温水下，即卧，闭口不语，日二。

5. 肝虚雀目：黄蜡不以多少，熔汁取出，入蛤粉相和得所。每用刀子切下二钱,以猪肝二两批开,掺药在内,麻绳扎定。水一碗,同入铫子内煮熟,取出乘热蒸眼。至温,并肝食之,日二,以平安为度,其效如神。

6.头风掣疼:湖南押衙颜思退传方,用蜡二斤,盐半斤相和,于铜锅中熔令相入,捏作一兜鍪,势可合脑大小。搭头至额,其痛立止也。

7.脚上转筋:用蜡半斤销之,涂旧绢帛上,随患大小阔狭,乘热缠脚,须当脚心,便着袜裹之,冷即易。仍贴两手心。

8.暴风身冷、风毒惊悸:暴风,通身冰冷如瘫痪者。用上方法,随所患大小阔狭摊贴,并裹手足心。

9.破伤风湿如疟者:以黄蜡一块,热酒化开服,立效。与玉真散对用,尤妙。

10.代指疼痛:以蜡、松胶相和,火炙笼指,即瘥。

11.脚上冻疮:浓煎黄蜡涂之。

12.狐尿刺人肿痛:用热蜡着疮,并烟熏之,令汁出即愈。

13.犬咬疮发:以蜡炙熔,灌入疮中。

14.蛇毒螫伤:以竹筒合疮上,熔蜡灌之,效。

15.汤火伤疮:焮赤疼痛,毒腐成脓。用此拔热毒,止疼痛,敛疮口。用麻油四两,当归一两,煎焦去滓。入黄蜡一两,搅化放冷,摊帛贴之,神效。

16.臁胫烂疮:用桃、柳、槐、椿、楝五枝,同荆芥煎汤,洗拭净。以生黄蜡摊油纸上,随疮大小贴十层,以帛拴定。三日一洗,除去一层不用,一月痊愈。

17.妊娠胎漏:黄蜡一两,老酒一碗,熔化热服,顷刻即止。

18.呃逆不止:黄蜡烧烟熏,二三次即止。

19.霍乱吐利:蜡一弹丸,热酒一升化服,即止。

20.诸般疮毒,臁疮、金疮、汤火等疮:用黄蜡一两,香油二两,黄丹半两,同化开,顿冷,瓶收。摊贴。

牡蛎

【原文】 味咸,平。主伤寒寒热,温疟洒洒,惊、恚怒气。除拘缓,鼠瘘①,女子带下赤白。久服强骨节,杀邪鬼[1],延年。一名蛎蛤。生池泽。

【校勘】

[1]鬼:卢本、孙本并作"气"。

【注释】

①鼠瘘:即瘰疬,今称之淋巴结核。

【译文】 牡蛎,味咸,性平。主治被寒邪伤有发冷发热;温疟先发热后发冷如凉水布散在身上一样;惊恐,愤怒;消除拘急使之和缓;瘰疬;女子带下有红白颜色挟杂。长期服用使骨节强壮,能杀死妖鬼,使寿命增加。一个名字叫蛎蛤。生活在湖泊、大海中。

【药物基源】　本品为牡蛎科动物长牡蛎 *Ostrea gigas* Thunberg、大连湾牡蛎 *Ostrea talienwhanensis* Crosse 或近江牡蛎 *Ostrea rivularis* Gould 的贝壳。全年均可捕捞,去肉,洗净,晒干。

【附方】

1. 心脾气痛,气实有痰者:牡蛎煅粉,酒服二钱。

2. 疟疾寒热:牡蛎粉、杜仲等分为末,蜜丸梧子大。每服五十丸,温水下。

3. 气虚盗汗:上方为末。每酒服方寸匕。

4. 虚劳盗汗:牡蛎粉、麻黄根、黄芪等分,为末。每服二钱,水一盏,煎七分,温服,日一。

5. 产后盗汗:牡蛎粉、麦麸(炒黄)等分。每服一钱,用猪肉汁调下。

6. 消渴饮水:腊日或端午日,用黄泥固济牡蛎,煅赤研末。每服一钱,用活鲫鱼煎汤调下。只二三服即愈。

7. 百合变渴:伤寒传成百合病,如寒无寒,如热无热,欲卧不卧,欲行不行,欲食不食,口苦,小便赤色,得药则吐利,变成渴疾,久不瘥者。用牡蛎(熬)二两,栝楼根二两,为细末。每服方寸匕,用米饮调下,日三服取效。

8. 病后常衄,小劳即作:牡蛎十分,石膏五分,为末。酒服方寸匕(亦可蜜丸),日三服。

9. 小便淋沥,服血药不效者:用牡蛎粉、黄柏(炒)等分为末。每服一钱,小茴香汤下,取效。

10. 小便数多:牡蛎五两,烧灰,童便三升,煎二升,分三服。神效。

11. 梦遗便溏:牡蛎粉,醋糊丸梧子大。每服三十丸,米饮下,日二服。

12. 水病囊肿:牡蛎(煅)粉二两,干姜(炮)一两。研末,冷水调糊扫上。须臾囊热如火,干则再上。小便利即愈。一方,用葱汁、白面同调。小儿不用干姜。

13. 月水不止:牡蛎煅研,米醋揉成团,再煅研末。以米醋调艾叶末熬膏,丸梧子大。每醋艾汤下四五十丸。

14. 金疮出血:牡蛎粉敷之。

15. 破伤湿气,口噤强直:用牡蛎粉,酒服二钱,仍外敷之,取效。

16. 发背初起:牡蛎粉灰,以鸡子白和,涂四围,频上取效。

17. 痈肿未成,用此拔毒:水调牡蛎粉末涂之。干更上。

18. 男女瘰疬:牡蛎(煅,研)末四两,玄参末三两,面糊丸梧子大。每服三十丸,酒下,日三服。服尽除根。初虞世云:瘰疬不拘已破未破。用牡蛎四两,甘草一两,为末。每食后,用腊茶汤调服一钱。其效如神。

19.甲疽溃痛:胬肉裹趾甲,脓血不瘥者。用牡蛎头厚处,生研为末。每服二钱,红花煎酒调下,日三服。仍用敷之,取效。

20.面色黧黑:牡蛎粉研末,蜜丸梧子大。每服三十丸,白汤下,日一服。并炙其肉食之。

龟甲

【原文】　味咸[1],平。主漏①下赤白,破癥瘕,痎疟②,五痔,阴蚀,湿痹,四肢重弱,小儿囟不合。久服轻身,不饥。一名神屋。生池泽。

【校勘】

[1]咸:卢本、莫本并作"酸";姜本作"甘"。

【注释】

①漏:孔穴;缝隙;泄漏。此处引申为妇人阴门。

②痎疟:为间日疟或三日疟。

【译文】　龟甲,味咸,性平。主治从阴门漏下败烂之物或漏下经血色红或淡;能攻克癥瘕;休作有时的疟疾;五种痔;女子阴部溃疡;湿痹;四肢极度弯曲柔软无力,小儿囟门不能闭合。长期服用则身体轻巧,没有饥饿感。一个名字叫神屋。生活在湖泊、大海中。

【药物基源】　本品为龟科动物乌龟 *Chinemys reevesii* (Gray)的背甲及腹甲。全年均可捕捉,以秋、冬二季为多,捕捉后杀死,或用沸水烫死,剥取背甲和腹甲,除去残肉,晒干。

【附方】

1.阴虚火旺:龟下甲(酒炙)、熟地黄(九蒸九晒)各六两,黄柏(盐水浸炒)、知母(酒炒)各四两,石器为末,以猪脊髓和,丸梧子大。每服百丸,空心温酒下。一方:去地黄,加五味子(炒)一两。

2.疟疾不止:龟甲烧存性,研末。酒服方寸匕。

3.抑结不散:用龟下甲(酒炙)五两,侧柏叶(炒)一两半,香附(童便浸,炒)三两,为末,酒糊丸梧子大。每空心温酒服一百丸。

4.胎产下痢:用龟甲一枚,醋炙为末。米饮服一钱,日二。

5.难产催生:龟甲烧末,酒服方寸匕。治产三五日不下,垂死,及矮小女子交骨不开者。用干龟壳一个(酥炙),妇人头发一握(烧灰),川芎、当归各一两。

每服秤七钱,水煎服。如人行五里许,再一服。生胎、死胎俱下。

6.肿毒初起、妇人乳毒:败龟甲一枚,烧研,酒服四钱。

7.小儿头疮、妇人乳毒、口吻生疮:龟甲烧灰敷之。

8.臁疮朽臭:生龟一枚取壳,醋炙黄,更煅存性,出火气,入轻粉、麝香。葱汤洗净,搽敷之。

9.人咬伤疮:龟甲骨、鳖肚骨各一片,烧研,油调搽之。

10.猪咬成疮:龟甲烧研,香油调搽之。

桑螵蛸

【原文】 味咸,平。主伤中,疝瘕阴痿,益精生子,女子血闭腰痛。通五淋,利小便水道。一名蚀肬。生桑枝上,採蒸之。

【译文】 桑螵蛸,味咸,性平。主治内脏损伤;疝瘕,阴痿不举;增添阴精,使人能生孩子;女子血脉不通而腰痛,使劳淋、气淋、热淋、石淋、血淋五种淋证顺畅,利小便以疏导水液。一个名字叫蚀肬。生长在桑枝上,采后要略蒸一下它。

【药物基源】 本品为螳螂科昆虫大刀螂 *Tenodera sinensis* Saussure、小刀螂 *Statilia maculata*(Thunberg)或巨斧螳螂 *Hierodula patellifera*(Serville)的干燥卵鞘。以上三种分别习称"团螵蛸""长螵蛸"及"黑螵蛸"。深秋至次春收集,除去杂质,蒸至虫卵死后,干燥。(见附图54)

【附方】

1.遗精白浊,盗汗虚劳:桑螵蛸(炙)、白龙骨等分,为细末。每服二钱,空心用盐汤送下。

2.小便不通:桑螵蛸(炙黄)三十枚,黄芩二两,水煎。分二服。

3.妇人胞转,小便不通:用桑螵蛸炙为末,饮服方寸匕,日三。

4.妇人遗尿:桑螵蛸酒炒为末,姜汤服二钱。

5.妊娠遗尿不禁:桑螵蛸十二枚,为末。分二服,米饮下。

6.产后遗尿或尿数:桑螵蛸(炙)半两,龙骨一两,为末。每米饮服二钱。

7.咽喉肿塞:桑螵蛸一两(烧灰),马屁勃半两,研匀,蜜丸梧子大。煎犀角汤,每服三五丸。

8.咽喉骨哽:桑螵蛸醋煎,呷之。

9.底耳疼痛:桑螵蛸一个(烧存性),麝香一字,研末。每用半字,掺入,神效。有脓先缴净。

10.小儿软疖:桑螵蛸烧存性,研末,油调敷之。

《神农本草经》卷三
中品

雄黄

【原文】 味苦,平。主寒热鼠瘘、恶疮、疽[1]、痔、死肌;杀精物恶鬼邪气;百虫毒;胜五兵。錬①食之,轻身神仙。一名黄金石。生山谷。

【校勘】

[1]疽:《新修》讹作"疸"。

【注释】

①錬:水煮。

【译文】 雄黄,味苦,性平。主治寒热之邪成鼠瘘、恶疮、疽、痔等的肌肉坏死;能杀死妖精鬼魅及多种虫之毒,其功胜于五种兵器。服食水煮的雄黄,能使身体轻巧灵便如神仙。一个名字叫黄金石。产生山中深的坑穴中。

【药物基源】 本品为硫化物类矿物雄黄族雄黄,主含二硫化二砷(As_2S_2)。采挖后,除去杂质,或由低品位矿石浮选生产的精矿粉。(见附图55)

【附方】

1. 猝中邪魔:雄黄末,吹鼻中。

2. 鬼击成病,血漏腹中,烦满欲绝:雄黄粉酒服一刀圭,日三服,化血为水也。

3. 女人病邪,女人与邪物交通,独言独笑,悲思恍惚者:雄黄一两,松脂二两,溶化,以虎爪搅之,丸如弹子。夜烧于笼中,令女坐其上,以被蒙之,露头在外,不过三剂自断。仍以雄黄、人参、防风、五味子等分为末,每旦井水服方寸

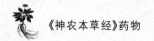

匕，取愈。

4.小儿诸痫：雄黄、朱砂等分，为末。每服一钱，猪心血入齑水调下。

5.骨蒸发热：雄黄末一两，入小便一升，研如粉。乃取黄理石一枚（方圆一尺者），炭火烧之三食顷，浓淋汁于石上。置薄毡于上，患人脱衣坐之，衣被围住，勿令泄气，三五度即瘥。

6.伤寒咳逆，服药无效：雄黄二钱。酒一盏，煎七分，乘热嗅其气，即止。

7.伤寒狐惑，虫蚀下部，痛痒不止：雄黄半两，烧于瓶中，熏其下部。

8.偏头风病：至灵散：用雄黄、细辛等分，为末。每以一字吹鼻，左痛吹右，右痛吹左。

9.五尸注病，发则痛变无常，昏恍沉重，缠结脏腑，上冲心胁，即身中尸鬼接引为害：雄黄、大蒜各一两，杵丸弹子大。每热酒服一丸。

10.腹胁痞块：雄黄一两，白矾一两，为末，面糊调膏摊贴，即见功效。未效，再贴。

11.胁下痃癖及伤饮食：煮黄丸，用雄黄一两，巴豆五钱。同研，入白面二两，滴水为丸梧子大。每服二十四丸，浆水煮三十沸，入冷浆水沉冷吞下，以利为度，如神。

12.饮酒成癖：酒症丸，治饮酒过度，头旋恶心呕吐，及酒积停于胃间，遇饮即吐，久而成癖。雄黄（皂角子大）六个，巴豆（连皮油）十五个，蝎梢十五个。同研，入白面五两半，滴水丸豌豆大，将干，入麸内炒香。将一粒放水试之，浮则取起收之。每服二丸，温酒下。

13.发症饮油，有饮油五升以来方快者，不尔则病，此是发入于胃，气血裹之，化为虫也：雄黄半两为末，水调服之，虫自出。

14.癥瘕积聚，去三尸，益气延年却老：雄黄二两为末，水飞九度，入新竹筒内，以蒸饼一块塞口，蒸七度，用好粉脂一两，和丸绿豆大。每服七丸，酒下，日三服。

15.小腹痛满，不得小便：雄黄末，蜜丸，塞阴孔中。

16.阴肿如斗，痛不可忍：雄黄、矾石各二两，甘草一尺。水五升，煮二升，浸之。

17.中饮食毒：雄黄、青黛等分，为末。每服二钱，新汲水下。

18.虫毒蛊毒：雄黄、生矾等分。端午日研化，蜡丸梧子大。每服七丸，熟水下。

19.结阴便血：雄黄不拘多少，入枣内，线系定，煎汤。用铅一两化汁，倾入汤内同煮，自早至晚，不住添沸汤，取出为末，共枣杵和丸梧子大。每服三十丸，煎黑铅汤空心下,只三服止。

20.暑毒泄痢,中风舌强:正舌散,用雄黄、荆芥穗等分,为末。豆淋酒服二钱。

21.破伤中风:雄黄、白芷等分,为末。酒煎灌之,即苏。

22.疯狗咬伤:雄黄五钱,麝香二钱,为末。酒下,作二服。

23.百虫入耳:雄黄烧捻熏之,自出。

24.马汗入疮:雄黄、白矾各一钱,乌梅三个,巴豆一个,合研。以油调半钱,敷之。

25.蜘蛛伤人:雄黄末,敷之。

26.金疮内漏:雄黄末豆大,纳之。以童便服五钱,血皆化为水。

27.杖疮肿痛:雄黄二分,密陀僧一分,研末。水调敷之,极妙。

28.中药箭毒:雄黄末敷之,沸汁出愈。

29.解藜芦毒:水服雄黄末一钱。

30.小儿痘疔:雄黄一钱,紫草三钱,为末。胭脂汁调,先以银簪挑破,搽之。

31.白秃头疮:雄黄、猪胆汁和,敷之。

32.眉毛脱落:雄黄末一两,醋和涂之。

33.筋肉化虫,有虫如蟹走于皮下,作声如小儿啼,为筋肉之化。雄黄、雷丸各一两,为末。掺猪肉上炙熟,吃尽自安。

34.风痒如虫:成炼雄黄、松脂等分。研末,蜜丸梧子大。每饮下十丸,日三服,百日愈。忌酒肉盐豉。

35.疔疮恶毒:刺四边及中心,以雄黄末敷之。又用雄黄、蟾酥各五分为末,葱、蜜捣丸小米大。以针刺破疮顶,插入。

36.广东恶疮:雄黄一钱半,杏仁三十粒(去皮),轻粉一钱,为末。洗净,以雄猪胆汁调上,二三日即愈。

37.蛇缠恶疮:雄黄末,醋调敷之。

38.缠喉风痹:雄黄,磨新汲水一盏服,取吐、下愈。

39.风热头痛:用雄黄、干姜各等分,为末。嗜鼻,左痛嗜右,右痛嗜左。

40.牙齿虫痛:雄黄末,和枣肉丸,塞孔中。

41.走马牙疳,臭烂出血:雄黄(豆大)七粒。每粒以淮枣(去核)包之,铁线串,于灯上烧化为末。每以少许掺之,去涎,以愈为度。

42.小儿牙疳:雄黄一钱,铜绿二钱。为末贴之。

43.疳虫蚀齿:雄黄、葶苈等分,研末。腊猪脂和,以槐枝点之。

44.耳出臭脓:雄黄、雌黄、硫黄等分,为末,吹之。

45.**䐴疮日久**：雄黄二钱，陈艾五钱。青布卷作大捻，烧烟熏之，热水流出，数次愈。

46.**鼻准赤色**：雄黄、硫黄五钱，水粉二钱，用头生乳汁调敷，不过三五次愈。

雌黄

【原文】　雌黄[1]，味辛，平。主恶疮，头秃，痂疥。杀毒虫虱，身痒，邪气诸毒。鍊之久服轻身，增年不老。生山谷。

【校勘】

[1]黄：《御览》其下有"石金"二字。

【译文】　雌黄，味辛，性平。主治恶疮、头生秃疮、疥疮有鳞介样的干皮而瘙痒；能杀死虫虱，身痒在身之毒邪。长期服用用水煮的雌黄，使身体轻巧，寿命延长且不衰老。产于山中深的坑穴中。

【药物基源】　本品为硫化物类矿物雌黄的矿石，主要成分是三硫化二砷，有剧毒。采挖后，除去杂石、泥土。（见附图56）

【附方】

1.**反胃吐食**：雌黄一分，甘草（生）半分，为末，饭丸梧子大。以五叶草、糯米煎汤，每服四丸。

2.**停痰在胃**，喘息不通，呼吸欲绝：雌黄一两，雄黄一钱，为末，化蜡丸弹子大。每服一丸，半夜时投热糯米粥中食之。

3.**心痛吐水**，不下饮食，发止不定：雌黄二两，醋二斤，慢火煎成膏，用干蒸饼和丸梧子大。每服七丸，姜汤下。

4.**妇人久冷**，血气攻心，痛不止：以叶子雌黄二两，细研，醋一升，煎浓，和丸小豆大。每服十五丸，醋汤下。

5.**小腹痛满**，天行病，小腹满，不得小便：雌黄末，蜜丸，纳尿孔中，入半寸。

6.**癫痫瘈疭**，眼暗嚼舌：雌黄、黄丹（炒）各一两，为末，入麝香少许，以牛乳汁半升熬成膏，和杵千下，丸麻子大。每温水服三、五丸。

7.**肺劳咳嗽**：雌黄一两，入瓦合内，不固济，坐地上，以灰培之，厚二寸；以炭一斤簇定顶，火煅三分去一，退火出毒，为末，蟾酥和丸粟米大。每日空心杏仁汤下三丸。

8.**久嗽暴嗽**：金粟丸，用叶子雌黄一两研，以纸筋泥固济小盒子一个，令干，盛药。水调赤石脂封口，更以泥封，待干，架在地上，炭火十斤簇煅。候火消三分之一，去火，候冷取出，当如镜面，光明红色；钵内细研，蒸饼丸粟米大。每服三丸、五丸,甘草水服。服后睡良久。

9.肾消尿数:干姜半两,以盐四钱(炒黄成颗),雌黄一两半,为末,蒸饼和丸绿豆大。每服十丸至三十丸,空心盐汤下。

10.小便不禁:颗块雌黄一两半(研),干姜半两,盐四钱(同炒姜色黄),为末,水和蒸饼丸绿豆大。每服十丸至二十丸,空心盐汤下之。

11.乌癞虫疮:雌黄粉,醋和鸡子黄调,涂之。

12.牛皮顽癣:雌黄末,入轻粉,和猪膏敷之。

石硫黄

【原文】　味酸,温,有毒[1]。主妇人阴蚀,疽[2],痔,恶血。坚筋骨,除头秃。能化金、银、铜、铁奇①物。生山谷。

【校勘】

[1]疽:《新修》讹作"疸"。

[2]有毒:《吴普本草》:"神农,黄帝,雷公:咸,有毒。"今据补。

【注释】

①奇:特殊,稀罕。

【译文】　石硫黄,味酸,性温。主治妇人下阴部被虫啮而生阴疮、疽及痔,死血(瘀血)证;能使筋骨坚固;能祛除头生秃疮;能使之变成金、银、铜、铁等特殊的物质。产于山中深的坑穴中。

【药物基源】　本品为自然元素类矿物硫族自然硫。采挖后,加热熔化,除去杂质;或用含硫矿物经加工制得。

【附方】

1.硫黄杯:此杯配合造化,调理阴阳,夺天地冲和之气,乃水火既济之方。不冷不热,不缓不急,有延年却老之功,脱胎换骨之妙。大能清上实下,升降阴阳。通九窍,杀九虫,除梦泄,悦容颜,解头风,开胸膈,化痰涎,明耳目,润肌肤,添精髓,蠲疝坠。又治妇人血海枯寒,赤白带下。其法用瓷碗以胡桃擦过,用无砂石硫黄生熔成汁,入明矾少许,则尘垢悉浮,以杖掠去,绵滤过,再入碗熔化,倾入杯内,荡成杯,取出,埋土中一夜,木贼打光用之。欲红入朱砂,欲青则入葡萄,研匀同煮成。每用热酒二杯,清早空心温服,则百病皆除,无出此方也。

2.紫霞杯:叶石林《水云录》云:用硫黄袋盛,悬罐内,以紫背浮萍同水煮之,数十沸取出,候干研末十两。用珍珠、琥珀、乳香、雄黄、朱砂、羊起石、赤石脂、片脑、紫粉、白芷、甘松、三奈、木香、血竭、没药、韶脑、安息香各一钱,麝香七分,金箔二十片，为末，入铜勺中，慢火熔化。以好样酒杯一个，周围以粉纸包裹，中开一孔，倾硫入内，旋转令匀，投冷水中取出。每旦盛酒饮二三杯，功同上方。

3.金液丹：固真气，暖丹田，坚筋骨，壮阳道。除久寒痼冷，补劳伤虚损。治男子腰肾久冷，心腹积聚，胁下冷痛，腹中诸虫，失精遗尿，形羸力劣，腰膝痛弱，冷风顽痹，上气衄血，咳逆寒热，霍乱转筋，虚滑下利。又治痔瘘湿䘌生疮，下血不止，及妇人血结寒热，阴蚀疽痔等。用石硫黄十两研末，用瓷盒盛，以水和赤石脂封口，盐泥固济，日干。地内先埋一小罐，盛水令满，安盒在内，用泥固济。慢火养七日七夜，候足加顶火一斤煅，俟冷取出研末。每一两，用蒸饼一两，水浸为丸，如梧子大。每服三十丸至百丸，空心米饮服。又治伤寒身冷脉微，或吐或利，或自汗不止，或小便不禁，并宜服之，得身热脉出为度。

4.暖益腰膝：王方平通灵玉粉散，治腰膝，暖水脏，益颜色，其功不可具载。硫黄半斤，桑柴灰五斗，淋取汁，煮三伏时。以铁匙抄于火上试之，伏火即止。候干，以大火煅之。如未伏更煮，以伏为度。煅了研末。穿地坑一尺二寸，投水于中，待水清，取和硫末，坩锅内煎如膏。铁钱抄出，细研，饭丸麻子大。每空心盐汤下十丸，极有效验。乡人王昭遂服之，年九十，颜貌如童子，力倍常人。

5.风毒脚气痹弱：硫黄末三两，钟乳五升。煮沸入水，煎至三升，每服三合。又法：牛乳三升，煎一升半，以五合调硫黄末一两服，厚盖取汗，勿见风。未汗再服，将息调理数日，更服。北人用此多效。亦可煎为丸服。

6.阴证伤寒极冷，厥逆烦躁，腹痛无脉，危甚者：舶上硫黄为末，艾汤服三钱，就得睡汗出而愈。

7.伤寒阴阳二毒：用舶上硫黄一两（柳木槌研二三日），巴豆一两（和壳，计个数）。用三升铛子一口，将硫铺底，安豆于上，以酽米醋半斤浇之。盏子紧合定，醋纸固缝，频以醋润之。文武火熬，候豆作声，可一半为度，急将铛子离火，即便入臼中捣细，再以醋两茶脚洗铛中药入臼，旋下蒸饼捣丸鸡头子大。若是阴毒，用椒四十九粒，葱白二茎，水一盏，煎六分，热吞下一丸。若是阳毒，用豆豉四十九粒，葱白一茎，水一盏，煎同前，吞下不得嚼破。经五六日方可服之。若未传入，或未及日数，不可服。有孕妇人吐泻，亦可服。

8.一切冷气，积块作痛：硫黄、焰硝各四两（结砂），青皮、陈皮各四两。为末，糊丸梧子大。每空心米饮下三十丸。

9.元脏久冷，腹痛虚泄：应急玉粉丹，用生硫黄五两，青盐一两，细研，以蒸饼丸绿豆大。每服五丸，空心热酒下，以食压之。

10.元脏冷泄，腹痛虚极：硫黄一两，黄蜡化丸梧子大。每服五丸，新汲水下。一加青盐二钱，蒸饼和丸，酒下。

11. 气虚暴泄,日夜三二十行,腹痛不止,夏月路行,备急最妙:朝真丹,用硫黄二两,枯矾半两,研细,水浸蒸饼丸梧子大,朱砂为衣。每服十五丸至二十丸,温水下,或米饮盐汤任下。

12. 伏暑伤冷:二气交错,中脘痞结,或泄或呕,或霍乱厥逆。二气丹:硫黄、硝石等分研末,石器炒成砂,再研,糯米糊丸梧子大。每服四十丸,新井水下。

13. 伤暑吐泻:硫黄、滑石等分为末。每服一钱,米饮下,即止。

14. 霍乱吐泻:硫黄一两,胡椒五钱,为末,黄蜡一两化,丸皂子大。每凉水下一丸。

15. 小儿吐泻:不拘冷热,惊吐反胃,一切吐利,诸治不效者。二气散:用硫黄半两,水银二钱半,研不见星。每服一字至半钱,生姜水调下,其吐立止。

16. 反胃呕吐:方见水银。脾虚下白,脾胃虚冷,停水滞气,凝成白涕下出,用舶上硫黄一两研末,炒面一分同研,滴冷热水丸梧子大。每米汤下五十丸。

17. 下痢虚寒:硫黄半两,蓖麻仁七个,为末。填脐中,以衣隔,热汤熨之,止乃已。

18. 协热下痢赤白:用硫黄、蛤粉等分,为末,糊丸梧子大。每服十五丸,米饮下。

19. 老人冷秘:风秘或泄泻,暖元脏,除积冷,温脾胃,进饮食,治心腹一切痃癖冷气。硫黄(柳木槌研细)、半夏(汤泡七次焙研)等分,生姜自然汁调,蒸饼和杵百下,丸梧子大。每服十五丸至二十丸,空心温酒或姜汤下,妇人醋汤下。

20. 久疟不止:①鲍氏方:用硫黄、朱砂等分为末。每服二钱,腊茶清,发日五更服。当日或大作或不作,皆其效也。寒多,倍硫;热多,倍砂。②朱氏方:用硫黄、腊茶等分为末。发日早冷水服二钱,二服效。寒多,加硫;热多,加茶。③酒鳖气鳖:嗜酒任气,血凝于气,则为气鳖。嗜酒瘤冷,败血入酒,则为血鳖。摇头掉尾,大者如鳖,小者如钱。上侵人喉,下蚀人肛,或附胁背,或隐肠腹。用生硫黄末,老酒调下,常服之。

21. 咳逆打呃:硫黄烧烟,嗅之立止。

22. 头痛头风:光明硫黄、硝石各一两,细研,水丸芡子大。空心嚼一丸,茶下。肾虚头痛:用硫黄一两,胡粉半两,为末,饭丸梧子大。痛时冷水服五丸,即止。或用硫黄末、食盐等分,水调生面糊丸梧子大。每薄荷茶下五丸。或用生硫黄六钱,乌药四钱,为末,蒸饼丸梧子大。每服三五丸,食后茶清下。

23. 鼻上作痛:上品硫黄末,冷水调搽。

24. 酒齄赤鼻:生硫黄半两,杏仁二钱,轻粉一钱,夜夜搽之。或用舶上硫黄、鸡心槟榔等分,片脑少许,为末。绢包,日日擦之。加蓖麻油更妙。

25. 鼻面紫风:乃风热上攻阳明经络,亦治风刺瘾疹。舶上硫黄、白矾(枯)等分,为末。每以黄丹少许,以津液和涂之,一月见效。

26. 身面疣目:蜡纸卷硫黄末少许,以火烧点之,焠之有声便拨,根去。

27. 疬疡风病,白色成片:以布拭,醋摩硫黄、附子涂之,或硫黄、白矾擦之。

28. 小儿聤耳:硫黄末和蜡作挺插之,日二易。

29. 小儿口疮糜烂:生硫黄水调,涂手心、足心。效即洗去。

30. 小儿夜啼:硫黄二钱半,铅丹二两,研匀,瓶固煅过,埋土中七日取出,饭丸黍米大。每服二丸,冷水下。

31. 耳猝聋闭:硫黄、雄黄等分研末。绵裹塞耳,数日即闻人语也。

32. 诸疮弩肉:如蛇出数寸。硫黄末一两,肉上敷之,即缩。

33. 痈疽不合:石硫黄粉,以箸蘸插入孔中,以瘥为度。

34. 一切恶疮:用好硫黄三两,荞麦粉二两,为末,井水和捏作小饼,日干收之。临用细研,新汲水调敷之。痛者即不痛;不痛则即痛而愈。

35. 疥疮有虫:硫黄末,以鸡子煎香油调搽,极效。

36. 顽癣不愈:倾过银有盖罐子,入硫黄一两熔化,取起,冷定打开,取硫同盖研末,搽之。

37. 疠风有虫:硫黄末酒调少许,饮汁。或加大风子油。

38. 女子阴疮:硫黄末,敷之,瘥乃止。

39. 玉门宽冷:硫黄,煎水频洗。

40. 阴湿疮疱:硫黄敷之,日三。

水银

【原文】 味辛,寒。主疥瘘[1]痂疡。白秃,杀皮肤中[2]虱,堕胎,除热。杀金、银、铜、锡毒。熔化还复为丹,久服神仙不死。生平土。

【校勘】

[1] 瘘:《新修》、森本并作"瘙"。

[2] 中:《新修》、森本其下并有"虫"字。

【译文】 水银,味辛,性寒。主治疥疮久而溃,瘙痒并有鳞介样干皮;白秃病;能杀死皮肤内虫虱;能堕胎;祛除热邪;能消除金、银、铜、锡的毒;加热则变回红色。长期服用则成神仙而不死。产于平坦的土地上。

【药物基源】 水银为汞(Hg)的液态。在空气中稳定,常温下即可蒸发,汞蒸气和汞的化合物多有剧毒。

【附方】

1. 百虫入耳：水银豆许，倾入耳中，以耳向下，击铜物数声即出。能食人脑，非急切勿用。

2. 一切恶疮：水银、黄连、胡粉(熬黄)，各一两，研匀敷之，干则以唾调。

3. 杨梅毒疮：水银、黑铅各一钱(结砂)，黄丹一钱，乳香、没药各五分，为末。以纸卷作小捻，染油点灯，日照疮三次，七日见效。或用水银、黑铅(结砂)、银朱各二钱，白花蛇一钱，为末，作纸捻七条。头日用三条，自后日用一条，香油点灯于炉中，放被内熏之，勿透风。头上有疮，连头盖之。一方：水银一钱二分，黑铅、白锡各八分，黄丹四分，朱砂六分，为末。分作十二纸捻，以香油浸灯盏内，点于小桶中。以被围病人坐之，以鼻细细吸烟，三日后口出恶物为效。

4. 痘后生翳：水银一钱，虢丹五钱。研作六丸，坩锅糊定，火煅一日取出，薄绵裹之。左翳塞右耳，右翳塞左耳，自然坠下。

石膏

【原文】　味辛，微寒。主中风寒热，心下逆气①，惊喘，口干舌[1]焦不能息，腹中坚痛，除邪鬼，产乳②，金疮。生山谷。

【校勘】

[1]舌：孙本、尚本并作"苦"。

【注释】

①心下逆气：指胃脘部有气向上而欲吐者。

②产乳：即生孩子。

【译文】　石膏，味辛，性微寒。主治被风邪伤而有发冷发烧，胃脘部有气向上返而欲呕，惊风抽搐，呼吸急促，口干舌燥，使人不能安宁，腹内坚硬且疼痛；能祛除恶鬼；使人能生孩子(催生)；能治被金属创伤而有出血者。产于山的深坑穴中。

【药物基源】　本品为硫酸盐类矿物硬石膏族石膏，主含水合硫酸钙($CaSO_4 \cdot 2H_2O$)。采挖后，除去杂石及泥沙。(见附图57)

【附方】

1. 小儿身热：石膏一两，青黛一钱，为末，糕糊丸龙眼大。每服一丸，灯心汤化下。

2. 骨蒸劳病：石膏十两，研如乳粉法，水和服方寸匕，日再，以身凉为度。

3.热盛喘嗽:石膏二两,甘草(炙)半两,为末。每服三钱,生姜、蜜调下。

4.痰热喘嗽,痰涌如泉:石膏、寒水石各五钱,为末。每入参汤服三钱。

5.食积痰火,泻肺火、胃火:白石膏(火煅,出火毒)半斤,为末,醋糊丸梧子大。每服四五十丸,白汤下。

6.胃火牙疼:好软石膏一两火煅,淡酒淬过,为末,入防风、荆芥、细辛、白芷五分,为末。日用揩牙,甚效。

7.老人风热内热,目赤头痛,视不见物:石膏三两,竹叶五十片,沙糖一两,粳米三合,水三大盏,煎石膏、竹叶,去滓,取二盏煮粥,入糖食。

8.风邪眼寒,疼痛不已:石膏(煅)二两,川芎二两,甘草(炙)半两,为末。每服一钱,葱白、茶汤调下,日二服。

9.鼻衄头痛,心烦:石膏、牡蛎各一两,为末。每新汲水服二钱,并滴鼻内。

10.筋骨疼痛因风热者:石膏三钱,飞罗面七钱,为末,水和煅红,冷定。滚酒化服,被盖取汗。连服三日,即除根。

11.雀目夜昏,百治不效:石膏末,每服一钱,猪肝一片薄批,掺药在上缠定,沙瓶煮熟,切食之,一日一服。

12.湿温多汗,妄言烦渴:石膏、炙甘草等分为末。每服二钱比,浆水调下。

13.小便猝数,非淋,令人瘦:石膏半斤捣碎,水一斗,煮五升,每服五合。

14.小儿吐泻黄色者,伤热也:玉露散,用石膏、水石各五钱,生甘草二钱半,为末。滚汤调服一钱。

15.水泻腹鸣如雷,有火者:石膏火煅,仓米饭和丸梧子大,黄丹为衣。米饮下二十丸。不二服,效。

16.乳汁不下:石膏三两,水二升,煮三沸。三日饮尽。

17.妇人乳痈:用石膏煅红,出火毒,研末。每服三钱,温酒下,添酒尽醉。睡觉,再进一服。

18.油伤火灼,痛不可忍:石膏末敷之。

磁石

【原文】 味辛,寒。主周痹①,风湿,肢节中痛,不可持物,洗洗②酸消。除大热烦满及耳聋。一名玄石。生山谷。

【注释】

①周痹:身体多处发痹。为风寒湿所致,有发冷、发烧、疼痛的症状。

②洗洗:洗同洒,寒貌。

【译文】　磁石,味辛,性寒。主治风湿痹阻全身,使肢节肿胀疼痛而不能拿东西,有发冷的样子及瘿痛;能消除高热、烦闷与耳聋。一个名字叫玄石。产于山中深的坑穴中。

【药物基源】　本品为氧化物类矿物尖晶石族磁铁矿,主含四氧化三铁(Fe_3O_4)。采挖后,除去杂石。

【附方】

1.耳猝聋闭:烤磁石半钱,入病耳内,铁砂末入不病耳内,自然通透。

2.肾虚耳聋:真磁石一豆大,穿山甲(烧存性,研)一字。新绵裹塞耳内,口含生铁一块,觉耳中如风雨声即通。

3.老人耳聋:磁石一斤捣末,水淘去赤汁,绵裹之。猪肾一具,细切。以水五斤煮石,取二斤,入肾,下盐豉作羹食之。米煮粥食亦可。

4.老人虚损,风湿,腰肢痹痛:磁石三十两,白石英二十两,捶碎瓮盛,水二斗浸于露地。每日取水作粥食,经年气力强盛,颜如童子。

5.阳事不起:磁石五斤研,清酒渍二七日。每服三合,日三夜一。

6.眼昏内障:磁朱丸,治神水宽大渐散,昏如雾露中行,渐睹空花,物成二体,久则光不收,及内障神水淡绿、淡白色者。真磁石(火煅、醋淬七次)二两,朱砂一两,神曲(生用)三两,为末。更以神曲末一两煮糊,加蜜丸梧子大。每服二十丸,空心饭汤下。服后俯视不见,仰视微见星月,此其效也。亦治心火乘金、水衰反制之病。久病累发者服之,永不更作。

7.小儿惊痫:磁石炼水饮之。

8.子宫不收,痛不可忍:用磁石酒浸煅研末,米糊丸梧子大。每卧时滑石汤下四十丸。次早用磁石散,米汤服二钱。散用磁石(酒浸)半两,铁粉二钱半,当归五钱,为末。

9.大肠脱肛:磁石半两,火煅醋淬七次,为末。每空心米饮服一钱。或用磁石末,面糊调涂囟上。入后洗去。

10.金疮肠出:纳入,以磁石、滑石各三两,为末。米饮服方寸匕,日再。

11.金疮血出:磁石末敷之,止痛断血。

12.误吞针铁:真磁石枣核大,钻孔线穿吞,拽之立出。

13.疗肿热毒:磁石末,酢和封之,拔根立出。

14.诸般肿毒:吸铁石三钱,金银藤四两,黄丹八两,香油一斤,如常熬膏,贴之。

凝水石

【原文】 味辛,寒。主身热,腹中积聚邪气,皮中如火烧[1],烦满。水饮之,久服不饥。一名白水[2]石。生山谷。

【校勘】

[1]皮中如火烧:《新修》、森本"烧"下并有"烂"字。《御览》无此五字。

[2]白水:《新修》讹作"泉"。疑"泉"为"白水"二字误合。

【译文】 凝水石,味辛,性寒。主治身体发热,腹中积聚,热邪在皮内像火燎一样热,使人烦闷。用水冲饮凝水石,长期服用使人没有饥饿感。一个名字叫白水石。产于山中深的坑穴中。

【药物基源】 本品为硫酸盐类石膏族矿物石膏或为碳酸盐类方解石族矿物方解石的天然晶体。

【附方】

1.伤寒发狂,逾垣上屋,解中诸毒:寒水石二钱,黄连一钱,为末。煎甘草冷服,名鹊石散。

2.风热心躁,口干狂言,浑身壮热:寒水石半斤,烧半日。净地坑内盆合,四面湿土拥起,经宿取出。入甘草末、天竺黄各二两,龙脑二分,糯米糕丸弹子大。蜜水磨下。

3.乳石发渴:寒水石一块含之,以瘥为度。

4.男女阴毒:寒水石不拘多少为末,用两馏饭捣丸栗子大,日干。每用一丸,炭火煅红烧研,以滚酒调服,饮葱醋汤投之,得汗愈。

5.小儿丹毒:寒水石末一两,和水涂之。

6.金疮出血:寒水石、沥青等分,为末。干掺,勿经水。

7.刀疮伤湿,溃烂不生肌:寒水石(煅)一两,黄丹二钱,为末,洗敷。甚者,加龙骨一钱,孩儿茶一钱。

8.疮口不敛,生肌肉,止疼痛,去恶水:寒水石(烧赤,研)二两,黄丹半两,为末,掺之。名红玉散。

9.口疮咽痛,上膈有热:寒水石(煅)三两,朱砂三钱半,冰片半字,为末,掺之。

10.男女转脬,不得小便:寒水石二两,滑石一两,葵子一合,为末。水一斗,煮五升,时服一升,即利。

11.牙龈出血有窍:寒水石粉三两,朱砂二钱,甘草冰片一字,为末,干掺。

12. 汤火伤灼：寒水石，烧研敷之。

13. 小儿丹毒，皮肤热赤：寒水石半两，白土一分，为末，米醋调涂之。

阳起石

【原文】　味咸[1]，微温。主崩中漏下，破子脏中血，癥瘕结气，寒热，腹痛；无子，阴痿不起，补不足。一名白石。生山谷。

【校勘】

[1]咸：《御览》及《证类》卷四引《嘉佑》注："阳起石，神农、扁鹊：酸，无毒。"

【译文】　阳起石，味咸，微温。主治妇女阴器有损伤而出血使血下流，能攻克子宫内的瘀血；癥瘕有气滞，发冷发烧，腹痛；能治不生孩子，阳痿不能勃起，不壮健则补之。一个名字叫白石。产于山中的坑穴中。

【药物基源】　本品为硅酸盐类矿物阳起石或阳起石石棉的矿石。全年可采，挖出后去净泥土及杂石，选择浅灰色或淡绿白色的纤维状或长柱状集合体。

【附方】

1. 丹毒肿痒：阳起石煅研，新水调涂。

2. 元气虚寒，精滑不禁，大腑溏泄，手足厥冷：阳起石（煅研）、钟乳粉各等分，酒煮附子末同面糊丸梧子大，每空心米饮服五十丸，以愈为度。

3. 阴痿阴汗：阳起石煅为末，每服二钱，盐酒下。

理石

【原文】　味辛[1]，寒。主身热，利胃解烦，益精明目，破积聚，去三虫①。一名立制石。生山谷。

【校勘】

[1]辛：姜本作"甘"。

【注释】

①三虫：《诸病源候论·三虫候》："三虫者，长虫、赤虫、蛲虫也，为三虫。"

【译文】　理石，味辛，性寒。主治身体发热，使胃的功能和顺，以解除烦躁；能充添阴精使目明亮；能攻克积聚；杀死三虫。一个名字叫立制石。产于山中的深坑穴中。

【药物基源】　本品为硫酸盐类石膏族矿物石膏（$CaSO_4 \cdot 2H_2O$）与硬石膏（$CaSO_4$）的集合体。

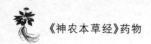

【附方】

1.异食癖,消瘦:泡渍理石于酒中,服用。

长石

【原文】 味辛[1],寒。主身热,四肢寒厥,利小便,通血脉,明目,去[2]翳眇①,下三虫,杀蛊毒。久服不饥。一名方石。生山谷。

【校勘】

[1]辛:姜本其下有"苦"字。

[2]去:《新修》作"目"。

【注释】

①翳眇:翳,翳膜即白内障。眇,偏盲。

【译文】 长石,味辛,性寒。主治身热,四肢发冷;能使小便通利,血脉通畅,能使眼睛明亮,以祛除翳膜偏盲;能去三虫;杀死蛊毒。长期服用使人没有饥饿感。一个名字叫方石。产在山中的深坑穴中。

【药物基源】 本品为硫酸盐类矿物硬石膏的矿石。

【附方】

1.目暗不明:硬石膏水飞,入酒饮服。

石胆

【原文】 味酸,寒。主明目。目痛,金疮,诸痫痉,女子阴蚀[1]痛,石淋寒热,崩中下血,诸邪毒气。令人有子。鍊饵服之不老,久服增寿神仙。能化铁为铜成[2]金银。一名毕石。生山谷。

【校勘】

[1]蚀:《千金翼方》讹作"融"。

[2]成:《御览》其上有"合"字。

【译文】 石胆,味酸,性寒。主治目痛使眼睛视物明亮;被金属创伤;治疗痫有抽风;女子下阴部溃疡疼痛;石淋有发冷发烧;子宫损伤使血突然下流;众多的毒邪之气;使人能生孩子;服煮的石胆使人不衰老,长期服用使人寿命延长如神仙;能使铁变为铜,合成金、银。一个名字叫毕石。产在山中的深坑穴中。

【药物基源】 本品为硫酸盐类胆矾族矿物胆矾的晶体,或为硫酸作用于铜而制成的含水硫酸铜结晶。主要成分为水合硫酸铜（$CuSO_4 \cdot 5H_2O$）。可于铜矿中挖得，选择蓝色透明的结晶，即得。

【附方】

1. 老小风痰：胆矾末一钱，小儿一字，温醋汤调下，立吐出涎，便醒。

2. 女人头晕，天地转动，名曰心眩，非血风也：胆子矾一两，细研，用胡饼剂子一个，按平一指厚，以篦子勒成骰子，大块勿界断，于瓦上焙干。每服一骰子，为末，灯心竹茹汤调下。

3. 喉痹喉风：二圣散，用鸭嘴胆矾二钱半，白僵蚕（炒）五钱，研匀。每以少许吹之，吐涎。

4. 齿痛及落：研细石胆，以人乳和膏擦之，日三四次。止痛，复生齿，百日后复故乃止。每日以新汲水漱净。

5. 口舌生疮，众疗不瘥：胆矾半两，入银锅内火煅赤，出毒一夜，细研。每以少许敷之，吐出酸涎水，二、三次瘥。

6. 走马牙疳：北枣一枚（去核），入鸭觜胆矾。纸包煅赤，出火毒，研末敷之，追涎。

7. 小儿齿疳：鸭觜胆矾一钱(匙上煅红)，麝香少许，研匀。敷齿上，立效。

8. 小儿鼻疳蚀烂：胆矾烧烟尽，研末，掺之，一二日愈。

9. 风眼赤烂：胆矾三钱，烧研，泡汤日洗。

10. 百虫入耳：胆矾末，和醋灌之，即出。

11. 疯犬咬毒：胆矾末敷之，立愈。

12. 一切诸毒：胆子矾末，糯米糊丸如鸡头子大，以朱砂为衣，仍以朱砂养之。冷水化一丸服，立愈。

13. 挑生蛊毒，胸口痛者：胆矾二钱，茶清泡服，即吐出。

14. 腋下狐臭：胆矾半生半熟，入腻粉少许，为末。每用半钱，以自然姜汁调涂，十分热痛乃止。数日一用，以愈为度。

15. 赤白癜风：胆矾、牡蛎粉各半两。生研，醋调，摩之。

16. 甲疽肿痛：石胆一两，烧烟尽，研末。敷之，不过四五度瘥。

17. 痔疮热肿：鸭嘴青胆矾煅研，蜜水调敷，可以消脱。

18. 肿毒不破：胆矾、雀屎各少许点之。

19. 杨梅毒疮：醋调胆矾末搽之。痛甚者，加乳香、没药。出恶水，一二上即干。又方：胆矾、白矾、水银各三钱半，研不见星，入香油、津唾各少许，和匀。坐帐内，取药涂两足心，以两手心对足心摩擦，良久再涂再擦，尽即卧。汗出，或大便去垢，口出秽涎为验。每一次，强者用四钱，弱者二钱，连用三日。外服疏风散，并洗澡。

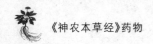

白青

【原文】 味甘,平。主明目,利九窍,耳聋,心下邪气,令人吐,杀诸毒、三虫。久服通神明,轻身,延年不老。生山谷。

【译文】 白青,味甘,性平。主要能使眼睛视物明亮,使多种窍道通利以治耳聋;胃内有气壅滞,使人呕吐;能杀死众多的毒邪、三虫。长期服用能使神明通晓,身体轻巧,寿命延长而不衰老。产于山中的深坑穴中。

【药物基源】 本品别名石青、大青,为碳酸盐类孔雀石族矿物蓝铜矿的矿石中"研之色白如碧"者。

【附方】

1. 治顽痰不化:化痰丸,石青一两(水飞),石绿半两(水飞)。上为末,面糊为丸如绿豆大。每服一十丸,温汤下。有痰即吐去一二碗,不损人。

2. 治小儿急惊风:石青一两,天竹黄五钱,牛黄一分,俱研极细末。每服一二分,生姜汤调下。

扁青

【原文】 味甘,平[1]。主目痛明目,折跌,痈肿,金疮不瘳。破积聚,解毒气[2],利精神。久服轻身不老。生山谷。

【校勘】

[1]味甘,平:《吴普本草》:"神农、雷公;小寒、无毒。"

[2]解毒气:《御览》作"辟毒"。

【译文】 扁青,味甘,性平。主治目痛能使目视物清楚;跌打损伤,痈肿;被金属创伤不愈;能攻克积聚,消除毒气,使精神和利。长期服用使身体轻巧而不衰老。产在山中的深坑穴中。

【药物基源】 本品为碳酸盐类孔雀石族矿物蓝铜矿的矿石,呈扁平块状、粒状集合体者。

【附方】

1. 治眼赤肿痛:石青、乳香各一钱,别研,枯白矾半钱,干姜末三捻,共研细。以铜箸点之。

2. 治目痛、目痒,并翳膜不明:石青三钱,珍珠一钱,研极细。用银簪脚点少许。

膚青

【原文】　味辛,平。主虫[1]毒及蛇[2]、菜肉诸毒,恶疮。生川谷。

【校勘】

[1]虫:《证类》《御览》《千金翼方》、孙本并作"蛊"。

[2]及蛇:《新修》、森本并作"蚊毒"。

【译文】　膚青,味辛,性平。主治虫毒及蛇、蔬菜、肉等众多之毒;恶疮。产于两山之间的高坡中。

【药物基源】　本品古今医家皆无使用,《纲目》在白青条后附"绿肤青",功用同本品。似孔雀石族类矿物。

干姜

【原文】　味辛,温[1]。主胸满,欬逆上气①。温中止血[2],出汗,逐风湿[3]痹,肠澼下痢。生者尤良。久服去臭气[4],通神明。生山谷。

【校勘】

[1]温:《千金要方》作"热",其下有"无毒"二字。

[2]止血:《千金要方》作"止漏血"。《神农黄帝食禁》作"漏血"。

[3]湿:《神农黄帝食禁》作"温"。温当为湿。

[4]久服去臭气:《千金要方》《神农黄帝食禁》并作"去胸膈上臭气"。

【注释】

①欬逆上气:《诸病源候论·欬嗽诸候·欬逆上气候》云:"肺虚感微寒而成欬,欬而气还聚于肺,肺则胀,是为欬逆也。邪气与正气相搏,正气不得宣通,但逆上咽喉之间,邪伏则气静,邪动则气奔上,烦闷欲绝,故谓之欬逆上气也。"

【译文】　干姜,味辛,性温。主治胸闷,咳嗽,吸气困难;能使体内脏腑温煦,使流血停止;使人出汗(发汗),以驱逐风湿痹证;肠有泄泻下利(痢)。生的(生姜)效果特好。长期服用能去掉臭气,使神明通晓。生长在山的土石而有水源的地方。

【药物基源】　本品为姜科植物姜 *Zingiber officinale* Rosc. 的干燥根茎。冬季采挖,除去须根和泥沙,晒干或低温干燥。趁鲜切片晒干或低温干燥者称为"干姜片"。(见附图58)

【附方】

1.头晕吐逆,胃冷生痰也:用川干姜(炮)二钱半,甘草(炒)一钱二分。水一

钟半,煎减半服,累用有效。(《传信适用方》)

2.心脾冷痛,暖胃消痰:二姜丸,用干姜、高良姜等分。炮研末,糊丸梧子大。每食后,猪皮汤下三十丸。

3.心气卒痛:干姜末,米饮服一钱。

4.阴阳易病伤寒后,妇人得病虽瘥,未满百日,不可与男合。为病拘急,手足拳,腹痛欲死,丈夫名阴易,妇人名阳易,速宜汗之即愈。满四日,不可治也:用干姜四两,为末。每用半两,白汤调服。覆衣被出汗后,手足伸即愈。

5.中寒水泻:干姜炮研末,粥饮服二钱,即效。

6.寒痢青色:干姜切大豆大。每米饮服六七枚,日三夜一,累用得效。

7.血痢不止:干姜烧黑存性,放冷为末。每服一钱,米饮下,神妙。

8.脾寒疟疾:用干姜、高良姜等分,为末。每服一钱,水一盏,煎至七分服。又:干姜炒黑为末,临发时以温酒服三钱匕。

9.冷气咳嗽结胀者:干姜末,热酒调服半钱。或饧糖丸噙。

10.咳嗽上气:用合州干姜(炮)、皂荚(炮,去皮、子及蛀者)、桂心(紫色者,去皮,并捣筛)等分。炼白蜜和捣一二千杵,丸梧子大。每饮服三丸,嗽发即服,日三、五服。禁食葱、面、油腻。

11.虚劳不眠:干姜为末,汤服三钱,取微汗出。

12.鼻衄不止:干姜削尖,煨,塞鼻中即止。

13.齆鼻不通:干姜末,蜜调塞鼻中。

14.冷泪目昏:干姜粉一字(炮),汤点洗之。

15.赤眼涩痛:白姜末,水调贴足心。

16.目忽不见:令人嚼母姜,以舌日舐六七次,以明为度。

17.目中卒痛:干姜削圆滑,内眦中,有汁出拭之。味尽更易。

18.牙痛不止:川姜(炮)、川椒等分为末。掺之。

19.斑豆厥逆,斑豆服凉药多,手足厥冷,脉微:用干姜(炮)二钱半,粉甘草(炙)一钱半。水二盏,煎一盏服。

20.痈疽初起:干姜一两,炒紫研末,醋调敷四围,留头,自愈。

21.虎狼伤人:干姜末敷之。

22.猘犬伤人:干姜末,水服二匕(生姜汁服亦良),并以姜炙热熨之。

23.蛇蝎螫人:干姜、雄黄等分为末,袋盛佩之,蛇闻药气逆避人遇螫即以敷之,便定。

菜耳实

【原文】 味[1]甘,温。主风头寒痛;风湿周[2]痹,四肢拘挛痛;恶肉①死肌。久服益气,耳目聪明,强志,轻身。一名胡菜,一名地葵。生川谷。

【校勘】

[1]味:《千金要方》其下有"苦"字。

[2]周:《千金要方》无。

【注释】

①恶肉:《诸病源候论·恶肉候》云:"恶肉者,身里忽有肉如小豆突出,细细长,乃如牛马乳,亦如鸡冠之状,不痒不痛……被恶风所伤,风入肌肉,结瘀血积而生也。"

【译文】 菜耳实,味甘,性温。主治风伤头而冷痛;风湿周痹使四肢拘挛疼痛;能去坏肉死肌。长期服用能益气力,耳朵听力灵敏,眼睛视物清楚,使记忆力强,身体轻巧。一个名字叫胡菜,一个名字叫地葵。生长在两山之间高坡土地而有水源的地方或平坦的陆地。

【药物基源】 本品为菊科植物苍耳 *Xanthium sibiricum* Patr. 的干燥成熟带总苞的果实。秋季果实成熟时摘下晒干;或割取全株,打下果实,除净杂质,晒干。(见附图59)

【附方】

1.久疟不瘥:苍耳子,或根、茎亦可,焙研末,酒糊丸梧子大。每酒服三十丸,日二服。生者捣汁服亦可。

2.大腹水肿,小便不利:苍耳子(灰)、葶苈(末)等分。每服二钱,水下,日二服。

3.风湿挛痹,一切风气:苍耳子三两(炒)。为末,以水一升半,煎取七合,去滓呷之。

4.牙齿痛肿:苍耳子五升,水一斗,煮取五升,热含之。冷即吐去,吐后复含,不过一剂瘥。茎、叶亦可,或入盐少许。

5.鼻渊流涕:苍耳子(炒),研为末,每白汤点服一二钱。

6.眼目昏暗:苍耳子一升,为末,白米半升作粥,日食之。

7.嗜酒不已:毡中苍耳子七枚,烧灰投酒中饮之,即不嗜。

葛根

【原文】 味甘[1],平。主消渴,身大热,呕吐,诸[2]痹。起阴气①,解诸毒。葛谷②,主下痢十岁已上。一名鸡齐根。生川谷。

【校勘】

[1]甘:姜本其下有"辛"字。

[2]诸:《御览》无。

【注释】

①起阴气:使阴器勃起。

②葛谷:为葛的种子。

【译文】 葛根,味甘,性平。主治消渴;身有高热,呕吐;众多痹症;能使阴器勃起;解除许多毒物。葛谷,主治下痢十年以上者。一个名字叫鸡齐根。生长在两山之间的高坡土地而有水源的地方。

【药物基源】 本品为豆科植物野葛 *Pueraria lobata*(Willd.)Ohwi 的干燥根,习称"野葛"。秋、冬二季采挖,趁鲜切成厚片或小块,晒干或烘干。(见附图60)

【附方】

1.数种伤寒,庸人不能分别,今取一药兼治。天行时气,初觉头痛,内热脉洪者:葛根四两,水二升,入豉一升,煮取半升服。捣生根汁尤佳。

2.时气头痛壮热:生葛根洗净,捣汁一大盏,豉一合,煎六分,去滓分服,汗出即瘥。未汗再服。若心热,加栀子仁十枚。

3.妊娠热病:葛根汁二升,分三服。

4.预防热病,急黄贼风:葛粉二升,生地黄一升,香豉半升,为散。每食后米饮服方寸匕,日三服。有病五服。

5.辟瘴不染:生葛捣汁一小盏服,去热毒气也。

6.烦躁热渴:葛粉四两,先以水浸粟米半升,一夜漉出,拌匀,煮粥食之。

7.小儿热渴久不止:葛根半两,水煎服。

8.干呕不息:葛根捣汁,服一升,立瘥。

9.小儿呕吐,壮热食痫:葛粉二钱,水二合,调匀,倾入锡锣中,重汤烫熟,以糜饮和食。

10.心热吐血不止:生葛捣汁半升,顿服,立瘥。

11.衄血不止:生葛根捣汁,服一小盏。三服即止。

12.热毒下血,因食热物发者:生葛根二斤,捣汁一升,入藕汁一升,和服。

13. 伤筋出血：葛根，捣汁饮。干者，煎服。仍熬屑敷之。

14. 腰疼痛：生葛根嚼之咽汁，取效乃止。

15. 金创中风，痉强欲死：生葛根四大两，以水三升，煮取一升，去滓，分温四服。口噤者灌之。若干者，捣末调三指撮。仍以此及竹沥多服，取效。

16. 服药过剂苦烦：生葛汁饮之。干者煎汁服。

17. 酒醉不醒：生葛根汁，饮二升，便愈。

18. 诸菜中毒，发狂烦闷，吐下欲死：葛根，煮汁服。

19. 解中鸩毒，气欲绝者：葛粉三合，水三盏，调服。口噤者灌之。

20. 虎伤人疮：生葛根，煮浓汁洗之。仍捣末，水服方寸匕，日夜五六服。

栝楼根[1]

【原文】　味苦，寒。主消渴，身热，烦满大热。补虚安中，续绝伤。一名地楼。生山谷及山阴地。

【校勘】

[1]根：《御览》、森本并无。

【译文】　栝楼根，味苦，性寒。主治消渴，身体发热；烦闷，身有高热；补虚损以充实内脏；能使断伤接续。一个名字叫地楼。生长在两山之间的高坡土地而有水源的地方及大山的阴凉处。

【药物基源】　本品为葫芦科植物栝楼 *Trichosanthes kirilowii* Maxim. 或双边栝楼 *Trichosanthes rosthornii* Harms 的根。秋季采收。（见附图 61）

【附方】

1. 消渴饮水：《千金方》作粉法：取大栝蒌根去皮寸切，水浸五日，逐日易水，取出捣研，滤过澄粉晒干。每服方寸匕，水化下，日三服。亦可入粥及乳酪中食之。《肘后方》：用栝蒌根薄切炙，取五两，水五升，煮四升，随意饮之。《外台秘要》：用生栝蒌根三十斤，以水一石，煮取一斗半，去滓，以牛脂五合，煎至水尽。用暖酒先食服如鸡子大，日三服。最妙。《圣惠方》：用栝蒌根、黄连三两。为末，蜜丸梧子大。每服三十丸，日二服。

2. 玉壶丸：用栝蒌根、人参等分，为末，蜜丸梧子大。每服三十丸，麦门冬汤下。伤寒烦渴思饮：栝蒌根三两。水五升，煮一升，分二服。先以淡竹沥一升，水二升，煮好银二两，减半去银，冷饮汁，然后服此。

3. 百合病渴：栝蒌根、牡蛎（熬）等分，为散。饮服方寸匕。

4. 黑疸危疾：瓜蒌根一斤，捣汁六合，顿服。随有黄水从小便出。如不

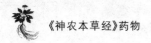

出,再服。

5.小儿发黄,皮肉面目皆黄:用生栝蒌根捣取汁二合,蜜二大匙和匀,暖服,日一服。

6.小儿热病,壮热烦渴:用栝蒌根末,乳汁调服半钱。

7.虚热咳嗽:天花粉一两,人参三钱,为末。每服一钱,米汤下。

8.偏疝痛极,劫之立住:用绵袋包暖阴囊。取天花粉五钱,以醇酒一碗浸之,自卯至午,微煎滚,露一夜。次早低凳坐定,两手按膝,饮下即愈。未效,再一服。

9.小儿囊肿:天花粉一两,炙甘草一钱半,水煎,入酒服。

10.耳卒烘烘:栝蒌根削尖,以腊猪脂煎三沸,取塞耳,三日即愈。

11.耳聋未久:栝蒌根三十斤细切,以水煮汁,如常酿酒。久服甚良。

12.产后吹乳,肿硬疼痛,轻则为妒乳,重则为乳痈:用栝蒌根末一两,乳香一钱,为末。温酒每服二钱。

13.乳汁不下:栝蒌根烧存性,研末。饮服方寸匕。或以五钱,酒水煎服。

14.痈肿初起:用栝蒌根苦酒熬燥,捣筛,以苦酒和,涂纸上,贴之。

15.天泡湿疮:天花粉、滑石等分,为末,水调搽之。

16.杨梅天泡:天花粉、川芎劳各四两,槐花一两,为末,米糊丸梧子大。每空心淡姜汤下七八十丸。

17.折伤肿痛:栝蒌根捣涂,重布裹之。热除,痛即止。

18.箭镞不出,针刺入肉:栝蒌根,捣敷之,日三易,自出。

19.痘后目障:天花粉、蛇蜕(洗焙)等分,为末。羊子肝批开,入药在内,米泔汁煮熟,切食。

苦参

【原文】 味苦,寒。主心腹结气,癥瘕、积聚、黄疸,溺有余沥,逐水。除痈肿,补中明目止泪。一名水槐。一名苦識。生山谷及田野。

【译文】 苦参,味苦,性寒。主治胸腹气滞;癥瘕、积聚;黄疸;尿后仍有排不净之感,以之排除水湿;消除痈肿;修补内脏,使眼睛视物清楚,流泪停止。一个名字叫水槐,一个名字叫苦识。生长在大山的土石而有水源的地方。

【药物基源】 本品为豆科植物苦参 *Sophora flavescens* Ait. 的干燥根。春、秋二季采挖,除去根头和小支根,洗净,干燥,或趁鲜切片,干燥。

【附方】

1.热病狂邪,不避水火,欲杀人:苦参末,蜜丸梧子大。每服十丸,薄荷汤下。亦可为末，二钱，水煎服。

2.伤寒结胸：天行病四五日，结胸满痛壮热。苦参一两，以醋三升，煮取一升二合，饮之取吐，即愈。天行毒病，非苦参、醋药不解，及温覆取汗良。

3.谷疸食劳：食毕头旋，心怫郁不安而发黄。由失饥大食，胃气冲熏所致。苦参三两，龙胆一合，为末，牛胆丸梧子大。生大麦苗汁服五丸，日三服。

4.小儿身热：苦参，煎汤，浴之良。

5.毒热足肿作痛欲脱者：苦参，煮酒渍之。

6.梦遗食减：白色苦参三两，白术五两，牡蛎粉四两，为末。用雄猪肚一具，洗净，砂罐煮烂，石白捣和药，干则入汁，丸小豆大。每服四十丸，米汤下，日三服。久服身肥食进，而梦遗立止。

7.小腹热痛，青黑或赤色，不能喘者：苦参一两，醋一升半，煎八合，分二服。

8.中恶心痛：苦参三两，苦酒一升半，煮取八合，分二服。

9.饮食中毒，鱼肉菜等毒：上方煎服，取吐即愈。

10.血痢不止：苦参炒焦为末，水丸梧子大。每服十五丸，米饮下。

11.大肠脱肛：苦参、五倍子、陈壁土等分。煎汤洗之，以木贼末敷之。

12.妊娠尿难：方见贝母下。产后露风，四肢苦烦热、头痛者，与小柴胡；头不痛者，用苦参二两，黄芩一两，生地黄四两。水八升，煎二升，分数服。

13.齿缝出血：苦参一两，枯矾一钱，为末，日三揩之。

14.龋齿风痛：方见发明下。鼻疮脓臭，有虫也。苦参、枯矾一两，生地黄汁三合。水二盏，煎三合，少少滴之。

15.肺热生疮，遍身皆是：用苦参末，粟米饮，丸梧子大。每服五十丸，空心米饮下。

16.遍身风疹：痒痛不可忍，胸颈脐腹及近隐皆然者，亦多涎痰，夜不得睡。用苦参末一两，皂角二两，水一升，揉滤取汁。银石器熬成膏，和末丸梧子大。每服三十丸，食后温水服。

17.大风癞疾：用苦参五两（切），以好酒三斗渍三十日。每饮一合，日三服，常服不绝。若觉痹，即瘥。一方用苦参末二两，以猪肚盛之，缝合煮熟，取出去药。先饿一日，次早先饮新水一盏，将猪肚食之，如吐再食。待一二时，以肉汤调无忧散五七钱服，取出大、小虫一二万为效。后以不蛀皂角一斤，去皮子，煮汁，入苦参末调糊。下何首乌末二两，防风末一两半，当归末一两，芍药末五钱，人参末三钱，丸梧子大。每服三五十丸，温酒或茶下，日三服。仍用麻黄、苦参、荆芥煎水洗之。

18.肾脏风毒及心肺积热，皮肤生疥癞，瘙痒时出黄水，及大风手足坏烂，一切风疾:苦参两斤,荆芥穗一斤,为末,水糊丸梧子大。每服三十丸,茶下。

19.上下诸瘘,或在项,或在下部:用苦参五升,苦酒一斗,渍三四日服之,以知为度。

20.鼠瘘恶疮:苦参二斤,露蜂房二两,曲二斤,水三斗,渍二宿,去滓,入黍米二升,酿熟,稍饮,日三次。

21.下部漏疮:苦参煎汤,日日洗之。

22.瘰疬结核:苦参四两捣末。牛膝汁丸绿豆大。每暖水下二十丸。

23.汤火伤灼:苦参末,油调敷之。

24.赤白带下:苦参二两,牡蛎粉一两五钱。为末。以雄猪肚一个,水三碗煮烂,捣泥和丸梧子大。每服百丸,温酒下。

茈胡

【原文】 味苦,平。主心腹肠胃中结气,饮食积聚,寒热邪气,推陈致新。久服轻身明目,益精。一名地薰[2]。生川谷。

【校勘】

[1]茈:《新修》作"柴"。

[2]薰:《御览》作"重"。

【译文】 茈胡,味苦,性平。主治胸腹胃肠内气机郁结不散,使饮食积聚不化;有寒热邪气使人发冷发烧,其能推陈出新。长期服用使身体轻巧,眼睛明亮且添阴精。一个名字叫地薰。生长在两山之间的高坡土地而有水源的地方。

【药物基源】 本品为伞形科植物柴胡 *Bupleurum chinense* DC. 或狭叶柴胡 *Bupleurum scorzonerifolium* Willd. 的干燥根。按性状不同,分别习称"北柴胡"和"南柴胡"。春、秋二季采挖,除去茎叶和泥沙,干燥。(见附图62)

【附方】

1.伤寒余热:伤寒之后,邪入经络,体瘦肌热,推陈致新,解利伤寒时气伏暑,仓卒并治,不论长幼。柴胡四两,甘草一两。每用三钱,水一盏,煎服。

2.小儿骨热,十五岁以下,遍身如火,日渐黄瘦,盗汗,咳嗽烦渴:柴胡四两,丹砂三两,为末,獖猪胆汁拌和,饭上蒸熟,丸绿豆大。每服一丸,桃仁、乌梅汤下,日三服。

3.虚劳发热:柴胡、人参等分。每服三钱,姜、枣同水煎服。

4.湿热黄疸:柴胡一两,甘草二钱半。作一剂,以水一碗,白茅根一握,煎至七分,任意时时服,一日尽。

5.眼目昏暗:柴胡六铢,决明子十八铢。治筛,人乳汁和敷目上,久久夜见五色。

6.积热下痢:柴胡、黄芩等分。半酒半水煎七分,浸冷,空心服之。

芎䓖

【原文】 味辛,温。主中风入脑头痛,寒痹筋挛缓急,金疮,妇人血闭无子。生川谷。

【译文】 芎䓖,味辛,性温。主治伤于风邪而进入人的脑部使人头痛;寒痹有筋脉结聚拘挛、能使挛急舒缓而恢复正常;金属创伤;妇人血脉闭阻而无月经不生孩子。生长在两山之间的高坡土地而有水源的地方。

【药物基源】 本品为伞形科植物川芎 *Ligusticum chuanxiong* Hort. 的干燥根茎。夏季当茎上的节盘显著突出,并略带紫色时采挖,除去泥沙,晒后烘干,再去须根。

【附方】

1.生犀丸:去痰清目,进饮食。用川芎十两,紧小者,粟米泔浸二日换,切片,晒干为末,分作两料。每料入麝、脑各一分,生犀半两,重汤煮,蜜和丸小弹子大。茶、酒嚼下一丸。痰,加朱砂半两;膈壅,加牛黄一分,水飞铁粉一分。头目昏眩,加细辛一分。口眼歪斜,加炮天南星一分。气虚头痛:川芎为末,腊茶调服二钱,甚捷。曾有妇人产后头痛,一服即愈。

2.气厥头痛及产后头痛:川芎、天台乌药等分,为末。每服二钱,葱茶调下。

3.风热头痛:川芎一钱,茶叶二钱,水一钟,煎五分,食前热服。

4.头风化痰:川芎洗切,晒干为末,炼蜜丸如小弹子大。不拘时嚼一丸,清茶下。

5.偏头风痛:川芎细锉,浸酒日饮之。

6.风热上冲,头目眩晕:川芎、槐子各一两,为末。每服三钱,用茶清调下。胸中不利,以水煎服。

7.首风眩晕及偏正头疼,多汗恶风,胸膈痰饮:川芎一斤,天麻四两,为末,炼蜜丸如弹子大。每嚼一丸,清茶下。

8.失血眩晕:川芎一个,为末,烧酒服之。

9.经闭验胎:经水三个月不行。验胎法:生川芎为末,空心煎艾汤服一匙。腹内微动者是有胎,不动者非也。

10.损动胎气:因跌扑举重,损胎不安,或子死腹中者。川芎为末,酒服方寸

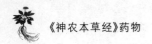

匕,须臾一二服。立出。

11. 崩中下血,昼夜不止:川芎一两,清酒一大盏,煎取五分,徐徐进之。《圣惠》:加生地黄汁二合,同煎。酒癖胁胀,时复呕吐,腹有水声。川芎、三棱(炮)各一两,为末。每服二钱,葱白汤下。

12. 小儿脑热好闭目,或太阳痛,或目赤肿:川芎、薄荷、朴硝各二钱,为末,以少许吹鼻中。

13. 齿败口臭:水煎川芎,含之。

14. 牙齿疼痛:大川芎一个,入旧糟内藏一月,取焙,入细辛同研末,揩牙。

15. 产后乳悬:妇人产后,两乳忽长,细小如肠,垂过小肚,痛不可忍,危亡须臾,名曰乳悬。将川芎、当归各一斤,以半斤锉散,于瓦石器内,用水浓煎,不拘多少频服;仍以一斤半锉块,于病人桌下烧烟,令将口鼻吸烟。用尽未愈,再作一料。仍以蓖麻子一粒,贴其顶心。

当归

【原文】 味甘,温。主欬逆上气,温疟,寒热洗洗在皮肤中,妇人漏下绝子,诸恶疮疡,金疮。煮[1]饮之。一名乾[2]归。生川谷。

【校勘】

[1]煮:姜本其下有"汁"字。

[2]乾:《御览》作"干"。

【译文】 当归,味甘,性温。主治咳逆吸气困难;温疟有发冷发烧,如凉水布散在皮肤中;妇人漏下使孩子死亡;众多恶疮有溃疡,被金属创伤,要煮成汁饮服它。一个名字叫乾归。生长在两山之间的高坡土地而有水源的地方。

【药物基源】 本品为伞形科植物当归 *Angelica sinensis*(Oliv.)Diels 的干燥根。秋末采挖,除去须根和泥沙,待水分稍蒸发后,捆成小把,上棚,用烟火慢慢熏干。(见附图 63)

【附方】

1. 血虚发热:当归补血汤,治肌热燥热,目赤面红,烦渴引饮,昼夜不息,其脉洪大而虚,重按全无力,此血虚之候也。得于饥困劳役,证象白虎,但脉不长实为异耳。若误服白虎汤即死,宜此主之。当归身(酒洗)二钱,绵黄芪(蜜炙)一两,作一服。水二盏,煎一盏,空心温服,日再服。

2. 失血眩晕:凡伤胎去血,产后去血,崩中去血,金疮去血,拔牙去血,一切去血过多,心烦眩运,闷绝不省人事。当归二两,芎䓖一两。每用五钱,水七分,酒三分,煎七分,热服,日再。

3. 衄血不止:当归(焙)研末,每服一钱,米饮调下。

4. 小便出血:当归四两(锉),酒三升,煮取一升,顿服。

5. 头痛欲裂:当归二两,酒一升,煎取六合,饮之,日再服。

6. 内虚目暗,补气养血:用当归(生晒)六两,附子(火炮)一两,为末,炼蜜丸梧子大。每服三十丸,温酒下,名六一丸。

7. 心下痛刺:当归为末,酒服方寸匕。

8. 手臂疼痛:当归三两(切),酒浸三日,温饮之。饮尽,别以三两再浸,以瘥为度。

9. 温疟不止:当归一两。水煎饮,日一服。

10. 久痢不止:当归二两,吴茱萸一两。同炒香,去萸不用,为末,蜜丸梧子大。每服三十丸,米饮下,名胜金丸。

11. 大便不通:当归、白芷等分,为末。每服二钱,米汤下。

12. 妇人百病,诸虚不足者:当归四两,地黄二两,为末,蜜丸梧子大。每食前,米饮下十五丸。

13. 月经逆行,从口鼻出:先以京墨磨汁服,止之。次用当归尾、红花各三钱。水一盏半,煎八分,温服,其经即通。

14. 室女经闭:当归尾、没药各一钱,为末,红花浸酒,面北饮之,一日一服。

15. 妇人血气,脐下气胀,月经不利,血气上攻欲呕,不得睡:当归四钱,干漆(烧存性)二钱,为末,炼蜜丸梧子大。每服十五丸,温酒下。

16. 堕胎下血不止:当归(焙)一两,葱白一握。每服五钱,酒一盏半,煎八分,温服。

17. 妊娠胎动:治妇人妊娠伤动,或子死腹中,血下疼痛,口噤欲死。服此探之,不损则痛止,已损便立下,此乃徐王神验方也。当归二两,芎劳一两,为粗末。每服三钱,水一盏,煎令泣泣欲干,投酒一盏,再煎一沸,温服,或灌之。如人行五里,再服。不过三五服,便效。

18. 产难胎死,横生倒生。用当归三两,芎劳一两,为末。先以大黑豆炒焦,入流水一盏,童便一盏,煎至一盏,分为二服。未效再服。

19. 倒产子死不出:当归末,酒服方寸匕。

20. 产后血胀,腹痛引胁:当归二钱,干姜(炮)五分,为末。每服三钱,水一盏,煎八分,入盐、醋少许,热服。

21. 产后腹痛如绞:当归末五钱,白蜜一合,水一盏,煎一盏,分为二服。未效再服。

22. 产后自汗,壮热,气短,腰脚痛不可转:当归三钱,黄芪、白芍药(酒炒)各

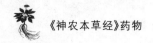

二钱,生姜五片。水一盏半,煎七分,温服。

23.产后中风,不省人事,口吐涎沫,手足痉挛:当归、荆芥穗等分,为末。每服三钱,水一盏,酒少许,童尿少许,煎七分,灌之,下咽即有生意,神效。

24.小儿胎寒好啼,昼夜不止,因此成痫:当归末一小豆大,以乳汁灌之,日夜三四度。

25.小儿脐湿不早治,成脐风,或肿赤,或出水:用当归末敷之。一方,入麝香少许。一方,用胡粉等分。试之最验。若愈后因尿入复作,再敷即愈。

26.汤火伤疮,焮赤溃烂:当归、黄蜡各一两,麻油四两。以油煎当归焦黄,去滓,纳蜡搅成膏,出火毒,摊贴之。

27.白黄色枯:当归、白术二两,水煎,蜜和服。

麻黄

【原文】 味苦,温[1]。主中风、伤寒头痛,瘟疟,发表出汗,去邪热气,止欬逆上气,除寒热,破癥坚积聚。一名龙沙。生山谷。

【校勘】

[1]味苦,温:《吴普本草》:"神农、雷公:苦,无毒。"

【译文】 麻黄,味苦,性温。主治伤于风寒使人头痛;瘟疟先高烧后发冷,使人出汗令邪从肌表出来,以去除邪热之气;能使咳逆吸气困难停止,发冷发烧消除;能够攻克坚固的癥及积聚。一个名字叫龙沙。生长在山的土石而有水源的地方。

【药物基源】 本品为麻黄科植物草麻黄 *Ephedra sinica* Stapf、中麻黄 *Ephedra intermedia* Schrenk et C. A. Mey. 或木贼麻黄 *Ephedra equisetina* Bge. 的干燥草质茎。秋季采割绿色的草质茎,晒干。(见附图64)

【附方】

1.天行热病,初起一二日者:麻黄一大两(去节),以水四升煮,去沫,取二升,去滓,着米一匙及豉,为稀粥。先以汤浴后,乃食粥,厚覆取汗,即愈。

2.伤寒雪煎:麻黄十斤(去节),杏仁四升(去皮,熬),大黄一斤十三两。先以雪水五石四斗,渍麻黄于东向灶釜中。三宿后,纳大黄搅匀,桑薪煮至二石,去滓。纳杏仁同煮至六七斗,绞去滓,置铜器中。更以雪水三斗,合煎令得二斗四升,药成,丸如弹子大。有病者以沸白汤五合,研一丸服之,立汗出。不愈,再服一丸。封药勿令泄气。

3.伤寒黄疸,表热者,麻黄醇酒汤主之:麻黄一把(去节绵裹),美酒五升,煮取半升,顿服取小汗。春月用水煮。

4.里水黄肿:张仲景云:一身面目黄肿,其脉沉,小便不利,甘草麻黄汤主之。麻黄四两(水五升,煮去沫),入甘草二两,煮取三升。每服一升,重覆汗出。不汗再服。慎风寒。《千金要方》云:有患气虚久不瘥,变成水病,从腰以上肿者,宜此发其汗。水肿脉沉属少阴,其脉浮者为风,虚胀者为气,皆非水也。

5.风痹冷痛:麻黄(去根)五两,桂心二两,为末,酒二升,慢火熬如饧。每服一匙,热酒调下,至汗出为度。避风。

6.小儿慢脾风,因吐泄后而成:麻黄(长五寸)十个(去节),白术(指面大)二块,全蝎二个(生薄荷叶包煨),为末。二岁以下一字,三岁以上半钱,薄荷汤下。

7.尸咽痛痹,语声不出:麻黄以青布裹,烧烟筒中熏之。

8.产后腹痛及血下不尽:麻黄去节,为末。酒服方寸匕,一日二三服,血下尽,即止。

9.心下悸病:半夏麻黄丸,用半夏、麻黄等分,末之,炼蜜丸小豆大。每饮服三丸,日三服。

10.痘疮倒靥:麻黄(去节)半两,以蜜一匙同炒良久,以水半升煎数沸,去沫再煎去三分之一,去滓乘热服之。避风,其疮复出也。一法:用无灰酒煎,其效更速。

通草

【原文】　味辛,平。主去恶虫,除脾胃寒热,通利九窍、血脉、关节,令人[1]不忘。一名附支。生山谷。

【校勘】

[1]令人:《御览》无。

【译文】　通草,味辛,性平。主要能去除寄生虫;除掉脾胃寒热之邪,能使九窍、血脉、关节通利,使人不虚妄。一个名字叫附支。生长在高山的土石而有水源的地方。

【药物基源】　本品为木通属植物五叶木通 *Akebia quinata*(Thunb.)Decne.、三叶木通 *A. trifoliate*(Thunb.)Koidz 和白木通 *A. trifoliate*(Thunb.)Koidz. var. *australis*(Diels)Rehd. 或者五加科植物通脱木 *Tetrapanax papyriferus*(Hook.)K. Koch 的干燥茎髓。秋季割取茎,截成段,趁鲜取出髓部,理直,晒干。秋季采收,截取茎部,除去细枝,阴干。(见附图65、附图66)

【附方】

1.心热尿赤,面赤唇干,咬牙口渴:导赤散,用木通、生地黄、炙甘草等分,为末。每服三钱,入竹叶七片,水煎服。

2.妇人血气:木通,浓煎三五盏,饮之即通。

3.金疮踠折:通草,煮汁酿酒,日饮。

芍[1]药

【原文】 味苦,平[2]。主邪气腹痛。除血痹,破坚积,寒热,疝瘕,止痛,利小便,益气。生山谷及丘陵。

【校勘】

[1]芍:森本作"勺"。

[2]味苦,平:《御览》作"味苦,辛。"

【译文】 芍药,味苦,性平。主治不正邪恶之气,郁滞腹痛;祛除血脉痹阻,以攻克坚固积证,发冷发烧;疝瘕腹内疼痛;能使疼痛停止;使小便通利;添补气力。生长在山的土石而有水源的地方及小土山、大土山上。

【药物基源】 《本经》赤白芍不分。本品为毛茛科植物芍药 *Paeonia lactiflora* PalL 或川赤芍 *Paeonia veitchii* Lynch 的干燥根。春、秋二季采挖,除去根茎、须根及泥沙,晒干。(见附图67、附图68)

【附方】

1.腹中虚痛:白芍药三钱,炙甘草一钱。夏月,加黄芩五分;恶寒,加肉桂一钱;冬月大寒,再加桂一钱。水二盏,煎一半,温服。

2.风毒骨痛在髓中:芍药二分,虎骨一两(炙),为末。夹绢袋盛,酒三升,渍五日。每服三合,日二服。

3.脚气肿痛:白芍药六两,甘草一两,为末,白汤点服。

4.消渴引饮:白芍药、甘草等分,为末。每用一钱,水煎服,日三服。

5.小便五淋:赤芍药一两,槟榔一个(面裹煨),为末。每服一钱,水一盏,煎七分,空心服。

6.衄血不止:赤芍药为末,水服二钱匕。

7.衄血咯血:白芍药一两,犀角末二钱半,为末。新水服一钱匕,血止为限。

8.崩中下血,小腹痛甚者:芍药一两(炒黄色),柏叶六两(微炒)。每服二两,水一升,煎六合,入酒五合,再煎七合,空心分为两服。亦可为末,酒服二钱。

9.经水不止:白芍药、香附子、熟艾叶各一钱半。水煎服之。

10.血崩带下:赤芍药、香附子等分,为末。每服二钱,盐一捻,水一盏,煎七分,温服,日二服。十服见效,名如神散。

11. 金疮血出：白芍药一两，熬黄为末。酒或米饮服二钱，渐加之。仍以末敷疮上即止，良验。

12. 痘疮胀痛：白芍药为末，酒服半钱匕。

13. 木舌肿满，塞口杀人：红芍药、甘草煎水热漱。

14. 鱼骨哽咽：白芍药嚼细咽汁。

蠡实

【原文】 味甘，平。主皮肤寒热，胃中热气，风寒湿痹，坚筋骨。令人嗜食，久服轻身。花、叶，去白虫。一名剧草，一名三坚，一名豕首。生川谷。

【译文】 蠡实，味甘，性平。主治皮肤有发冷发热的症状；胃内如有热气；治风寒湿痹，能使筋骨坚固；使人有食欲。长期服用使身体轻巧。花、叶能祛除绦虫。一个名字叫剧草，一个名字叫三坚，一个名字叫豕首。生长在两山之间的高坡土地而有水源的地方。

【药物基源】 本品为鸢尾科植物马蔺 Iris lactea Pall. 的种子。8～9月果熟时采收，将果实割下晒干，打下种子，除去杂质，再晒干。（见附图69）

【附方】

1. 喉痹肿痛：用蠡实一合，升麻五分，水一升，煎三合，入少蜜搅匀，细呷，大验。

2. 水痢百病：用马蔺子（即蠡实），以六月六日面熬，各等分，为末，空心米饮服方寸匕。如无六月六日面，常面亦可，牛骨灰亦可。又方：马蔺子、干姜、黄连各等分，为散，熟汤服二方寸匕，入腹即断也。冷、热皆治，常用神效，不得轻之。忌猪肉、冷水。

3. 肠风下血，有疙瘩疮，破者不治：马蔺子一斤（研破酒浸，夏三日、冬七日，晒干），何首乌半斤，雄黄、雌黄各四两，为末，以浸药酒打糊丸梧子大。每服三十丸，温酒下，日三服，见效。

瞿麦

【原文】 味苦，寒。主关格，诸癃结，小便不通。出刺，决痈肿，明目，去翳，破胎堕子，闭血。一名巨句麦。生川谷。

【译文】 瞿麦，味苦，性寒。主治关格癃闭结聚使小便不通；能使拔刺出来；使痈肿破裂而出脓，能去翳膜使眼睛视物清楚；能损坏胎儿使其堕下及治疗血脉不通。一个名字叫巨句麦。生长在两山之间的高坡土地而有水源的地方。

【药物基源】 本品为石竹科植物瞿麦 *Dianthus superbus* L. 或石竹 *Dianthus chinensis* L. 的干燥地上部分。夏、秋二季花果期采割，除去杂质，干燥。（见附图70）

【附方】

1.小便石淋：瞿麦子捣为末，酒服方寸匕，日三服，三日当下石。

2.小便不利有水气，栝蒌瞿麦丸主之：瞿麦二钱半，栝蒌根二两，大附子一个，茯苓、山芋各三两，为末，蜜和丸梧子大。一服三丸，日三。未知，益至七八丸。以小便利、腹中温为知也。

3.下焦结热，小便淋闭，或有血出，或大小便出血：瞿麦穗一两，甘草（炙）七钱五分，山栀子仁（炒）半两，为末。每服七钱，连须葱头七个，灯心五十茎，生姜五片，水二碗，煎至七分，时时温服。名立效散。

4.子死腹中或产经数日不下：以瞿麦煮浓汁服之。

5.九窍出血，服药不止者：南天竺草（即瞿麦）拇指大一把，山栀子仁三十个，生姜一块，甘草（炙）半两，灯草一小把，大枣五枚。水煎服。

6.目赤肿痛浸淫等疮：瞿麦炒黄为末，以鹅涎调涂眦头即开。或捣汁涂之。

7.眯目生翳，其物不出者，生肤翳者：瞿麦、干姜（炮）为末。井华水调服二钱，日二服。

8.鱼脐疔疮：瞿麦烧灰，和油敷之。

9.咽喉骨哽：瞿麦为末。水服方寸匕，日二。

10.竹木入肉：瞿麦为末。水服方寸匕。或煮汁，日饮三次。

11.箭刀在肉及咽喉胸膈诸隐处不出：酒服瞿麦末方寸匕，日三服。

玄参

【原文】 味苦，性微寒。主腹中寒热，积聚，女子产乳馀①疾，补肾气，令人目明。一名重台。生川谷。

【注释】

①馀：余后。

【译文】 玄参，味苦，性微寒。主治腹内寒热；积聚不散；妇女生孩子后的病证；其能补肾气，使人的眼睛视物清楚。一个名字叫重台。生长在两山之间的高坡土地而有水源的地方。

【药物基源】 本品为玄参科植物玄参 *Scrophularia ningpoensis* Hemsl.

的干燥根。冬季茎叶枯萎时采挖,除去根茎、幼芽、须根及泥沙,晒或烘至半干,堆放 3～6 天,反复数次至干燥。(见附图 71)

【附方】

1. 诸毒鼠瘘:玄参渍酒,日日饮之。

2. 年久瘰疬:生玄参,捣敷上,日二易之。

3. 赤脉贯瞳:玄参为末,以米泔煮猪肝,日日蘸食之。

4. 发斑咽痛:玄参升麻汤,用玄参、升麻、甘草各半两。水三盏,煎一盏半,温服。

5. 急喉痹风:不拘大人小儿。玄参、牛蒡子(半生半炒)各一两,为末。新水服一盏,立瘥。

6. 鼻中生疮:玄参末涂之,或以水浸软,塞之。

7. 三焦积热:玄参、黄连、大黄各一两。为末,炼蜜丸梧子大。每服三四十丸,白汤下。小儿,丸粟米大。

秦艽

【原文】　味苦,平。主寒热邪气,寒湿风痹,肢[1]节痛,下①水,利小便。生川谷。

【校勘】

[1]肢:《图经衍义本草》作"枝"。

【注释】

①下:去除,灭。

【译文】　秦艽,味苦,性平。主治寒热邪气,使身有发冷发烧;使寒湿风邪四肢关节痹阻疼痛终止;能去水邪,使小便通利。生长在山的土石而有水源的地方。

【药物基源】　本品为龙胆科植物秦艽 *Gentiana macrophylla* Pall.、麻花秦艽 *Gentiana straminea* Maxim.、粗茎秦艽 *Gentiana crassicaulis* Duthie ex Burk. 或小秦艽 *Gentiana dahurica* Fisch. 的干燥根。前三种按性状不同分别习称"秦艽"和"麻花艽",后一种习称"小秦艽"。春、秋二季采挖,除去泥沙;秦艽和麻花艽晒软,堆置"发汗"至表面呈红黄色或灰黄色时,摊开晒干,或不经"发汗"直接晒干;小秦艽趁鲜时搓去黑皮,晒干。(见附图 72)

【附方】

1. 五种黄疸:崔元亮《海上方》云:"凡黄有数种:伤酒发黄,误食鼠粪亦作黄,因劳发黄,多痰涕,目有赤脉,益憔悴,或面赤恶心者是也。用秦艽一大两,锉作两帖。每帖用酒半升,浸绞取汁,空腹服,或利便止。就中饮酒人易治,屡用得力。”《贞元广利方》:“治黄病内外皆黄,小便赤,心烦口干者。以秦艽三两,牛乳一大升,煮取七合,分温再服。此方出于许仁则。又孙真人方:加芒硝六钱。”

2.暴泻引饮:秦艽二两,甘草(炙)半两。每服三钱,水煎服。

3.伤寒烦渴,心神躁热:用秦艽一两,牛乳一大盏,煎六分,分作二服。

4.小便艰难或转胞,腹满闷,不急疗,杀人:用秦艽一两,水一盏,煎七分,分作二服。又方:加冬葵子等分,为末,酒服一匕。

5.胎动不安:秦艽、甘草(炙)、鹿角胶(炒)各半两。为末。每服三钱,水一大盏,糯米五十粒,煎服。又方:秦艽、阿胶(炒)、艾叶等分。如上煎服。

6.发背初起疑似者:便以秦艽、牛乳煎服,得快利三五行,即愈。

7.疮口不合,一切皆治:秦艽为末,掺之。

百合

【原文】 味甘,平。主邪气腹胀[1],心痛,利大、小便,补中益气。生川谷。

【校勘】

[1]胀:孙本作“张”。

【译文】 百合,味甘,性平。主治鬼邪、气郁使人腹胀胃脘疼痛;能通利大小便,补益内脏使气力增加。生长在两山之间的高坡土地而有水源的地方。

【药物基源】 本品为百合科植物卷丹 *Lilium lancifolium* Thunb.、百合 *Lilium brownii* F. E. Brown var. *viridulum* Baker 或细叶百合 *Lilium pumilum* DC. 的干燥肉质鳞叶。秋季采挖,洗净,剥取鳞叶,置沸水中略烫,干燥。(见附图73)

【附方】

1.百合病:百合知母汤,治伤寒后百合病,行住坐卧不定,如有鬼神状,已发汗者。用百合七枚,以泉水浸一宿,明旦更以泉水二升,煮取一升,却以知母三两,用泉水二升煮一升,同百合汁再煮取一升半,分服。

2.百合鸡子汤:治百合病已经吐后者。用百合七枚,泉水浸一宿,明旦更以泉水二升,煮取一升,入鸡子黄一个,分再服。

3.百合代赭汤:治百合病已经下后者。用百合七枚,泉水浸一宿,明旦更以泉水二升,煮取一升,却以代赭石一两,滑石三两,水二升,煮取一升,同百合汁再煮取一升半,分再服。

4.百合地黄汤:治百合病未经汗吐下者。用百合七枚,泉水浸一宿,明旦更以泉水二升,煮取一升,入生地黄汁一升,同煎取一升半,分再服。

5.百合变渴:病已经月,变成消渴者。百合一升,水一斗,渍一宿,取汁温浴病人。浴毕食白汤饼。百合腹满,作痛者:用百合炒为末,每饮服方寸匕,日二。

6.阴毒伤寒:百合煮浓汁,服一升良。

7.肺脏壅热,烦闷咳嗽者:新百合四两,蜜和蒸软,时时含一片,吞津。

8.肺病吐血:新百合捣汁,和水饮之。亦可煮食。

9.耳聋耳痛:干百合为末,温水服二钱,日二服。

10.拔白换黑:七月七日,取百合熟捣,用新瓷瓶盛之,密封挂门上,阴干百日。每拔去白者掺之,即生黑者也。

11.游风隐疹:以楮叶掺动,用盐泥二两,百合半两,黄丹二钱,醋一分,唾四分,捣和贴之。

12.疮肿不穿:野百合,同盐捣泥,敷之良。

13.天泡湿疮:生百合捣涂,一二日即安。

14.鱼骨哽咽:百合五两,研末。蜜水调围颈项包住,不过三五次即下。

知母

【原文】　味苦,寒。主消渴热中①,除邪气,肢体浮肿,下②水,补不足,益气。一名蚔母,一名连母,一名野蓼[1],一名地参,一名水参,一名水浚[2],一名货母,一名蝭母。生川谷。

【校勘】

[1]野蓼:姜本无。

[2]浚:姜本作"须"。

【注释】

①热中:中,身也。即体内有热。其表现为两个方面:一为外邪入里而使脏腑内有热使身体发热。《素问·风论》:"风气与阳明入胃,循脉而上至目内眦,其入目也,则风气不得外泄,则为热中目黄。"二为阴虚胃内热,或其他脏腑有热者,《灵枢·五邪》:"阳气有余,阴气足,则热中,善饥。"

②下:去除,灭。

【译文】　知母,味甘,性寒。主治消渴,身内发热以除掉热邪;肢体有浮肿,使水泄下;补其不足则能增添气力。一个名字叫蚔母,一个名字叫连母,一个名

127

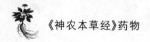

字叫野蓼,一个名字叫水参,一个名字叫水浚,一个名字叫货母,一个名字叫蝭母。生长在两山之间的高坡土地而有水源的地方。

【药物基源】 本品为百合科植物知母 *Anemarrhena asphodeloides* Bge. 的干燥根茎。春、秋二季采挖,除去须根和泥沙,晒干,习称"毛知母";或除去外皮,晒干。(见附图 74)

【附方】

1.久近痰嗽,自胸膈下塞停饮,至于脏腑:用知母、贝母各一两(为末),巴豆三十枚(去油,研匀)。每服一字,用姜三片,二面蘸药,细嚼咽下,便睡,次早必泻一行,其嗽立止。壮人乃用之。一方不用巴豆。

2.久嗽气急:知母(去毛,切)五钱(隔纸炒),杏仁(姜水泡,去皮尖,焙)五钱。以水一盏半,煎一盏,食远温服。次以萝卜子、杏仁等分,为末,米糊丸。服五十丸,姜汤下,以绝病根。

3.妊娠子烦:因服药致胎气不安,烦不得卧者。知母一两(洗焙),为末,枣肉丸弹子大。每服一丸,人参汤下。医者不识此病,作虚烦治,反损胎气。产科郑宗文得此方于陈藏器《本草拾遗》中,用之良验。

4.妊娠腹痛:月未足,如欲产之状。用知母二两为末,蜜丸梧子大。每粥饮下二十丸。

5.嵌甲肿痛:知母(烧存性)研,掺之。

贝母

【原文】 味辛,平。主伤寒烦热,淋沥邪气,疝瘕,喉痹,乳难,金疮风痉。一名空草[1]。

【校勘】

[1]空草:姜本无。另,依文例其后应有生长环境,待考补。

【译文】 贝母,味辛,性平。主治伤寒使人烦热;著湿雾露邪气;疝瘕;喉痹;分娩困难;金属创伤后受风使人得破伤风而抽搐。一名空草。

【药物基源】 本品为百合科贝母属植物浙贝母 *Fritillaria thunbergii* Miq. 的地下鳞茎。初夏植株枯萎时采挖,洗净,擦去外皮,拌以煅过的贝壳粉,吸去浆汁,切厚片或打成碎块。(见附图 75、附图 76)

【附方】

1.忧郁不伸,胸膈不宽:贝母去心,姜汁炒研,姜汁面糊丸。每服七十丸,征士锁甲煎汤下。

2.化痰降气,止咳解郁,消食除胀,有奇效:用贝母(去心)一两,姜制厚朴半两。蜜丸梧子大。每白汤下五十丸。

3.小儿晬嗽,百日内咳嗽痰壅:贝母五钱,甘草(半生半炙)二钱。为末,沙糖丸芡子大,每米饮化下一丸。

4.孕妇咳嗽:贝母去心,麸炒黄为末,沙糖拌丸芡子大。每含咽一丸,神效。

5.妊娠尿难,饮食如故:用贝母、苦参、当归各四两,为末,蜜丸小豆大,每饮服三丸至十丸。

6.乳汁不下:二母散,用贝母、知母、牡蛎粉等分,为细末。每猪蹄汤调服二钱。

7.冷泪目昏:贝母一枚,胡椒七粒,为末点之。

8.目生弩肉:用贝母、真丹等分为末,日点。《摘玄方》:用贝母、丁香等分,为末。乳汁调点。

9.吐血不止:贝母炮研,温浆水服二钱。

10.衄血不止:贝母(炮)研末,浆水服二钱,良久再服。

11.小儿鹅口,满口白烂:贝母(去心为末)半钱,水五分,蜜少许,煎三沸,缴净抹之,日四五度。

12.吹奶作痛:贝母末,吹鼻中。

13.乳痈初肿:贝母末,酒服二钱,仍令人吮之,即通。

14.便痈肿痛:贝母、白芷等分为末,酒调服或酒煎服,以滓贴之。

15.紫白癜斑:贝母、南星等分,为末,生姜带汁擦之。《德生堂方》:用贝母、干姜等分,为末,如澡豆,入密室中浴擦,得汗为妙。《谈野翁方》:以生姜擦动,醋磨贝母涂之。《圣惠方》:用贝母、百部等分,为末,自然姜汁调搽。

16.蜘蛛咬毒:缚定咬处,勿使毒行。以贝母末酒服半两,至醉。良久酒化为水,自疮口出,水尽,仍塞疮口,甚妙。

白芷

【原文】　味辛,温。主女人漏下赤白,血闭阴肿,寒热,风头侵目泪出。长肌肤润泽,可作面脂。一名芳香。生川谷。

【译文】　白芷,味辛,性温。主治女人经血流出色红或色淡白的带下,血瘀使阴部肿胀;有发冷发烧;风邪伤头使人头痛,侵犯到眼睛使人流泪。善于使肌肉、皮肤润泽好看,可以作成美容的油脂剂。一个名字叫芳香。生长在两山之间高坡的土地而有水源的地方。

【药物基源】　本品为伞形科植物白芷 *Angelica dahurica* (Fisch. exHoffm.)

Benth. et Hook. f. 、杭白芷 *Angelica dahurica*（Fisch. exHoffm. ）Benth. et Hook. f. var. *formosana*（Boiss. ）Shan et Yuan、川白芷 *Heracleum maximum* Bartr. 的干燥根。秋播种植的，次年 7～9 月间茎叶枯黄时采挖；春播种植的，当年 10 月采挖。择晴天，先割去地上部分，再挖出根部。除净残茎、须根及泥土（不用水洗），晒干或微火烘干。置干燥不通风处保存，防虫蛀或霉烂。（见附图 77）

【附方】

1. 一切伤寒，一切风邪：神白散，又名圣僧散，治时行一切伤寒，不问阴阳轻重、老少男女孕妇，皆可服之。用白芷一两，生甘草半两，姜三片，葱白三寸，枣一枚，豉五十粒。水二碗，煎服取汗。不汗再服。病至十余日未得汗者，皆可服之。

2. 风寒流涕：香白芷一两，荆芥穗一钱，为末，蜡茶点服二钱。

3. 小儿流涕，是风寒也：白芷末、葱白，捣丸小豆大。每茶下二十九。仍以白芷末，姜汁调，涂太阳穴，乃食热葱粥取汗。

4. 小儿身热：白芷煮汤浴之。取汗避风。

5. 头面诸风：香白芷切，以萝卜汁浸透，晒干，为末。每服二钱，白汤下。或以嗜鼻。

6. 偏正头风：香白芷（炒）二两五钱，川芎（炒）、甘草（炒）、川乌头（半生半熟）各一两，为末。每服一钱，细茶、薄荷汤调下。

7. 眉棱骨痛：属风热与痰。白芷、片芩（酒炒）等分，为末。每服二钱，茶清调下。

8. 风热牙痛：香白芷一钱，朱砂五分，为末，蜜丸芡子大。频用擦牙。或以白芷、吴茱萸等分，浸水漱涎。

9. 一切眼疾：白芷、雄黄为末，炼蜜丸龙眼大，朱砂为衣。每服一丸，食后茶下，日二服。

10. 口齿气臭：用香白芷七钱，为末。食后井水服一钱。又用白芷、川芎等分，为末，蜜丸芡子大，日噙之。

11. 盗汗不止：太平白芷一两，辰砂半两，为末。每服二钱，温酒下。

12. 血风反胃：香白芷一两（切片，瓦炒黄），为末。用猪血七片，沸汤泡七次，蘸末食之，一日一次。

13. 脚气肿痛：白芷、芥子等分，为末。姜汁和，涂之效。

14. 妇人白带：白芷四两，以石灰半斤，腌三宿，去灰切片，炒研末。酒服二钱，日二服。

15. 妇人难产：白芷五钱，水煎服之。

16. 胎前产后乌金散：治胎前产后虚损，月经不调，崩漏及横生逆产。用白

130

芷、百草霜等分,为末。以沸汤入童子小便同醋调服二钱。丹溪加滑石,以芎归汤调之。

17.大便风秘:香白芷(炒),为末。每服二钱,米饮入蜜少许,连进二服。

18.小便气淋,结涩不通:白芷(醋浸焙干)二两,为末。煎木通、甘草,酒调下一钱,连进二服。

19.鼻衄不止:就以所出血调白芷末,涂山根,立止。

20.小便出血:白芷、当归等分,为末,米饮每服二钱。

21.肠风下血:香白芷为末,每服二钱,米饮下,神效。

22.痔疮肿痛:先以皂角烟熏之,后以鹅胆汁调白芷末涂之,即消。

23.肿毒热痛:醋调白芷末敷之。又乳痛初起白芷、贝母各二钱,为末,温酒服之。

24.疔疮初起:白芷一钱,生姜一两。擂酒一盏,温服取汗,即散。

25.痈疽赤肿:白芷、大黄等分,为末,米饮服二钱。

26.小儿丹瘤,游走入腹必死:初发,急以截风散截之。白芷、寒水石为末,生葱汁调涂。

27.刀箭伤疮:香白芷嚼烂涂之。

28.解砒石毒:白芷末,井水服二钱。

29.诸骨哽咽:白芷、半夏等分,为末。水服一钱,即呕出。

淫羊藿

【原文】 味辛,寒。主阴痿绝伤[1]①,茎中痛[2],利小便,益气力[3];强志。一名刚前。生山谷。

【校勘】

[1]绝伤:《御览》作"伤中"。《图考长编》作"绝阳"。

[2]茎中痛:《御览》作"除茎痛"。

[3]力:《御览》无。

【注释】

①阴痿绝伤:指阴茎萎软不壮。其可因湿热、阳虚、外伤等。绝,中止;免除。引申为"不"。伤,通"壮",雄壮。

【译文】 淫羊藿,味辛,性寒。主治阴痿不健壮;能除阴茎中疼痛,使小便通利;增添气力;使记忆力增强。一个名字叫刚前。生长在山的土石而有水源的地方。

【药物基源】 本品又名仙灵脾,为小檗科植物淫羊藿 *Epimedium brevico-mu* Maxim.、箭叶淫羊藿 *Epimedium* 的干燥茎叶。夏、秋季茎叶茂盛时采收,割取茎叶,除去杂质,晒干或阴干。(见附图 78)

【附方】

1.阳事不兴、腰膝酸冷:淫羊藿一斤,酒一斗,浸三日,逐时饮之。

2.偏风不遂、皮肤不仁:仙灵脾一斤,细锉,生绢袋盛,于不津器中,用无灰酒二斗浸之,重封,春、夏三日,秋、冬五日后,每日暖饮,常令醺然,不得大醉,酒尽再合,无不效验。

3.三焦咳嗽,腹满不饮食,气不顺:仙灵脾、覆盆子、五味子(炒)各一两,为末,炼蜜丸梧子大。每姜茶下二十丸。

4.目昏生翳:仙灵脾,生王瓜(即小栝蒌红色者)等分,为末。每服一钱,茶下,日二服。

5.病后青盲,日近者可治:仙灵脾一两,淡豆豉一百粒。水一碗半,煎一碗,顿服即瘳。

6.小儿雀目:仙灵脾根、晚蚕蛾各半两,炙甘草、射干各二钱半,为末。用羊子肝一枚,切开掺药二钱,扎定,以黑豆一合,米泔一盏,煮熟,分二次食,以汁送之。

7.痘疹入目:仙灵脾、威灵仙等分,为末。每服五分,米汤下。

8.牙齿虚痛:仙灵脾为粗末,煎汤频漱,大效。

黄芩[1]

【原文】 味苦,平。主诸热;黄疸;肠澼泄痢,逐水;下血闭①;恶疮疽蚀;火疡。一名腐肠。生川谷。

【校勘】

[1]芩:孙本作"岑"。

【注释】

①下血闭:消除闭经。

【译文】 黄芩,味苦,性平。主治众多热证;黄疸;腹泻,痢疾,以祛除水湿;消除闭经;恶疮,疽溃烂;被火烧伤而烂疡。一个名字叫腐肠。生长在两山之间的高坡土地而有水源的地方。

【药物基源】 本品为唇形科植物黄芩 *Scutellaria baicalensis* Georgi 的干燥根。春、秋二季采挖,除去须根和泥沙,晒后撞去粗皮,晒干。(见附图 79)

【附方】

1. 加减三黄丸：疗男子五痨七伤，消渴不生肌肉，妇人带下，手足寒热，泻五脏火。春三月，黄芩四两，大黄三两，黄连四两；夏三月，黄芩六两，大黄一两，黄连七两；秋三月，黄芩六两，大黄二两，黄连三两；冬三月，黄芩三两，大黄五两，黄连二两。三物随时合捣下筛，蜜丸乌豆大。米饮每服五丸，日三。不知，增至七丸，服一月病愈。久服走及奔马，人用有验。禁食猪肉。

2. 三补丸：治上焦积热，泻五脏火。黄芩、黄连、黄柏等分，为末，蒸饼丸梧子大。每白汤下二三十丸。

3. 肺中有火：清金丸，用片芩（炒）为末，水丸梧子大。每服二三十丸，白汤下。

4. 小儿惊啼：黄芩、人参等分，为末。每服一字，水饮下。

5. 肝热生翳：不拘大人小儿。黄芩一两，淡豉三两，为末。每服三钱，以熟猪肝裹吃，温汤送下，日二服。忌酒、面。

6. 少阳头痛，亦治太阳头痛，不拘偏正：小清空膏，用片黄芩（酒浸透，晒干）为末。每服一钱，茶、酒任下。

7. 眉眶作痛，风热有痰：黄芩（酒浸）、白芷等分，为末。每服二钱，茶下。

8. 吐血衄血，或发或止，积热所致：黄芩一两（去中心黑朽者），为末。每服三钱，水一盏，煎六分，和滓温服。

9. 吐衄下血：黄芩三两。水三升，煎一升半，每温服一盏。亦治妇人漏下血。

10. 血淋热痛：黄芩一两。水煎热服。

11. 经水不断：芩心丸，治妇人四十九岁以后，天癸当住，每月却行，或过多不止。用条芩心二两（米醋浸七日，炙干又浸，如此七次），为末，醋糊丸梧子大。每服七十丸，空心温酒下，日二次。

12. 崩中下血：黄芩为细末。每服一钱，霹雳酒下，以秤锤烧赤，淬酒中也。许学士云：崩中，多用止血及补血药。此方乃治阳乘于阴，所谓天暑地热，经水沸溢者也。

13. 安胎清热：条芩、白术等分，炒为末，米饮和丸梧子大。每服五十丸，白汤下。或加神曲。凡妊娠调理，以四物去地黄，加白术、黄芩为末，常服甚良。

14. 产后血渴，饮水不止：黄芩、麦门冬等分。水煎温服，无时。

15. 灸疮血出：灸火五壮，血出不止如尿，手冷欲绝。以酒炒黄芩二钱为末，酒服即止。

石龙芮

【原文】 味苦,平。主风寒湿痹;心腹邪气;利关节;止烦满。久服轻身明目,不老。一名鲁[1]果能,一名地椹。生川泽石边。

【校勘】

[1]鲁:《御览》作"食"。

【译文】 石龙芮,味苦,性平,主治风寒邪之痹证;胸腹有郁气;其能通利关节,消除烦闷。长期服用使身体轻巧,眼睛视物清楚,使人不衰老。一个名字叫鲁果能,一个名字叫地椹。在河流而水草汇集的地方,靠近石头而生长。

【药物基源】 本品别名清香草、水堇,为毛茛科毛茛属植物石龙芮 *Ranunculu sscleratus* L. ,以全草入药。夏季采收,洗净晒干或鲜用。

【附方】

1.治结核气:堇菜日干为末,油煎成膏磨之,日三五度。

茅根

【原文】 味甘,寒。主劳伤虚羸,补中益气;除瘀血,血闭,寒热;利小便。其苗,主下水[1]。一名兰根,一名茹根。生山谷、田野。

【校勘】

[1]其苗,主下水:姜本无。

【译文】 茅根,味甘,性寒。主治劳损瘦弱,修补内脏,增加气力;能消除瘀血,使流血停止,治身有发冷发热;使小便通利。其苗能祛除水湿。一个名字叫兰根,一个名字叫茹根。生长在山的土石而有水源的地方及耕田、荒野。

【药物基源】 本品为禾本科植物白茅 *Imperata cylindrica* Beauv. var. *major*(Nees)C. E. Hubb. 的干燥根茎。春、秋二季采挖,洗净,晒干,除去须根和膜质叶鞘,捆成小把。

【附方】

1.温病冷哕:因热甚饮水成暴冷哕者。茅根(切)、枇杷叶(拭去毛,炙香)各半斤,水四升,煎二升,去滓,稍热饮之。

2.温病热哕:乃伏热在胃,令人胸满则气逆,逆则哕,或大下后,胃中虚冷,亦致哕也。茅根(切)、葛根(切)各半斤,水三升,煎一升半。每温饮一盏。哕止即停。反胃上气,食入即吐。茅根、芦根二两,水四升,煮二升,顿服得下,良。

3. 肺热气喘：生茅根一握，咬咀，水二盏，煎一盏，食后温服。甚者三服止，名如神汤。

4. 虚后水肿：因饮水多，小便不利。用白茅根一大把，小豆三升，水三升，煮干，去茅食豆，水随小便下也。

5. 五种黄病：黄疸、谷疸、酒疸、女疸、劳疸也。黄汗者，乃大汗出入水所致，身体微肿，汗出如黄柏汁。用生茅根一把，细切，以猪肉一斤，合作羹食。

6. 解中酒毒，恐烂五脏：茅根汁，饮一升。

7. 小便热淋：白茅根四升，水一斗五升，煮取五升，适冷暖饮之，日三服。

8. 小便出血：茅根煎汤，频饮为佳。

9. 劳伤溺血：茅根、干姜等分，入蜜一匙，水二盏，煎一盏，日一服。

10. 鼻衄不止：茅根为末，米泔水服二钱。

11. 吐血不止：用白茅根一握，水煎服之。

12. 竹木入肉：白茅根烧末，猪脂和涂之。风入成肿者，亦良。

紫苑[1]

【原文】　味苦，温。主欬逆上气，胸中寒热结气；去蛊毒，痿躄①，安五脏。生山谷。

【校勘】

[1]苑：《千金翼方》《证类》并作"菀"，当据改。

【注释】

①痿躄：痿，身体某一部分萎缩或失去机能不能行动。《玉篇·病部》："痿，不能行也。"《素问·痿论》："痹而不仁，发为肉痿。"《史记·卢绾列传》："仆之思归，如痿人不能起。"司马贞索引张揖云："痿，不能起。"《汉书·昌邑哀王髆传》："身体长大，疾痿，行步不便。"颜师古注："痿，风痹疾也。"痿躄，足受风后而有病像欲跌倒一样行动不便。

【译文】　紫苑，味苦，性温。主治咳嗽，吸气困难，胸中有寒热邪，气结聚使人胸闷烦躁；能祛除蛊毒；受风后足痿痹不能行动；能使五脏充实。生长在山的土石而有水源的地方。

【药物基源】　本品为菊科植物紫菀 *Aster tataricus* L. f. 的干燥根和根茎。春、秋均可采挖，除去茎叶及泥土，晒干，或将须根编成小辫晒干，商品称为"辫紫菀"。（见附图80）

【附方】

1.肺伤咳嗽:紫菀五钱,水一盏,煎七分,温服,日三次。

2.久嗽不瘥:紫菀、款冬花各一两,百部半两,捣罗为末。每服三钱,姜三片,乌梅一个,煎汤调下,日二,甚佳。

3.小儿咳嗽,声不出者:紫菀末、杏仁等分,入蜜同研,丸芡子大。每服一丸,五味子汤化下。

4.吐血咳嗽,吐血后咳者:紫菀、五味(炒)为末,蜜丸芡子大,每含化一丸。

5.产后下血:紫菀末,水服五撮。

6.缠喉风痹,不通欲死者:用紫菀草根一茎,洗净纳入喉中,待取恶涎出即瘥,神效。更以马牙硝津咽之,即绝根本。

7.妇人小便,卒不得出者:紫菀为末,井华水服三撮,即通。小便血者,服五撮立止。

紫草

【原文】 味苦,寒。主心腹邪气,五疸[1];补中益气;利九窍;通水道。一名紫丹,一名紫芙[2]。生山谷。

【校勘】

[1]疸:姜本、《图考长编》并作"疳"。

[2]芙:《千金翼方》、孙本并作"芺"。

【译文】 紫草,味苦,性寒。主治胸腹有邪气使人患五疸;修补内脏使气力增加;使多种窍通利,能使水道(尿道)疏通。一个名字叫紫丹,一个名字叫紫芙。生长在山的土石而有水源的地方。

【药物基源】 本品为紫草科植物新疆紫草 *Arnebia euchroma* (Royle) Johnst.、紫草 *Lithospermum erythrorhizon* Sieb. et Zucc. 或内蒙紫草 *Arnebia guttata* Bunge 的干燥根。春、秋二季采挖,除去泥沙,晒干或微火烘干。(见附图81)

【附方】

1.消解痘毒:紫草一钱,陈皮五分,葱白三寸。新汲水煎服。

2.婴童疹痘三四日,隐隐将出未出,色赤便闭者:紫草二两(锉)。以百沸汤一盏泡,封勿泄气,待温时服半合,则疮虽出亦轻。大便利者,勿用。煎服亦可。

3.痘毒黑疔:紫草三钱,雄黄一钱,为末,以胭脂汁调,银簪挑破,点之极妙。

4.痈疽便闭:紫草、栝蒌实等分,新水煎服。

5. 小儿白秃:紫草煎汁涂之。

6. 小便卒淋:紫草一两,为散,每食前用井华水服二钱。

7. 恶虫咬人:紫草煎油涂之。火黄身热,午后却凉,身有赤点,如生黑点者,不可治。宜烙手足心、背心、百会、下廉。

8. 内服紫草汤:紫草、吴蓝各一两,木香、黄连各半两。粗捣筛,每服五钱匕,水煎服。

茜根

【原文】 味苦,寒。主寒湿风痹,黄疸[1];补中。生山谷。

【校勘】

[1]疸:孙本、森本并作"疸"。

【译文】 茜根,味苦,性寒。主治风寒湿痹,黄疸;能补益内脏。生长在山的土石而有水源的地方。

【药物基源】 本品为茜草科植物茜草 *Rubia cordifolia* L. 的干燥根和根茎。春、秋二季采挖,除去泥沙,干燥。(见附图 82)

【附方】

1. 吐血不定:茜根一两,捣末。每服二钱,水煎冷服。亦可水和二钱服。

2. 吐血燥渴及解毒:用茜根、雄黑豆(去皮)、甘草(炙)等分,为末,井水丸弹子大。每温水化服一丸。

3. 鼻血不止:茜根、艾叶各一两,乌梅肉二钱半,为末,炼蜜丸梧子大。每乌梅汤下五十丸。

4. 五旬行经,妇人五十后,经水不止者,作败血论:用茜根(一名过山姜)一两,阿胶、侧柏叶(炙)、黄芩各五钱,生地黄一两,小儿胎发一枚(烧灰),分作六帖。每帖水一盏半,煎七分,入发灰服之。

5. 心瘅心烦内热:茜根,煮汁服。

6. 解中蛊毒,吐、下血如烂肝:茜草根、蘘荷叶各三两,水四升,煮二升,服即愈。自当呼蛊主姓名也。

7. 黑髭乌发:茜草一斤,生地黄三斤(取汁),以水五大碗,煎茜绞汁,将滓再煎三度。以汁同地黄汁,微火煎如膏,以瓶盛之。每日空心温酒服半匙,一月髭发如漆也。忌萝卜、五辛。

8. 脱肛不收:茜根、石榴皮各一握,酒一盏,煎七分,温服。

9. 预解疮疹,时行疮疹正发,服此则可无患:茜根煎汁,入少酒饮之。

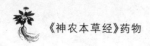

败酱

【原文】 味苦,性平。主暴①热,火疮赤气,疗瘑[1]、疽[2]、痔、马鞍热气②。一名鹿肠。生山谷。

【校勘】

[1]瘑:孙本、黄本并作"搔"。

[2]疽:孙本作"疸"。

【注释】

①暴:晒,突然。

②马鞍热气:疑为《诸病源候论·马毒人疮候》:"凡人先有疮而乘马,汗并马毛垢及马屎、尿,及坐马皮鞯,并能有毒,毒气入疮,致焮肿疼痛,烦热,毒入腹,亦毙人。"

【译文】 败酱,味苦,性平。主治突然发热;被火烧伤有红晕的现象;疥有瘑痒、疽、痔及马鞍热气。一个名字叫鹿肠。生长在山的土石而有水源的地方。

【药物基源】 本品为败酱科败酱属植物黄花败酱 *Patrinia scabiosa folia* Fisch. ex Trev. 和白花败酱 *Patrinia villosa*(Thunb.)Juss. 及近缘植物的全草。一般多在夏季采收,将全株拔起,除去泥沙后晒干。

【附方】

1. 肠痈有脓:薏苡仁附子败酱散:用薏苡仁十分,附子二分,败酱五分,捣为末。每以方寸匕,水二升,煎一升,顿服。小便当下,即愈。

2. 产后恶露七八日不止:败酱、当归各六分,续断、芍药各八分,芎藭、竹茹各四分,生地黄(炒)十二分,水二升,煮取八合,空心服。

3. 产后腰痛,乃血气流入腰腿,痛不可转者:败酱、当归各八分,芎藭、芍药、桂心各六分,水二升,煮八合,分二服。忌葱。

4. 产后腹痛如锥刺者:败酱草五两,水四升,煮二升。每服二合,日三服。

5. 蠼螋尿疮绕腰者:败酱煎汁涂之。

白鲜

【原文】 味苦,寒。主头[1]风,黄疸,欬逆,淋沥①,女子阴中肿痛,湿痹死肌,不可屈伸,起止②行步。生山谷。

【校勘】

[1]头:《御览》作"酒"。

【注释】

①淋沥:指着湿雾露之邪气。

②起止:起,扶持。止,足,脚。

【译文】　白鲜,味苦,性寒。主风邪伤头,头痛;身目发黄;咳嗽;伤雾露湿邪,使女子阴内肿胀疼痛;湿痹肉像死了一样没有感觉,肢体不能屈伸,扶持着脚来走路。生长在山的土石而有水源的地方。

【药物基源】　本品为芸香科植物白鲜 *Dictamnus dasycarpus* Turcz. 的干燥根皮。春、秋二季采挖根部,除去泥沙和粗皮,剥取根皮,干燥。(见附图83)

【附方】

1.鼠瘘已破,出脓血者:白鲜皮煮汁,服一升,当吐若鼠子也。

2.产后中风,人虚不可服他药者:一物白鲜皮汤,用新汲水三升,煮取一升,温服。

酸浆[1]

【原文】　味酸[2],平。主热,烦满,定志,益气,利水道。产难,吞其实立产。一名醋浆。生川泽。

【校勘】

[1]浆:孙本、黄本并作"酱"。

[2]酸:姜本作"苦"。

【译文】　酸浆,味酸,性平。主治发热烦闷;使神志安定,气力增加;使水道通利;能治产难,吞其果实马上奏效使胎儿产出。一个名字叫醋浆。生长在河流水草汇集的地方。

【药物基源】　本品为茄科植物酸浆 *Physalis alkekengi* L. 的全草。夏季采收。

【附方】

1.灸疮不发:酸浆草叶贴之。

紫参

【原文】　味苦,辛[1]寒。主心腹积聚;寒热邪气;通九窍,利大小便。

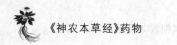

一名牡蒙。生山谷。

【校勘】

[1]辛:卢本、森本并无。

【译文】 紫参,味苦、辛,性寒。主治胃腹积聚;发冷发烧;能使许多窍道通畅,大小便通利。一个名字叫牡蒙。生长在山的土石而有水源的地方。

【药物基源】 本品来源于蓼科植物拳参,以根状茎入药。

【附方】

1. 紫参汤:治痢下。紫参半斤,水五升,煎二升,入甘草二两,煎取半升,分三服。

2. 吐血不止:紫参、人参、阿胶(炒)等分,为末。乌梅汤服一钱。一方去人参,加甘草,以糯米汤服。

3. 面上酒刺:五参丸,用紫参、丹参、人参、苦参、沙参各一两,为末,胡桃仁杵和丸,梧子大。每服三十丸,茶下。

藁本

【原文】 味辛,温。主妇人疝瘕,阴中寒肿痛,腹中急。除风头痛,长肌肤,悦颜色。一名鬼卿,一名地[1]新。生山谷。

【校勘】

[1]地:姜本作"鬼"。

【译文】 藁本,味辛,性温。主治妇人疝瘕、阴器伤寒邪而肿胀疼痛,腹内有挛急感;能消除伤风头痛;能使肌肤、面部色泽好看。一个名字叫鬼卿,一个名字叫地新。生长在山的土石而有水源的地方。

【药物基源】 本品为伞形科植物藁本 *Ligusticum sinense* Oliv. 或辽藁本 *Ligusticum jeholense* Nakai et Kitag. 的干燥根茎和根。秋季茎叶枯萎或次春出苗时采挖,除去泥沙,晒干或烘干。(见附图 84)

【附方】

1. 大实心痛:以用利药,用此彻其毒。藁本半两,苍术一两,作二服。水二盏,煎一盏,温服。

2. 干洗头屑:藁本、白芷等分。为末,夜擦旦梳,垢自去也。

3. 小儿疥癣:藁本煎汤浴之,并以浣衣。

狗脊

【原文】 味苦,平。主腰背强^①,机关缓急^②;周痹寒湿膝痛,颇利老人。一名百枝,生川谷。

【注释】

①强:坚硬,僵硬。

②机关缓急:指脊椎拘紧。

【译文】 狗脊,味苦,性平。主治腰背僵硬,能使脊柱关节拘急得以舒缓;寒湿使人有周痹,膝部疼痛,对年岁大的人非常有利。一个名字叫百枝。生长在两山之间的高坡土地而有水源的地方。

【药物基源】 本品为蚌壳蕨科植物金毛狗脊 *Cibotium barometz*（L.）J. Sm. 的干燥根茎。秋、冬二季采挖,除去泥沙,干燥;或去硬根、叶柄及金黄色绒毛,切厚片,干燥,为"生狗脊片";蒸后晒至六七成干,切厚片,干燥,为"熟狗脊片"。(见附图 85)

【附方】

1.男子诸风:四宝丹,用金毛狗脊(盐泥固济,煅红去毛)、苏木、草薢、川乌头(生用)等分,为末,米醋和丸梧子大。每服二十丸,温酒、盐汤下。

2.室女白带,冲任虚寒:鹿茸丸,用金毛狗脊(燎去毛)、白蔹各一两,鹿茸(酒蒸,焙)二两,为末,用艾煎醋汁打糯米糊丸梧子大。每服五十丸,空心温酒下。

3.固精强骨:金毛狗脊、远志肉、白茯神、当归身等分,为末,炼蜜丸梧子大。每酒服五十丸。

4.病后足肿,但节食以养胃气:外用狗脊,煎汤渍洗。

萆薢

【原文】 味苦,平。主腰脊痛,强骨节,风寒湿周痹;恶疮不瘳^①,热气。生山谷。

【注释】

①恶疮不瘳:恶疮,参见当归条。瘳,愈合。

【译文】 萆薢,味苦,性平。主治腰背痛,骨头关节僵硬,因风寒湿使人得周痹;恶疮不能愈合而有发烧的征象。生长在山的土石而有水源的地方。

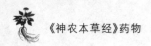

【药物基源】　本品为薯蓣科植物粉背薯蓣 *Dioscorea collettii* var. *hypo-glauca*(Palibin) C. T. Ting *et al.* 的干燥根茎。9～12 月挖取根茎,除去须根,去净泥土,切片晒干。(见附图 86)

【附方】

1.腰脚痹软,行履不稳者:萆薢二十四分,杜仲八分,捣筛。每旦温酒服三钱匕。禁牛肉。

2.小便频数:川萆薢一斤,为末,酒糊丸梧子大。每盐酒下七十丸。

3.白浊频数,漩面如油,澄下如膏,乃真元不足,下焦虚寒:萆薢分清饮,用萆薢、石菖蒲、益智仁、乌药等分。每服四钱,水一盏,入盐一捻,煎七分,食前温服,日一服,效乃止。

4.肠风痔漏:如圣散,用萆薢、贯众(去土)等分,为末。每服三钱,温酒空心服之。

5.头痛发汗:萆薢、旋复花、虎头骨(酥炙)等分,为散。欲发时,以温酒服二钱,暖卧取汗,立瘥。

白兔藿

【原文】　味苦,平。主蛇虺①,蜂,虿,猘狗②,菜、肉、蛊毒,鬼疰③。一名白葛。生山谷。

【注释】

①蛇虺:蜥蜴类动物或蝮蛇。

②猘狗:疯狗。

③鬼疰:参见龙骨条。

【译文】　白兔藿,味苦,性平。主治蛇虺、蜂、蝎、疯狗的螫伤、咬伤,菜、肉中毒,蛊毒,鬼疰。一个名字叫白葛。生于山谷。

【药物基源】　据本草典籍记载,本品蔓生,亦谓之白葛。苗似萝藦,叶圆厚,茎有白毛,用此藿疗毒有效。似萝藦科植物牛皮消 *Cynanchum auricutatum* Royle ex Wight. 。

【附方】

1.毒蛇咬伤:牛皮消鲜品捣烂外敷。

营实[1]

【原文】　味酸,温。主痈疽,恶疮结肉①,跌筋败疮②,热气阴蚀不瘳,利关节。一名墙薇,一名墙麻,一名牛棘[2]。生川谷。

【校勘】

[1]营实:《御览》作"蔷薇"。

[2]棘:《御览》作"膝"。

【注释】

①恶疮结肉:恶疮有肉结聚突起,即高于皮肤的异常组织。

②跌筋败疮:静脉怒张且疮不愈合。中医谓之臁疮。

【译文】　营实,味酸,性温。主治痈疽;恶疮使肉聚积而高于皮肤,筋脉高起而疮不愈合;热邪使下阴部破溃不愈合;能使关节通利,一个名字叫墙薇,一个名字叫墙麻,一个名字叫牛棘。生长在两山之间的高坡土地而有水源的地方。

【药物基源】　本品为蔷薇科植物野蔷薇 *Rosa multiflora* Thunb. 的果实。秋季采收,以半青半红未成熟时为佳,鲜用或晒干。

【附方】

1. 眼热昏暗:营实、枸杞子、地肤子各二两,为末。每服三钱,温酒下。

白薇

【原文】　味苦[1],平。主暴中风,身热肢满①,忽忽②不知人,狂惑③,邪气寒热酸疼[2],温疟洗洗④,发作有时。生川谷。

【校勘】

[1]苦:姜本其下有"咸"字。

[2]疼:孙本作"痋"。

【注释】

①满:通"懑"。郁闷,闷塞,憋胀的样子。

②忽忽:迷糊;恍惚,不分明的样子,或若有所失的样子。

③狂惑:精神失常,疯狂迷乱的样子。

④洗洗:通"洒洒",寒貌。

【译文】　白薇,味苦,性平。主治在野外伤风,使身体发热,四肢憋胀,很快就迷糊不知人事了(昏睡);精神失常使人疯狂迷糊;风邪使人有发冷发烧,酸楚疼痛;温疟先发热后发冷,像凉水布散在身上一样,而且发作有规律。生长在两山之间的高坡土地而有水源的地方。

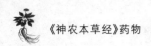

【药物基源】 本品为萝藦科植物白薇 *Cynanchum atratum* Bge. 或蔓生白薇 *Cynanchum versicolor* Bge. 的干燥根和根茎。春、秋二季采挖,以秋季采收为佳。采掘后,除去地上部分,洗净,晒干。(见附图 87)

【附方】

1. 肺实鼻塞,不知香臭:白薇、贝母、款冬花各一两,百部二两,为末。每服一钱,米饮下。

2. 妇人遗尿,不拘胎前产后,血淋热淋:白薇、芍药各一两,为末。酒服方寸匕,日三服。

3. 妇人血厥:人平居无疾苦,忽如死人,身不动摇,目闭口噤,或微知人,眩冒,称时方寤,此名血厥,亦名郁冒。出汗过多,血少,阳气独上,气塞不行,故身如死。气过血还,阴阳复通,故移时方寤。妇人尤多此证。宜服白薇汤:用白薇、当归各一两,人参半两,甘草二钱半。每服五钱,水二盏,煎一盏,温服。

4. 金疮血出:白薇为末,贴之。

薇衔

【原文】 味苦,平。主风湿痹历节痛①,惊痫吐舌,悸气,贼风鼠瘘,痈肿。一名糜[1]衔。生川泽。

【校勘】

[1]糜:卢本作"麋"。

【注释】

①历节痛:历,尽、遍;列次;依次。历节痛,伤风后全身关节疼痛。

【译文】 薇衔,味苦,性平,主治风湿痹证全身关节疼痛;惊恐;痫证使人吐舌;心慌;贼风使人成鼠瘘、痈肿。一个名字叫糜衔。生长在河流或水道而水草汇集的地方。

【药物基源】 本品为鹿蹄草科鹿蹄草属植物鹿蹄草 *Pyrola calliantha* H. Andres 或普通鹿蹄草 *Pyrola decorata* H. Andres 的干燥全草,又名鹿衔草。全年均可采挖,除去杂质,晒至叶片较软时,堆置至叶片变紫褐色,晒干。切段,生用。

【附方】

1. 酒风:泽泻、白术、鹿衔草各五分,合以三指撮为后饭。

翘根

【原文】　味甘,寒[1]。主下热气,益阴精,令人面悦好,明目。久服轻身耐老。生平泽。

【校勘】

[1]味甘,寒:《证类》其下有"平"字。《御览》作"苦"。

【译文】　翘根,味甘,性寒。主要祛除发热;补添阴精;使人颜面艳丽好看,眼睛视物明亮。长期服用能使身体轻巧,衰老减慢。生长在平原大野而水草丛生的地方。

【药物基源】　本品为木犀科植物连翘 *Forsythia suspensa*（Thunb.）Vahl 的干燥根。秋、冬季挖取根部,洗净,切段或片,晒干。

【附方】

1.痈疽肿毒:连翘草及根各一升,水一斗六升,煮汁三升服取汗。

水萍

【原文】　味辛,寒。主暴①热身痒。下水气,胜酒,长[1]须发,止②消渴。久服轻身。一名水花,生池泽。

【校勘】

[1]长:《艺文类聚》《初学记》并作"乌"。

【注释】

①暴:晒。

②止:除灭,医治。

【译文】　水萍,味辛,性寒。主治被热邪晒着使身发痒;能使水利下;能除酒毒;使须发生;能医治消渴。长期服用身体轻巧。一个名字叫水花。生长在水塘、沼泽处。

【药物基源】　本品为天南星科植物浮萍 *Lemna minor* L.。夏秋季节从水中打捞出全株洗净,晒干。

【附方】

1.夹惊伤寒:紫背浮萍一钱,犀角屑半钱,钓藤钩三七个,为末。每服半钱,蜜水调下,连进三服,出汗为度。

2.消渴饮水:日至一石者。浮萍捣汁服之。又方:用干浮萍、栝萎根等分,为末，人乳汁和丸梧子大。空腹饮服二十丸。三年者，数日愈。（《千金要方》）小便不利，膀胱水气流滞：浮萍日干为末。饮服方寸匕，日二服。（《千金翼方》）水气洪肿：小便不利。浮萍日干为末。每服方寸匕，白汤下，日二服。（《圣惠方》）霍乱心烦：芦根（炙）一两半，水萍（焙）、人参、枇杷叶（炙）各一两，为末。每服五钱，入薤白四寸，酒煎温服。（《圣惠方》）吐血不止：紫背浮萍（焙）半两，黄芪（炙）二钱半，为末。每服一钱，姜、蜜水调下。

3.鼻衄不止：浮萍末，吹之。

4.中水毒病：手足指冷至膝肘，即是。以浮萍日干为末。饮服方寸匕，良。

5.大肠脱肛：水圣散，用紫浮萍为末，干贴之。

6.身上虚痒：浮萍末一钱，以黄芩一钱同四物汤煎汤调下。

7.风热瘾疹：浮萍（蒸过焙干）、牛蒡子（酒煮晒干炒）各一两，为末。每薄荷汤服一二钱，日二次。（《古今录验》）风热丹毒：浮萍捣汁，遍涂之。（《子母秘录》）

8.汗斑癜风：端午日收紫背浮萍晒干。每以四两煎水浴，并以萍擦之。或入汉防己二钱亦可。

9.少年面疱：用浮萍日挼盦之，并饮汁少许。《普济方》用紫背萍四两，防己一两，煎浓汁洗之。仍以萍于斑䵝上热擦，日三、五次。物虽微末，其功甚大，不可小看。粉滓面䵟：沟渠小萍为末。日敷之。

10.大风疠疾：浮萍草三月采，淘三五次，窨三五日，焙为末。每服三钱，食前温酒下。忌猪、鱼、鸡、蒜。又方：七月七日，取紫背浮萍（日干为末）半升，入好消风散五两。每服五钱，水煎频饮，仍以煎汤洗浴之。

11.癍疮入目：浮萍阴干为末，以生羊子肝半个，同水半盏煮熟，捣烂绞汁，调末服。甚者，不过一服；已伤者，十服见效。

12.胬肉攀睛：青萍少许，研烂，入片脑少许，贴眼上，效。

13.毒肿初起：水中萍子草，捣敷之。

14.发背初起，肿焮赤热：浮萍捣和鸡子清，贴之。

15.杨梅疮癣：水萍煎汁，浸洗半日。数日一作。

16.烧烟去蚊：五月取浮萍，阴干用之。

王瓜

【原文】　味苦，寒。主消渴，内痹瘀血月闭[①]，寒热酸疼[②]。益气，愈聋。一名土瓜。生平泽。

【注释】

①月闭：闭经。

②疼：因湿而痹的疼痛。

【译文】　王瓜，味苦，性寒，主治消渴；瘀血闭阻在里而经闭；发冷发烧，身肢酸痛；益气力；能使耳聋痊愈。一个名字叫土瓜。生长在平原水草汇集的地方。

【药物基源】　本品为葫芦科栝楼属植物王瓜 *Trichosanthes cucumeroides* (Ser.)Maxim. 的果实。秋季果熟后采收，鲜用或连柄摘下，防止破裂，用线将果柄串起，挂于日光下或通风处干燥。

【附方】

1.小儿发黄：王瓜根生捣汁三合与服，不过三次。

2.黄疸变黑，医所不能治：用王瓜根汁，平旦温服一小升。午刻黄水当从小便出，不出再服。

3.小便如泔，乃肾虚也：王瓜散，用王瓜根一两，白石脂二两，菟丝子（酒浸）二两，桂心一两，牡蛎粉二两了，为末。每服二钱，大麦粥饮下。

4.小便不通：王瓜根捣汁，入少水解之，筒吹入下部。

5.大便不通：上方吹入肛门内。二便不通，前后吹之，取通。

6.乳汁不下：王瓜根为末。酒服一钱，一日二服。

7.经水不利，带下，少腹满，或经一月再见者，王瓜根散主之：王瓜根、芍药、桂枝、䗪虫各三两，为末。酒服方寸匕，日三服。

8.一切漏疾：王瓜根捣敷之，燥则易。

9.中诸蛊毒：王瓜根大如指，长三寸，切，以酒半升，渍一宿。服当吐下。

10.面上痱磊：王瓜根捣末，浆水和匀。入夜别以浆水洗面涂药，旦复洗之。百日光彩射人，夫妻不相识也。

11.耳聋灸法：湿王瓜根，削半寸塞耳内，以艾灸七壮，每旬一灸，愈乃止。

地榆

【原文】　味苦，微寒。主妇人乳痓[1]痛，七伤，带下病，止痛，除恶肉，止汗，疗金疮。生山谷。

【校勘】

[1]乳痓：姜本"乳"下有"产"字。"痓"，森本作"痉"。

【译文】　地榆，味苦，性微寒。主妇人生孩子时抽搐疼痛；七种虚损性疾病;带下病;能够止痛;祛除疮疡坏肉、死肉;能够止汗;治疗金属创伤。生长在山的土石而有水源的地方。

【药物基源】 本品为蔷薇科植物地榆 *Sanguisorba officinalis* L. 或长叶地榆 *Sanguisorba officinalis* L. var. *longifolia*(Bert.)Yü et Li 的干燥根。后者习称"绵地榆"。春季将发芽时或秋季植株枯萎后采挖,除去须根,洗净,干燥,或趁鲜切片,干燥。(见附图 88)

【附方】

1. 男女吐血:地榆三两。米醋一升,煮十余沸,去滓,食前稍热服一合。

2. 血痢不止:地榆晒研,每服二钱,掺在羊血上,炙熟食之,以捻头煎汤送下。一方:以地榆煮汁作饮,每服三合。

3. 赤白下痢,骨立者:地榆一斤。水三升,煮一升半,去滓,再煎如稠饧,绞滤,空腹服三合,日再服。

4. 久病肠风:痛痒不止:地榆五钱,苍术一两。水二盏,煎一盏,空心服,日一服。

5. 下血不止二十年者:取地榆、鼠尾草各二两。水二升,煮一升,顿服。若不断,以水渍屋尘饮一小杯投之。

6. 结阴下血,腹痛不已:地榆四两,炙甘草三两。每服五钱,水三盏,入缩砂仁七枚,煎一盏半,分二服。

7. 小儿疳痢:地榆煮汁,熬如饴糖,与服便已。

8. 毒蛇螯人:新地榆根捣汁饮,兼以渍疮。

9. 虎犬咬伤:地榆煮汁饮,并为末敷之。亦可为末,白汤服,日三。忌酒。

10. 代指肿痛:地榆煮汁渍之,半日愈。

11. 小儿湿疮:地榆煮浓汁,日洗二次。

12. 小儿面疮,焮赤肿痛:地榆八两。水一斗,煎五升,温洗之。

海藻

【原文】 味苦,寒[1]。主瘿瘤[2]气,颈下[3]核,破散结气,痈肿,瘕瘕,坚气腹中上下鸣,下十二水肿。一名落首。生池泽。

【校勘】

[1]苦,寒:《千金翼方》"苦"下有"咸"字;"寒"下有"无毒"二字。

[2]瘤:姜本其下有"结"字。

[3]下:姜本其下有"雷"字。

【译文】　海藻,味苦,性寒。主治颈部长瘿,身体其他部位长瘤,颈下有果实核样肿块,能攻克消散聚结之气;痈肿;癥瘕;有顽固的气体在腹中上下来回鸣响;能消除多种水肿。一个名字叫落首。生长于大海中。

【药物基源】　本品为马尾藻科植物海蒿子 *Sargassum pallidum*(Turn.) C. Ag. 或羊栖菜 *Sargassum fusiforme*(Harv.)Setch. 的干燥藻体。前者习称"大叶海藻",后者习称"小叶海藻"。夏、秋二季采捞,除去杂质,洗净,晒干。

【附方】

1. 海藻酒,治瘿气:用海藻一斤,绢袋盛之,以清酒二升浸之,春夏二日,秋冬三日。每服两合,日三。酒尽再作。其滓曝干为末,每服方寸匕,日三服。不过两剂即瘥。

2. 瘿气初起:海藻一两,黄连二两,为末。时时舐咽。先断一切厚味。(丹溪方)。项下瘰疬,如梅李状。宜连服前方海藻酒消之。

3. 蛇盘瘰疬,头项交接者:海藻菜(以荞面炒过)、白僵蚕(炒)等分为末,以白梅泡汤和丸梧子大。每服六十丸,米饮下,必泄出毒气。

泽兰

【原文】　味苦,微温[1]。主乳妇内衄[①]、中风馀疾;大腹水肿,身面、四肢浮肿,骨节中水;金疮痈肿疮脓。一名虎兰,一名龙枣。生大泽傍。

【校勘】

[1]味苦,微温:《吴普本草》:"神农、黄帝、岐伯、桐君:酸,无毒。"

【注释】

①内衄:内脏出血凝滞。

【译文】　泽兰,味苦,性微温。主治妇人产子体内脏腑有瘀血;伤风遗留的疼痛;产后虚而挟瘀;腹部有水而高起、身面、四肢浮肿,使骨节内有水邪;金属创伤有瘀血;能使痈肿破溃流脓。一个名字叫虎兰,一个名字叫龙枣。生长在大水汇聚处的边上,或湖边上。

【药物基源】　本品为唇形科植物毛叶地瓜儿苗 *Lycopus lucidus* Turcz. var. *hirtus* Regel 的干燥地上部分。夏、秋二季茎叶茂盛时采割,晒干。(见附图89)

【附方】

1. 产后水肿,血虚浮肿:泽兰、防己等分,为末。每服二钱,醋汤下。

2. 小儿褥疮:嚼泽兰心,封之,良。

3. 疮肿初起,损伤瘀肿:泽兰,捣封之,良。

4. 产后阴翻:产后阴户燥热,遂成翻花。泽兰四两,煎汤熏洗二三次,再入枯矾煎洗之,即安。

防己

【原文】 味辛,平。主风寒温疟,热气诸痫。除邪,利大小便。一名解离[1]。生川谷。

【校勘】

[1]解离:《御览》作"石解"。

【译文】 味辛,性平。主治伤风寒,使人温疟,先发热后发冷;热邪所致的病证;祛除病邪,以使大小便通利。一个名字叫解离。生长在两山之间的高坡土地而有水源的地方。

【药物基源】 防己,本品为防己科植物粉防己 *Stephania tetrandra* S. Moore 的干燥根。秋季采挖,洗净,除去粗皮,晒至半干,切段,个大者再纵切,干燥。

【附方】

1. 皮水胕肿,按之没指,不恶风,水气在皮肤中,四肢聂聂动者,防己茯苓汤主之:防己、黄芪、桂枝各三两,茯苓六两,甘草二两。每服一两,水一升,煎半升服,日二服。

2. 风水恶风,汗出身重,脉浮,防己黄芪汤主之:防己一两,黄芪一两二钱半,白术七钱半,炙甘草半两,锉散。每服五钱,生姜四片,枣一枚,水一盏半,煎八分,温服。良久再服。腹痛加芍药。(仲景方)

3. 小便淋涩:三物木防己汤,用木防己、防风、葵子各二两,㕮咀。水五升,煮二升半,分三服。

4. 膈间支饮,其人喘满,心下痞坚,面黧黑,其脉沉紧,得之数十日,医吐、下之不愈:木防己汤主之。虚者即愈;实者,三日复发,复与之,不愈,去石膏,加茯苓芒硝主之:用木防己三两,人参四两,桂枝二两,石膏(鸡子大)十二枚。水六升,煮二升,分温再服。

5. 伤寒喘急:防己、人参等分,为末。桑白汤服二钱,不拘老小。

6. 肺痿喘嗽:汉防己末二钱。浆水一盏,煎七分,细呷。

7. 肺痿咯血多痰者:汉防己、葶苈等分,为末。糯米饮每服一钱。

8.鼻衄不止:生防己末,新汲水服二钱,仍以少许㗜之。

9.霍乱吐利:防己、白芷等分,为末。新汲水服二钱。

10.目睛暴痛:防己酒浸三次,为末。每一服二钱,温酒下。

11.解雄黄毒:防己,煎汁服之。

牡丹

【原文】 味辛,寒。主寒热[1];中风瘛疭①、痉,惊、痫邪气;除癥坚,瘀血留舍②肠胃;安五脏;疗痈疮。一名鹿韭(韭:《本草和名》作"韮"),一名鼠姑。生山谷。

【校勘】

[1]热:《御览》其下有"癥伤"二字。

【注释】

①瘛疭:俗称抽风。缩而急为瘛,伸而缓为疭。二者交替出现为瘛疭。

②舍:停留,停止。

【译文】 牡丹,味辛,性寒。主治发冷发热,伤风使人抽搐,痉挛;惊风、癫痫之邪气。能祛除坚固的癥,是瘀血停留在肠胃;能使五脏充实;能治痈疮。一个名字叫鹿韭,一个名字叫鼠姑。生长在两山之间的高坡土地而有水源的地方。

【药物基源】 本品为毛茛科植物牡丹 *Paeonia suffruticosa* Andr. 的干燥根皮。秋季采挖根部,除去细根和泥沙,剥取根皮,晒干或刮去粗皮,除去木心,晒干。(见附图90)

【附方】

1.疝偏坠,气胀不能动者:牡丹皮、防风等分,为末。酒服二钱,甚效。

2.妇人恶血,攻聚上面多怒:牡丹皮半两,干漆(烧烟尽)半两。水二盅,煎一盅服。

3.伤损瘀血:牡丹皮二两,虻虫二十一枚(熬过同捣末)。每旦温酒服方寸匕,血当化为水下。

4.金疮内漏,血不出:牡丹皮为末,水服三指撮,立尿出血也。

5.下部生疮,以决洞者:牡丹末,汤服方寸匕,日三服。

6.解中蛊毒:牡丹根捣末,服一钱匕,日三服。

款冬花

【原文】 味辛,温。主欬逆上气善喘,喉痹,诸惊痫寒热邪气。一名橐吾[1],一名颗冻[2],一名虎须[3],一名菟奚[4]。生山谷。

【校勘】

[1]吾:《御览》作"石"。

[2]冻:森本作"东"。《御览》《艺文类聚》并作"冬"。

[3]须:《千金翼方》作"发"

[4]菟奚:"菟",孙本作"兔"。"奚",《艺文类聚》作"爰"。

【译文】 款冬花,味辛,性温。主治咳逆吸气困难,好喘;喉痹;因有寒热之邪引起的惊风、癫痫。一个名字橐吾,一个名字叫颗冻,一个名字叫虎须,一个名字叫菟奚。生长在山的土石而有水源的地方。

【药物基源】 本品为菊科植物款冬 *Tussilago farfara* L. 的干燥花蕾。12月或地冻前当花尚未出土时采挖,除去花梗和泥沙,阴干。

【附方】

1.痰嗽带血:款冬花、百合(蒸焙)等分,为末,蜜丸龙眼大。每卧时嚼一丸,姜汤下。

2.口中疳疮:款冬花、黄连等分,为细末,用唾津调成饼子。先以蛇床子煎汤漱口,乃以饼子敷之,少顷确住,其疮立消也。

石韦

【原文】 味苦[1],平。主劳热;邪气五癃闭不通,利小便水道。一名石鞴[2]。生山谷石上。

【校勘】

[1]苦:姜本作"辛"。

[2]鞴:莫本作"鞴"。

【译文】 石韦,味苦,性平。主治虚劳发热;邪气使人有五癃,则闭不通利,其能使小便通利。一个名字叫石鞴。生长在山的土石而有水源的地方。

【药物基源】 本品为水龙骨科植物庐山石韦 *Pyrrosia sheareri*(Bak.)Ching、石韦 *Pyrrossia lingua*(Thunb.)Farwell、有柄石韦 *Pyrrossia petiolosa*(Christ)Ching的干燥叶。全年均可采收,除去根茎和根,晒干或阴干。(见附图91)

【附方】

1.小便淋痛：石韦、滑石等分，为末。每饮服刀圭，最快。

2.小便转胞：石韦(去毛)、车前子各二钱半。水二盏，煎一盏，食前服。

3.崩中漏下：石韦为末。每服三钱，温酒服，甚效。

4.便前有血：石皮为末。茄子枝煎汤下二钱。

5.气热咳嗽：石韦、槟榔等分，为末。姜汤服二钱。

马先蒿

【原文】　味苦，平。主寒热，鬼疰，中风湿痹，女子带下病，无子。一名马屎[1]蒿。生川泽。

【校勘】

[1]屎：姜本作"矢"。

【译文】　马先蒿，味苦，性平。主治发冷发烧；忽被鬼伤害，当时有的心腹刺痛，有的闷绝倒地，像中恶之类；伤于风湿成痹证；女子有带下病，不能生孩子。一个名字叫马屎蒿。生长在水草汇集的地方。

【药物基源】　本品为玄参科植物返顾马先蒿 *Pedicularis resupinata* L. 的茎叶和根。秋季采挖，去净茎叶及泥土，晒干。

【附方】

1.大疯癞疾，骨肉疽败，眉须堕落，身体痒痛：以马先蒿(一名马屎蒿，一名烂石草)，炒捣末。每服方寸匕，食前温酒下，一日三服，一年都瘥。

2.治风湿性关节炎，小便少：马先蒿 15 g。水煎服。

3.治尿路结石，小便不畅：马先蒿 20 g，研末，每服 6 g，开水送服，每日 2 次。

4.治疥疮：马先蒿根适量，煎汤洗患部。

积雪草

【原文】　味苦，寒。主大热；恶疮、痈疽、浸淫①、赤熛②皮肤赤，身热。生川谷。

【注释】

①浸淫：《诸病源候论·浸淫疮候》："浸淫疮……发于肌肤，初生甚小，先痒后痛而成疮，汁出，侵溃肌肉，浸淫渐阔，乃偏体……以其新渐增长，因名浸淫也。"

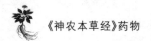

②赤熛:赤熛火丹。《诸病源候论·赤熛火丹候》:"熛火丹者,发于背,亦在于臂,皮色赤是也。"

【译文】 积雪草,味苦,性寒。主治高热;恶疮、痈疽、浸淫疮;赤熛疮有皮肤发红,身体发烧。生长在两山之间的高坡土地而有水源的地方。

【药物基源】 本品为伞形科植物积雪草 *Centella asiatica*（L.）Urb. 的干燥全草。夏、秋二季采收,除去泥沙,晒干。

【附方】

1. 热毒痈肿:秋后收连钱草(即积雪草),阴干为末。水调敷之,生捣亦可。

2. 女子少腹痛:其药夏五月正放花时,即采曝干,捣筛为散。每服二方寸匕,和好醋二小合,搅匀,平旦空腹顿服之。每旦一服,以治为度。如女子阴冷者,即取前药五两,加桃仁二百枚(去皮尖),熬捣为散,以蜜为丸如梧子大。每旦空腹米饮及酒下三十丸,日再服,以愈为度。忌麻子、荞麦。

3. 男女血病:九仙驱红散,治呕吐诸血及便血、妇人崩中神效。用积雪草五钱,当归(酒洗)、栀子仁(酒炒)、蒲黄(炒)、黄连(炒)、条黄芩(酒炒)、生地黄(酒洗)、陈槐花(炒)各一钱。上部加藕节一钱五分,下部加地榆一钱五分,水二盅,煎一盅服,神效。此方得之甚秘,此草与本草主治不同,不可晓也。

4. 牙痛塞耳:用连钱草(即积雪草),和水沟污泥同捣烂,随左右塞耳内。

女菀

【原文】 味辛,温。主风寒洗洗;霍乱、泄痢肠鸣上下无常处;惊痫;寒热百疾。生山谷或山阳。

【校勘】

[1]菀:《御览》作"苑"。

[2]寒:孙本无。

[3]痢:孙本作"利"。

【译文】 女菀,味辛,性温。主治受风寒像有凉水布散在身上一样;霍乱、腹泻痢下,肠鸣音上下来回作响而且无定处;惊风、癫痫;多种疾病之发冷发烧。生长在山的土石而有水源的地方,有的生长在山的阳面(南面)。

【药物基源】 本品为菊科植物女菀 *Turczaninowia fastigiata*（Fisch.）DC. 的全草。夏季采收。

【附方】

1. 面黑转白:女菀三分,铅丹一分,为末。醋浆服一刀圭,日三服。

王孙

【原文】　味苦,性平。主五脏邪气,寒[1]湿痹,四[2]肢疼痛,膝冷痛[3]。生川谷。

【校勘】

[1]寒:《御览》无。

[2]四:《图考长编》无。

[3]膝冷痛:《御览》无此三字。

【译文】　王孙,味苦,性平。主治五脏伤于风邪,寒湿痹阻使四肢酸疼,膝部冷痛。生长在两山之间的高坡土地而有水源的地方。

【药物基源】　本品为百合科植物四叶王孙 *Paris tetraphylla* A. Gray 的根茎。白露至霜降间挖取,去净苗叶,洗净,晒干。

【附方】

1.腰膝冷痛:王孙水煎,外洗。

蜀羊泉

【原文】　味苦,微寒。主头秃[1],恶疮[2]热气,疥瘙痂,癣虫。疗龋齿,生川谷。

【校勘】

[1]头秃:孙本作"秃疮"。

[2]疮:孙本作"创"。

【译文】　蜀羊泉,味苦,性微寒。主治头生秃疮;恶疮有发烧;疥疮有瘙痒而生痂;蛲虫生癣;能治疗龋齿。生长在两山之间的高坡而有水源的地方。

【药物基源】　本品为茄科植物青杞 *Solanum septemlobum* Bunge 的全草或果实。夏、秋季割取全草,洗净,切段,鲜用或晒干。

【附方】

1.黄疸疾:蜀羊泉一把,捣汁和酒服。不过三五次,即愈。

爵床

【原文】　味咸,寒。主腰背痛,不得著床,俛仰艰难;除热,可作浴汤。

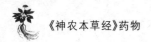

生川谷及田野。

【校勘】

[1]床:《御览》作"麻"。

[2]背:《证类》作"脊"。

【译文】 爵床,味咸,性寒。主治腰背疼痛的不能挨着床,低头和仰头也艰难困苦;能够祛除发热,可以作成煎剂来沐浴。生长在两山之间的高坡土地而有水源的地方和耕田、荒野中。

【药物基源】 本品为爵床科植物爵床 *Justicia procumbens* Linnaeus 的全草。夏秋采集,鲜用或晒干。

【附方】

1.杖疮:爵床鲜品捣汁外涂。

栀子

【原文】 味苦,主五内邪气,胃中热气,面赤,酒疱①皶鼻②、白癞、赤癞③、疮[1]疡。一名木丹。生川谷。

【校勘】

[1]疮:孙本、黄本并作"创"。

【注释】

①疱:孙本作"炮",黄本作"泡"。

②酒疱皶鼻:俗称酒糟鼻。

③白癞、赤癞:主要为今之麻风病及其他皮肤病。

【译文】 栀子,味苦,主治五脏有风邪,胃内有热使面部发红;治酒糟鼻、白癞、赤癞、疮溃疡。一个名字叫木丹。生长在两山之间的高坡土地而有水源的地方。

【药物基源】 本品为茜草科植物栀子 *Gardenia jasminoides* Ellis 的干燥成熟果实。果实成熟果皮黄色时采摘,除去果柄及杂质,晒干或烘干;亦可将果实放入沸水(略加明矾)中烫,或放入蒸笼内蒸半小时,取出,晒干。

【附方】

1.鼻中衄血:山栀子烧灰吹之。屡用有效。

2.小便不通:栀子仁十四个,独头蒜一个,沧盐少许。捣贴脐及囊,良久即通。

3.血淋涩痛:生山栀子末、滑石等分,葱汤下。

4.下利鲜血:栀子仁,烧灰,水服一钱匕。

5.酒毒下血:老山栀子仁,焙研。每新汲水服一钱匕。

6.热毒血痢:栀子十四枚,去皮捣末,蜜丸梧桐子大。每服三丸,日三服,大效。亦可水煎服。

竹叶

【原文】　味苦,平。主欬逆上气,溢①筋急,恶疡,杀小虫。根,作汤,益气止渴,补虚下气。汁②,主风痉[1]。实,通神明,益气。

【校勘】

[1]痉:《证类》作"痓"。

【注释】

①溢:过度,过分。

②汁:指竹沥。

【译文】　竹叶,味苦,性平。主咳嗽,吸气困难,烦燥;筋过度紧张;恶疮,能杀死小虫。根煎汤服,能益气力,止口渴,补虚损使气下行。汁,治因风而抽搐。果实,使神明通晓,益气力。

【药物基源】　本品为禾本科植物淡竹 *Phyllostachys glauca* McClure 的叶。随时采鲜者入药。

【附方】

1.霍乱转筋:竹叶煎汤服。

2.牙龈出血:竹叶浓煎嗽口。

3.头疮癣疖:竹叶烧末合猪胆,外涂。

蘗木[1]

【原文】　味苦,寒。主五脏、肠胃中结热,黄疸[2],肠痔①,止泄痢,女子漏下赤白,阴阳伤②,蚀疮③。一名檀桓。生山谷。

【校勘】

[1]蘗(bó)木:《图考长编》作"黄蘗(bó)"。

[2]疸:黄本作"疸",疸为疸。

【注释】

①肠痔：《诸病源候乱·肠痔候》："肛边肿核痛，发寒热而出血者，肠痔也"。

②阴阳伤：阴阳伤指男、女性欲旺盛。阴阳指男、女生殖器。伤，通"壮"。

③蚀疮：蚀，疮不愈合；通"食"。疮，孙本、黄本并作"创"。

【译文】 蘗木，味苦，性寒。主治五脏、肠胃内热邪结聚；黄疸；痔疮；能使泄痢停止；女子漏证色赤或淡；男、女生殖器性欲旺盛；疮疡不愈合。一个名字叫檀桓。生长在山的土石而有水源的地方。

【药物基源】 本品为芸香科植物黄皮树 *Phellodendron chinense* Schneid. 的干燥树皮，习称"川黄柏"。剥取树皮后，除去粗皮，晒干。（见附图 92）

【附方】

1. 阴火为病：大补丸：用黄柏去皮，盐、酒炒褐为末，水丸梧子大。

2. 坎离丸：治男子、妇人诸虚百损，小便淋漓，遗精白浊等症。黄柏（去皮，切）二斤，熟糯米一升（童子小便浸之，九浸九晒，蒸过晒研），为末，酒煮面糊丸梧桐子大。每服一百丸，温酒送下。

3. 百补丸：专治诸虚赤白浊。用川柏皮（刮净）一斤（分作四分，用酒、蜜、人乳、糯米泔各浸透）。炙干切研，廪米饭丸。

4. 小儿下血或血痢：黄柏半两，赤芍药四钱，为末，饭丸麻子大。每服一二十丸，食前米饮下。

5. 妊娠下痢白色，昼夜三五十行：根黄厚者，蜜炒令焦为末，大蒜煨熟，去皮捣烂做膏和丸梧桐子大。每空心，米饮下三五十丸，日三服。

吴茱萸

【原文】 味辛，温。主温中，下气止痛，欬逆寒热。除湿，血痹，逐风邪、开腠理。根，杀三虫。一名薮。生川谷。

【译文】 吴茱萸，味辛，性温。主要能够使内脏温煦，使气下行，疼痛停止；治疗咳嗽，发冷发烧；能够消除湿邪；血瘀痹；能祛除风邪，以使腠理开。根能够杀死三虫。一个名字叫薮，生长在两山之间的高坡土地而有水源的地方。

【药物基源】 本品为芸香科植物吴茱萸 *Euodia rutaecarpa*（Juss.）Benth.、石虎 *Euodia rutaecarpa*（Juss.）Benth. var. *officinalis*（Dode）Huang 或疏毛吴茱萸 *Euodia rutaecarpa*（Juss.）Benth. var. *bodinieri*（Dode）Huang 的干燥近成熟果实。8～11 月果实尚未开裂时，剪下果枝，晒干或低温干燥，除去枝、叶、果梗等杂质。（见附图 93）

【附方】

1.风痒痹:茱萸一升,酒五升,煮取一升半,温洗之,立止。

2.贼风口偏,不能语者:茱萸一升,姜豉三升,清酒五升,和煎五沸,待冷服半升,一日三服,得少汗即瘥。

3.冬月感寒:吴茱萸五钱。煎汤服之,取汗。

4.头风作痛:茱萸煎浓汤,以绵染,频拭发根良。

5.呕涎头痛:吴茱萸汤:用茱萸一升,枣二十枚,生姜一大两,人参一两,以水五升,煎取三升,每服七合,日三服。

6.脚气冲心:吴茱萸、生姜擂汁饮,甚良。

7.肾气上哕:肾气自腹中起,上筑于咽喉,逆气连属而不能出,或至数十声,上下不得喘息。此由寒伤胃脘,肾虚气逆,上乘于胃,与气相并。《难经》谓之哕。《素问》云:"病深者,其声哕。"宜服此方。如不止,灸期门、关元、肾俞穴。用吴茱萸(醋炒热)、橘皮、附子(去皮)各一两,为末,面糊丸梧桐子大。每姜汤下七十丸。

8.阴毒伤寒,四肢逆冷:用茱萸一升,酒拌湿,绢袋二个,包蒸极热,更互熨足心。候气透,痛亦即止,累有效。

桑根白皮

【原文】　味甘,寒。主伤中,五劳六极,羸瘦,崩中,脉绝,补虚益气。叶,主除寒热出汗。桑耳,黑者,主女子漏下赤白汁,血病癥瘕积聚,阴痛[1],阴阳[2]寒热无子。五木耳,名檽[3],益气不饥,轻身强志。生山谷。

【校勘】

[1]阴痛:《新修》作"腹痛"。孙本作"阴补"。

[2]阳:顾氏注:"阳"当作"伤"。姜本注云:"阳"当作"疡"。

[3]檽:《千金翼方》作"稬"。据《本经》体例,其上当有"一"字。

【译文】　桑根白皮,味甘,性寒。主治内脏劳伤以使有五劳六极,身体消瘦;妇女暴下经血,脉断绝(脉间歇),以补虚损益气力。叶,主要能消除发冷发烧,使人出汗。桑木耳,黑色的主治女子漏下赤色或色淡之物;血分有病使人癥瘕积聚,使下阴部疼痛,阴阳伤使人发冷发烧,不生孩子。五木耳,它的名字叫檽,能够益气力,使人没有饥饿感,身体轻巧,记忆力加强。生长在山的土石而有水源的地方。

【药物基源】　本品为桑科植物桑 *Morus alba* L. 的干燥根皮。秋末叶落时至

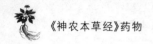

次春发芽前采挖根部,刮去黄棕色粗皮,纵向剖开,剥取根皮,晒干。(见附图 94)

【附方】

1.咳嗽吐血,甚者殷鲜:桑根白皮一斤,米泔浸三宿,刮去黄皮,锉细,入糯米四两,焙干为末。每服一钱,米饮下。

2.消渴尿多:入地三尺桑根,剥取白皮,炙黄黑,锉。以水煮浓汁,随意饮之。亦可入少米,勿用盐。

3.产后下血:炙桑根白皮,煮水饮之。

4.血露不绝:锯截桑根,取屑五指撮,以醇酒服之,日三服。

5.坠马拗损:桑根白皮五斤为末,水一升煎膏,敷之便止。已后亦无宿血,终不发动。

6.金刃伤疮:新桑根白皮,烧灰,和马粪涂疮上,数易之。亦可煮汁服之。

7.杂物眯眼:新桑根白皮洗净捶烂,入眼,拨之自出。

8.发鬓堕落:桑根白皮(锉)二升。以水淹浸,煮五六沸,去滓,频频洗沐,自不落也。

9.发槁不泽:桑根白皮、柏叶各一斤,煎汁沐之即润。

10.小儿重舌:桑根白皮煮汁,涂乳上饮之。

芜荑

【原文】　味辛,平。主五内邪气,散皮肤、骨节中淫淫①温[1]②行毒,去三虫,化食[2]。一名无姑。生川谷。

【校勘】

[1]温:《新修》、森本并无。

[2]食:《证类》其下有"逐寸白,散腹中喘息"八字作墨字。

【注释】

①淫淫温行毒:淫淫,行走的样子。

②温:通"蕴"。

【译文】　芜荑,味辛,性平。主治五脏内风邪,能消散积藏在皮肤、骨节内游动的苦痛,能祛除三虫;使食物消化。一个名字叫无姑。生长在两山之间的高坡土地而有水源的地方。

【药物基源】　本品为榆科植物大果榆 *Ulmus macrocarpa* Hance 的果实的加工品。(见附图 95)

【附方】

1.脾胃有虫,食即作痛,面黄无色:以石州芜荑仁二两,和面炒黄色为末。非时米饮服二钱匕。

2.制杀诸虫:生芜荑、生槟榔各四两,为末,蒸饼丸梧子大。每服二十丸,白汤下。

3.疳热有虫,瘦悴:用榆仁一两,黄连一两,为末,猪胆汁七枚和,入碗内,饭上蒸之,一日蒸一次,九蒸乃入麝香半钱,汤浸蒸饼和,丸绿豆大。每服五七丸至一二十丸,米饮下。一方又做,黄、干漆(烧存性)等分,为末。米饮调服一字至一钱。捣烂,纸压去油,为末,以雄猪胆汁丸梧桐子大。每服九丸,甘草汤下,日五服。三日断根。陈米饮下三十丸。久服,去三尸,益神驻颜。

4.去心窍恶血:麦(炒)、黄连(炒)各一钱,为末,猪胆汁打糊丸黍米大。

5.腹中鳖瘕:平时嗜酒,血入于酒则为酒鳖;平时多气,血凝于气则为气鳖;虚劳痼冷,败血杂痰,则为血鳖。摇头掉尾,如虫之行,上侵人咽,下蚀人肛,或附胁背,或隐胸腹,大则如鳖,小或如钱。治法惟用芜荑(炒)煎服之,兼用暖胃益血理中之类,乃可杀之。

枳实

【原文】　味苦,寒。主大风在皮肤中如麻豆苦痒。除寒热结[1],止痢,长肌肉,利五脏,益气轻身。生川泽。

【校勘】

[1]结:森本其上有"热"字。

【译文】　枳实,味苦,性寒。主治非常强的风邪在皮肤,身上像有芝麻、大豆的样子的东西,使人苦痒;能使发冷发烧消散;治泻痢(利),使肌肉增长,五脏和利,增添气力,使身体轻巧。生长在平坦的陆地周围有溪流、河流或水汇聚处的地方。

【药物基源】　本品为芸香科植物酸橙 *Citrus aurantium* L. 及其栽培变种或甜橙 *Citrus sinensis*(L.)Osbeck 的干燥幼果。5~6月收集自落的果实,除去杂质,自中部横切为两半,晒干或低温干燥,较小者直接晒干或低温干燥。

【附方】

1.猝胸痹痛:枳实捣末。汤服方寸匕,日三、夜一。

2.胸痹结胸:胸痹,心中痞坚,留气结胸,胸满,胁下逆气抢心,枳实薤白汤主之。陈枳实四枚,浓朴四两,薤白半斤,栝萎一枚,桂一两,以水五升,先煎枳、朴,取二升去滓,纳余药,煎三两沸,分温三服,当愈。

3. 伤寒胸痛:伤寒后,狰胸膈闷痛。枳实麸炒为末。米饮服二钱,日二服。

4. 产后腹痛:枳实(麸炒)、芍药(酒炒)各二钱,水一盏煎服。亦可为末服。

5. 奔豚气痛:枳实,炙为末。饮下方寸匕,日三、夜一。

6. 妇人阴肿坚痛:枳实半斤碎炒,帛裹熨之,冷即易。

7. 积痢脱肛:枳实石上磨平,蜜炙暖,更互熨之,缩乃止。

8. 小儿久痢,水谷不调:枳实捣末,饮服一、二钱。

9. 肠风下血:枳实半斤(麸炒),绵黄耆半斤,为末。米饮,非时服二钱匕。糊丸亦可。

10. 小儿五痔,不以年月:枳实为末,炼蜜丸梧桐子大。空心饮下三十丸。

11. 小儿头疮:枳实烧灰,猪脂调涂。

厚朴

【原文】　味苦[1],温。主中风、伤寒头痛,寒热[2],惊悸,气[3]血痹死肌。去三[4]虫。生山谷。

【校勘】

[1]味苦,温:《吴普本草》:"神农、岐伯、雷公:苦,无毒"。

[2]头痛,寒热:《御览》无"头痛,寒"三字。

[3]惊悸,气:《御览》无。森本无"悸"字。姜本注:"惊"字疑"衍"。

[4]三:《御览》无。

【译文】　厚朴,味苦,性温。主治伤风、伤寒有头痛,发冷,发热;惊恐,心慌,气血痹阻如死肉一样没有感觉;能够去除三虫。生长在山的土石而有水源的地方。

【药物基源】　本品为木兰科植物厚朴 *Magnolia officinalis* Rehd. et Wils. 或凹叶厚朴 *Magnolia officinalis* Rehd. et Wils. var. *biloba* Rehd. et Wils. 的干燥干皮、根皮及枝皮。4~6月剥取,根皮和枝皮直接阴干;干皮置沸水中微煮后,堆置阴湿处,"发汗"至内表面变紫褐色或棕褐色时,蒸软,取出,卷成筒状,干燥。(见附图96)

【附方】

1. 腹痛胀满:厚朴半斤,甘草大黄各三两,枣十枚,大枳实五枚,桂枝二两,生姜五两,以水一斗,煎取四升,温服八合,日三服。

2. 气胀胸闷:厚朴为末,以陈米饮调服二钱匕,日三服。

3.下利水谷：厚朴三两，黄连三两，水三升，煎一升，空心细服。

秦皮

【原文】　味苦，微寒[1]。主风寒湿痹，洗洗寒[2]气。除热目中青翳、白膜[3]。久服头不白，轻身。生川谷。

【校勘】

[1]味苦，微寒：《吴普本草》："神农、雷公、黄帝、岐伯：酸，无毒。"

[2]寒：《御览》无。

[3]白膜：《御览》无。

【译文】　秦皮，味苦，性微寒。主风寒湿痹，身体像有寒风吹的样子，能消除发热；除眼睛中生的青翳、白膜。长期服用使头不生白发，身体轻便灵巧。生长在两山之间的高坡土地而有水源的地方。

【药物基源】　本品为木犀科植物苦枥白蜡树 *Fraxinus rhynchophylla* Hance、白蜡树 *Fraxinus chinensis* Roxb.、尖叶白蜡树 *Fraxinus szaboana* Lingelsh. 或宿柱白蜡树 *Fraxinus stylosa* Lingelsh. 的干燥枝皮或干皮。春、秋剥下枝皮或干皮，晒干。（见附图97）

【附方】

1.赤眼生翳：秦皮一两，水一升半，煮七合，澄清。日日温洗。一方加滑石、黄连等分。

2.眼暴肿痛：秦皮、黄连各一两，苦竹叶半升，水二升半，煮取八合，食后温服。

3.赤眼睛疮：秦皮一两。清水一升，白碗中浸，春夏一食顷以上，看碧色出，即以箸头缠绵，仰卧点令满眼，微痛勿畏，良久沥去热汁。日点十度以上，不过两日瘥也。

4.眼弦挑针：乃肝脾积热。锉秦皮，夹沙糖，水煎，调大黄末一钱，微利佳。

5.血痢连年：秦皮、鼠尾草、蔷薇根等分，以水煎取汁，铜器重釜煎成，丸如梧桐子大。每服五六丸，日二服。稍增，以治为度。亦可煎饮。

6.天蛇毒疮，似癞非癞：天蛇，乃草间黄花蜘蛛也。人被其螫，为露水所濡，乃成此疾。以秦皮煮汁一斗，饮之即瘥。

秦椒

【原文】　味辛，温。主风邪气，温中除寒痹，坚齿发，明目。久服轻

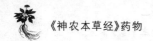

身,好颜色,耐老增年,通神。生川谷。

【译文】 秦椒,味辛,性温。主治风邪;温煦内脏,以祛除寒邪闭阻疼痛;能使齿发坚固,眼睛视物清楚。长期服用使身体轻便灵巧,颜面色泽漂亮,衰老减慢,年岁增加,如神通晓。生长在两山之间的高坡土地而有水源的地方。

【药物基源】 本品为芸香科植物青椒 *Zanthoxylum schinifolium* Sieb. et Zucc. 或花椒 *Zanthoxylum bungeanum* Maxim. 的干燥成熟果皮。秋季采收成熟果实,晒干,除去种子和杂质。

【附方】

1. 膏瘅尿多,其人饮少:用秦椒一分(出汗),瓜蒂二分,为末。水服方寸匕,日三服。

2. 乃风也:秦椒、盐末等分,醋和敷之,良。

3. 损疮中风:以面作馄饨,包秦椒,于灰中烧之令热,断使开口,封于疮上,冷即易之。

4. 久患口疮:秦椒,去闭口者,水洗面拌,煮作粥,空腹吞之,以饭压下。重者可再服,以瘥为度。

5. 牙齿风痛:秦椒煎醋含漱。

6. 百虫入耳:秦椒末一钱,醋半盏,浸良久,稍稍滴入,自出。

山茱萸

【原文】 味酸[1],平。主心下邪气,寒热,温中,逐寒湿痹[2],去三虫。久服轻身。一名蜀枣。生川谷。

【校勘】

[1]味酸:《吴普本草》:"神农、黄帝、雷公、扁鹊:酸,无毒。"

[2]寒湿痹:《新修》"寒"字下衍"温"字。

【译文】 山茱萸,味酸,性平。主胃中有风邪,使人发冷发烧;能温煦脏腑,以逐寒湿痹阻疼痛;能去除三虫。长期服用能使身体灵巧轻便。一个名字叫蜀枣。生长在两山之间的高坡土地而有水源的地方。

【药物基源】 本品为山茱萸科植物山茱萸 *Cornus officinalis* Sieb. et Zucc. 的干燥成熟果肉。秋末冬初果皮变红时采收果实,用文火烘或置沸水中略烫后,及时除去果核,干燥。(见附图98)

【附方】

1. 草还丹:益元阳,补元气,固元精,壮元神,乃延年续嗣之至药也。山茱萸

(酒浸,取肉)一斤,破故纸(酒浸,焙干)半斤,当归四两,麝香一钱,为末,炼蜜丸梧桐子大。每服八十一丸,临卧盐酒下。

紫葳

【原文】　味酸[1],微寒。主妇人产[2]乳余疾①,崩中,癥瘕血闭,寒热羸瘦,养胎②。生川谷。

【校勘】

[1]酸:《御览》作咸。顾氏注:"邹氏云:今尝此物味实咸,故从《御览》改正。"当据改。

[2]产:森本无。孙本、《御览》其上并有"人"字。今据补。

【注释】

①余疾:余,剩,多出来。"余疾"当为"瘀痛"解,即瘀血疼痛。

②养胎:养,生育;取。养胎,使胎儿生下来,即催产。

【译文】　紫葳,味酸,性微寒。主治妇人生孩子后有瘀血疼痛,使子宫突然下血;癥瘕、闭经是血脉闭阻,有发冷发烧,虚弱而消瘦;催产。生长在两山之间的高坡土地而有水源的地方。

【药物基源】　本品为紫葳科植物凌霄 *Campsis grandiflora*(Thunb.)K. Schum. 或美洲凌霄 *Campsis radicans*(L.)Seem. 的干燥花。夏、秋二季花盛开时采摘,干燥。

【附方】

1.妇人血崩:凌霄花为末。每酒服二钱,后服四物汤。

2.粪后下血:凌霄花浸酒频饮之。

3.消渴饮水:凌霄花一两,捣碎,水一盏半,煎一盏,分二服。

4.小儿无故口青不饮乳:用凌霄花、大蓝叶、芒硝、大黄等分,为末,以羊髓和丸梧子大。每研一丸,以乳送下,便可吃乳。热者可服,寒者勿服。

5.久近风痫:凌霄花或根叶为末。每服三钱,温酒下。服毕,解发不住手梳,口噙冷水。

6.通身风痒:凌霄花为末,酒服一钱。

7.大风疠疾:用凌霄花五钱,地龙(焙)、僵蚕(炒)、全蝎(炒)各七个,为末。每服二钱,温酒下。先以药汤浴过,服此出臭汗为效。《儒门事亲》:加蝉蜕,作一服。

8.鼻上酒渣:用凌霄花、山栀子等分,为末。每茶服二,数日除根。又,用凌霄花半两,硫黄一两,胡桃四个,腻粉一钱,研膏,生绢包揩。

9.发歇不定,田野名悲羊疮:用凌霄花并叶煎汤,日日洗之。

10.妇人阴疮:紫葳为末,用鲤鱼脑或胆调搽。

11.耳卒聋闭:凌霄叶,杵取自然汁,滴之。

12.女经不行:凌霄花为末。每服二钱,食前温酒下。

猪苓[1]

【原文】 味甘[2],平。主痎疟。解毒,蛊疰不祥[3],利水道。久服轻身耐老。一名猳猪屎。生山谷。

【校勘】

[1]猪苓:《御览》作"豬零"。

[2]甘:张本《证类》其下有"苦"字。

[3]蛊疰不祥:《新修》"疰不"二字互乙。森本、孙本并"疰"作"注"。

【译文】 猪苓,味甘,性平。主治疟疾;能够解毒,蛊注有不吉祥征兆者,能够使水道通利,长期服用能使身体轻便灵巧,衰老减慢。一个名字叫猳猪屎。生长在山的土石而有水源的地方。

【药物基源】 本品为多孔菌科真菌猪苓 *Polyporus umbellatus*（Pers.）Fries 的干燥菌核。春、秋二季采挖,除去泥沙,干燥。（见附图99）

【附方】

1.伤寒口渴:邪在脏也,猪苓汤主之。猪苓、茯苓、泽泻、滑石、阿胶各一两。以水四升,煮取二升。每服七合,日三服。呕而思水者,亦主之。

2.小儿秘结:猪苓一两,以水少许,煮鸡屎白一钱,调服,立通。

3.通身肿满,小便不利:猪苓五两,为末。熟水服方寸匕,日三服。

4.妊娠肿渴:从脚至腹,小便不利,微渴引饮。

5.妊娠子淋:方同上法,日三、夜二,以通为度。

白棘

【原文】 味辛,寒。主心腹痛,痈肿溃脓,止痛。一名棘针。生川谷。

【译文】 白棘,味辛,性寒。主治胸腹部有疼痛;能使痈肿溃破流脓,疼痛停止。一个名字叫棘针。生长在两山之间的高坡土地而有水源的地方。

【药物基源】 本品为鼠李科植物酸枣 *Ziziphus jujuba* Mill. var. *spinosa* (Bunge)Huex H. F. Chou 的棘刺。

【附方】

1. 小便尿血：棘刺三升，水五升，煮二升，分三服。

2. 脐腹疼痛：因肾脏虚冷，拘撮甚者。棘针钩子一合（焙），槟榔二钱半，水一盏，煎五分，入好酒半盏，更煎三五沸，分二服。

3. 头风疼痛：倒钩棘针四十九个（烧存性），丁香一个，麝香一皂子，为末。随嚏左右鼻。

4. 眼睫拳毛：赤龙爪（倒钩棘也）一百二十个，地龙二条，木贼一百二十节，木鳖子仁二个（炒），为末，外涂。

5. 龋齿虫食腐烂：棘针二百枚（即枣树刺朽落地者），水三升，煮一升，含漱。或烧沥，日涂之，后敷雄黄末，即愈。

6. 小儿喉痹：棘针烧灰，水服半钱。

7. 小儿口噤：惊风不乳。白棘，烧末，水服一钱。

8. 小儿丹毒：水煮棘根汁，洗之。

9. 疔疮恶肿：棘针（倒钩烂者）三枚，丁香七枚，同入瓶烧存性，以月内孩子粪和涂，日三上之。又方：曲头棘刺三百枚，陈橘皮二两，水五升，煎一升半，分服。

10. 诸肿有脓：棘针，烧灰，水服一钱，一夜头出。

11. 小儿诸疳：棘针、瓜蒂等分，为末。吹入鼻中，日三次。

龙眼

【原文】　味甘，平。主五脏邪气，安志，厌食。久服强魂聪明，轻身不老，通神明。一名益智。生山谷。

【译文】　龙眼，味甘，性平。主治五脏邪气；能使志（智）安定；不思饮食。长期服用能使魂旺盛，听力灵敏，眼视物明亮，身体轻便灵巧而不衰老，像神一样通晓明白。一个名字叫益智。生长在山的土石而有水源的地方。

【药物基源】　本品为无患子科植物龙眼 *Dimocarpus longan* Lour. 的假种皮。夏、秋二季采收成熟果实，干燥，除去壳、核，晒至干爽不黏。

【附方】

1. 劳伤心脾，健忘怔忡：龙眼肉、酸枣仁（炒）、黄（炙）、白术（焙）、茯神各一两，木香、人参各半两，炙甘草二钱半，咀。

2. 狐臭：龙眼肉一枚，胡椒七枚研，遇汗出即擦之。

木兰

【原文】 味苦,寒。主身[1]大热在皮肤中,去面热赤皰,酒皶[2],恶风,癞[3]疾,阴下痒湿,明耳[4]目。一名林兰。生山谷。

【校勘】

[1]身:《新修》、森本其下并有"有"字。

[2]酒皶:《新修》无。

[3]癞:卢本作"颠",《新修》、森本并作"癞",当据改。

[4]耳:《新修》、森本无。

【译文】 木兰,味苦,性寒。主治身有高热,能去掉面部像有热样的小红疙瘩;酒糟鼻;恶风使人有麻风及类似的皮肤病、癞证;下阴部湿痒;使人能耳聪目明。一个名字叫林兰。生长在山的土石而有水源的地方。

【药物基源】 《别录》曰:"木兰生零陵山谷及太山。皮似桂而香。"弘景曰:"零陵诸处皆有之。状如楠树,皮甚薄而味辛香。今益州者皮浓,状如浓朴,而气味为胜。今东人皆以山桂皮当之,亦相类。"一说兰科石斛属植物金钗石斛 *Dendrobium nobile* L. Indl. ,一说木兰科木兰属植物木兰的树皮。

【附方】

1. 小儿重舌:山桂皮一尺,广四寸,削去粗皮,入醋一升,渍汁噙之。

2. 面上红疙瘩:用山桂皮一斤细切,以三年酢浆渍之百日,晒干捣末。每浆水服方寸匕,日三服。

五加皮[1]

【原文】 味辛,温。主心腹疝,气腹痛,益气疗躄,小儿[2]不能行,疽疮[3],阴蚀。一名豺漆[4]。

【校勘】

[1]五加皮:《医心方》作"五茄"。

[2]小儿:姜本其下有"三岁"二字。

[3]疮:孙本作"创"。

[4]漆:依文例,其下应有生长环境之语,待考。

【译文】 五加皮,味辛,性温。主治胸腹痛;气满腹部疼痛;益气以治疗腿痹,小儿不能走路,疽疮;阴部溃疡。一个名字叫豺漆。

【**药物基源**】　本品为五加科植物五加 *Eleutherococcus nodiflorus*（Dunn）S. Y. Hu 或无梗五加 *Eleutherococcus sessiliflorus*（Ruprecht & Maximowicz）S. Y. Hu 等多种五加属植物的根皮。夏、秋二季采挖根部，洗净，剥取根皮，晒干。（见附图100）

【**附方**】

1.虚劳不足：五加皮、枸杞根白皮各一斗，水一石五斗，煮汁七斗，分取四斗，浸曲一斗，以三斗拌饭，如常酿酒法，待熟任饮。

2.男妇香港脚：骨节皮肤肿湿疼痛，服此进饮食，健气力，不忘事，名五加皮丸。五加皮四两（酒浸），远志（去心）四两（酒浸，并春秋三日，夏二日，冬四日），晒干为末，以浸酒为糊丸梧桐子大。每服四五十丸，空心温酒下。药酒坏，别用酒为糊。

3.小儿行迟：三岁不能行者，用此便走。五加皮五钱，牛膝、木瓜二钱半，为末。每服五分，米饮入酒二三点调服。

4.妇人血劳：憔悴困倦，喘满虚烦，吸吸少气，发热多汗，口干舌涩，不思饮食，名血风劳。

5.油煎散：用五加皮、牡丹皮、赤芍药、当归各一两，为末。每用一钱，水一盏，用青钱一文，蘸油入药，煎七分，温服。常服能肥妇人。

6.五劳七伤：五月五日采五加茎，七月七日采叶，九月九日取根，治下筛。每酒服方寸匕，日三服。久服去风劳。

7.目中息肉：五加皮（不闻水声者，捣末）一升，和酒二升，浸七日。一日服二次，禁醋。二七日，遍身生疮，是毒出。不出，以生熟汤浴之，取疮愈。

8.服石毒发或热不禁，多向冷地卧：五加皮二两，水四升，煮二升半，发时便服。

9.火灶丹毒从两脚起，赤如火烧：五加根、叶烧灰五两，取打铁槽中水和，涂之。

卫矛[1]

【**原文**】　味苦，寒。主女子崩中下血，腹满汗出。除邪，杀鬼毒，蛊疰[2]。一名鬼箭。生山谷。

【**校勘**】

[1]矛：姜本作"茅"。

[2]蛊疰：《御览》无。《新修》互乙，且"疰"作"注"。孙本"疰"作"注气"。

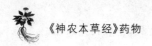

【译文】 卫矛,味苦,性寒。主治女子阴器突然出血,腹部胀满,汗出;能够消除百邪鬼魅,以杀死鬼注、蛊毒。一个名字叫鬼箭。生长在山的土石而有水源的地方。

【药物基源】 本品为卫矛科植物卫矛 *Euonymus alatus* (Thunb.) Sieb. 以根、带翅的枝及叶入药。全年采根,夏秋采带翅的枝及叶,晒干。

【附方】

1.产后败血,儿枕块硬,疼痛发歇,及新产乘虚,风寒内搏,恶露不快,脐腹坚胀:当归散,用当归(炒)、鬼箭(去中心木)、红蓝花各一两,为末。每服三钱,酒一大盏,煎七分,食前温服。

2.鬼疟日发:鬼箭羽、鲮鲤甲(烧灰)各二钱半,为末。每以一字,发时嗜鼻。又法:鬼箭羽末一分,砒霜一钱,五灵脂一两,为末。发时冷水服一钱。

合欢

【原文】 味甘[1],平。主安五脏,利心志[2],令人欢乐无忧。久服轻身,明目,得所欲[3]。生山谷。

【校勘】

[1]甘:《御览》作"甜"。

[2]利心志:《艺文类聚》《图考长编》、姜本、森本并作"和心志"。《御览》"志"作"气"。

[3]得所欲:《御览》《艺文类聚》并无。

【译文】 合欢,味甘,性平。主要能充实五脏,心气和利,使人欢乐没有忧愁。长期服用能使身体轻便灵巧,眼睛视物清楚,以便得到所想要的东西。生长在山的土石而且有水源的地方。

【药物基源】 本品为豆科植物合欢 *Albizia julibrissin* Durazz. 的干燥树皮。夏、秋二季剥取,晒干。(见附图101)

【附方】

1.肺痈唾浊,心胸甲错:取夜合皮一掌大,水三升,煮取一半,分二服。

2.扑损折骨:夜合树皮(即合欢皮,去粗皮,炒黑色)四两,芥菜子(炒)一两,为末。每服二钱,温酒卧时服,以滓敷之,接骨甚妙。(王璆《是斋百一选方》)

3.发落不生:合欢木灰二合,墙衣五合,铁精一合,水萍末二合,研匀,生油调涂,一夜一次。

4.小儿撮口:夜合花枝浓煮汁,拭口中,并洗之。

5.惊病、抽搐:槐枝、桑枝、石榴枝各五两(并生锉)。糯米五升,黑豆五升,羌活二两,七斤半。先以水五斗煎五枝,取二斗五升,浸米、豆蒸熟,入曲与防风、羌活如常酿酒法,封三七日,压汁。每饮五合,勿过醉致吐,常令有酒气也。

彼子[1]

【原文】 味甘,温。主腹中邪气。去三虫、蛇螫、蛊毒、鬼疰[2]、伏尸。生山谷。

【校勘】

[1]彼:姜本作"披"。

[2]鬼疰:孙本、森本作"注气"。

【译文】 彼子,味甘,性温。主治腹内的郁气,能够祛除三虫、蛇咬伤、蛊毒、鬼症、伏尸病。生长在山的土石而有水源的地方。

【药物基源】 本品来源于红豆杉科植物榧树 *Torreya grandis* Fort. ex Lindl. 的种子。今称榧子。"匪",《说文通训定声·随部》:"彼,假借为匪";《诗·小雅·采菽》:"彼,亦匪也"。

【附方】

1.寸白虫:用榧子一百枚,去皮火燃,啖之。

2.经好食茶叶面黄者:每日食榧子七。

3.令发不落:榧子三个,胡桃二个,侧柏叶一两,捣浸雪水梳头,发永不落且润也。

4.猝吐血出:先食蒸饼两三个,以榧子为末,白汤服三钱,日三服。

5.尸咽痛痒、语言不出:榧实半两,芜荑一两,杏仁、桂各半两,为末。蜜丸弹子大,含咽。

梅实

【原文】 味酸,平。主下气,除热烦满,安心,肢体痛,偏枯不仁死肌。去青黑誌,恶肉。生川谷。

【译文】 梅实,味酸,性平。主要能使气下行,能消除发热,烦闷,使心神安定;能止肢体疼痛;偏枯没有感觉如死肉一样;能去掉隆起的黑色斑点、死肉。生长在两山之间的高坡土地而有水源的地方。

【药物基源】 本品为蔷薇科植物梅 *Prunus mume* (Sieb.) Sieb. et Zucc. 的干燥近成熟果实。夏季果实近成熟时采收,低温烘干后闷至色变黑。

【附方】

1. 诸疮胬肉：乌梅烧存性为末，醋调外敷。

2. 泄痢口渴：乌梅煎汤，日饮代茶。

3. 血崩：乌梅肉七枚，烧存性为末，米饮服之，日二。

4. 久咳：乌梅肉微炒，米壳蜜炒，等分为末，每服二钱，睡时米汤调下。

桃核仁[1]

【原文】 味苦[2]，平。主瘀血、血闭癥瘕[3]；邪气；杀小[4]虫。桃花[5]：杀疰恶鬼，令人好颜[6]色。桃枭[7]：微温[8]，主杀百鬼精物。桃毛：主下血瘕，寒热积聚，无子。桃蠹：杀鬼邪恶[9]，不祥。生川谷。

【校勘】

[1]桃核仁：卢本"仁"作"人"。《医心方》、森本并作"桃核"。

[2]苦：姜本其下有"甘"字。

[3]血闭癥瘕：《新修》《医心方》并作"闭瘕"。癥，顾氏据《纲目》补。

[4]小：姜本作"三气"。

[5]花：森本作"华"。

[6]颜：《新修》、森本并无。

[7]桃枭：《艺文类聚》互乙。孙本、黄本无"桃"字。

[8]微温：森本无。

[9]邪恶：《新修》、森本并作"辟"。柯氏《大观》本"邪"上有"辟"字。

【译文】 桃核仁，味苦，性平。主治淤血证，使血脉闭塞而有经闭、癥瘕；神志异常认为是鬼病；能杀死小虫。桃花，杀死能传染疾病的恶鬼；能使人面部颜色漂亮悦泽。桃枭：性微温，主要能杀死多种妖鬼精怪。桃毛，主要消除瘀血，发冷发烧不消散；不生孩子。桃蠹：能够杀死恶鬼邪气这些不好的征兆。生长在两山之间的高坡土地而有水源的地方，或平原。

【药物基源】 本品为蔷薇科植物桃 *Prunus persica*（L.）Batsch 或山桃 *Prunus davidiana*（Carr.）Franch. 的干燥成熟种子。果实成熟后采收，除去果肉和核壳，取出种子，晒干。

【附方】

1. 延年去风，令人光润：桃仁五合去皮，米饭浆同研，绞汁令尽，温洗面极妙。

2. 崩中漏下：桃仁烧存性研细，酒服方寸匕，日三。

3.产后血闭:桃仁二十枚,去皮尖,藕一块,水煎服。

杏核仁[1]

【原文】　味甘,温。主欬逆上气雷[2]鸣[3],喉痹下气,产乳,金疮[4],寒心贲豚。生川谷。

【校勘】

[1]杏核仁:《新修》《医心方》、森本并作"杏核气"。

[2]雷:《千金》其上有"肠中"二字。

[3]鸣:原作"鳾",缺笔,当作"鳴"。

[4]疮:孙本、森本并作"创"。

【译文】　杏核仁,味甘,性温。主治咳嗽烦闷,吸气困难,嗓子内有像响雷一样的声音;喉痹能使气下行以吸气;能使孕妇分娩;金属创伤;寒邪伤心而成贲豚。生长在两山之间的高坡土地而有水源的地方,或平原。

【药物基源】　本品为蔷薇科植物山杏 *Prunus armeniaca* L. var. *ansu* Maxim.、西伯利亚杏 *Prunus sibirica* L.、东北杏 *Prunus mandshurica* (Maxim.)Koehne 或杏 *Prunus armeniaca* L. 的干燥成熟种子。夏季采收成熟果实,除去果肉和核壳,取出种子,晒干。

【附方】

1.万病丸:治男妇五劳七伤,一切诸疾。杏仁一斗二升,童子小便煮七次,以蜜四两拌匀,再以童便五升于碗内重蒸,取出日晒夜露数日。任意嚼食,即愈。

2.补肺丸:治咳嗽。用杏仁二大升(山中者不用,去双仁者),以童子小便二斗浸之,春夏七日,秋冬二七日,连皮尖于砂盆中研滤取汁,煮令鱼眼沸,候软如面糊即成。以粗布摊曝之,可丸即丸服之。食前后总须服三五十丸,茶、酒任下。忌白水粥。咳嗽寒热,旦夕加重,少喜多嗔,面色不润,忽进忽退,积渐少食,脉弦紧者:杏仁半斤去皮尖,童子小便二斗浸七日,漉出温水淘洗,砂盆内研如泥,以小便三升煎如膏。每服一钱,熟水下。妇人室女服之,尤妙。

3.久患肺气,喘急至咳,甚者不过二剂,永瘥:杏仁去皮尖二两,童子小便浸,一日一换,夏月三四换,满半月取出,焙干研细。每服一枣大,薄荷一叶,蜜一鸡头大,水一盏,煎七分,食后温服。忌腥物。

4.咳逆上气,不拘大人小儿:以杏仁三升去皮尖,炒黄研膏,入蜜一升,杵熟。每食前含之,咽汁。

5.上气喘急:杏仁、桃仁各半两,去皮尖炒研,用水调生面和,丸梧子大。每服十丸,姜、蜜汤下,微利为度。

6.喘促浮肿,小便淋沥:用杏仁一两,去皮尖熬研,和米煮粥,空心吃二合妙。

7.头面风肿:杏仁捣膏,鸡子黄和杵,涂帛上,厚裹之。干则又涂,不过七八次即愈也。

8.风虚头痛欲破者:杏仁去皮尖,晒干研末,水九升研滤汁,煎如麻腐状,取和羹粥食。七日后大汗出,诸风渐减。慎风、冷、猪、鸡、鱼、蒜、醋。

9.头面诸风,眼睭鼻塞,眼出冷泪:用杏仁三升研细,水煮四、五沸,洗头。待冷汗尽,三度愈。

10.偏风不遂,失音不语:生吞杏仁七枚,不去皮尖,逐日加至七七枚,周而复始。食后仍饮竹沥,以瘥为度。

11.破伤风肿:杏仁杵膏厚涂上,燃烛遥炙之。

12.金疮中风,角弓反张:用杏仁杵碎,蒸令气溜,绞脂服一小升,兼摩疮上良。

13.温病食劳:杏仁五两,酢二升,煎取一升,服之取汗瘥。

14.心腹结气:杏仁、桂枝、橘皮、诃黎勒皮等分,为丸。每服三十丸,白汤下。

蓼实

【原文】 味辛,温。主明目。温中,耐[1]风寒,下水气,面目[2]浮肿,痈[3]疡。马蓼:去肠①中蛭虫,轻身。生川泽。

【校勘】

[1]耐:《医心方》作"能"。

[2]目:姜本无。

[3]痈:《千金要方》其上有"却"字。

【注释】

①肠:小腿肚子。

【译文】 蓼实,味辛,性温。主要能使眼睛视物清楚;温煦内脏以除风寒;能消除水湿,面目浮肿;又能治痈疡。马蓼,能去小腿肚子内的水蛭;使身体轻便灵巧。生长在水草丛杂的地方。

【药物基源】 蓼实为水蓼 *Polygonum hydropiper* L. 的果实,又称辣蓼。

秋季果实成熟时采收,除去杂质,置通风干燥处。弘景认为蓼有三种:一是青蓼,其叶有圆有尖,以圆者为胜;一是紫蓼,叶形相似而紫色;一是香蓼,叶形相似而香,并不甚辛,人常佐食用。今临床用荭蓼,即水红花子。

【附方】

1.伤寒劳复,因交后卵肿,或缩入腹痛:蓼子一把。水接汁,饮一升。

2.霍乱烦渴:蓼子一两,香薷二两。每服二钱,水煎服。

3.小儿头疮:蓼子为末,蜜和鸡子白同涂之,虫出不作痕。

4.蜗牛咬毒,毒行遍身者:蓼子煎水浸之,立愈。不可近阴,令弱也。

葱实

【原文】　味辛,温。主明目;补中不足。其茎,可作汤,主伤寒寒热,出汗;中风,面目肿。生平泽。

【译文】　葱实,味辛,性温。主要能使眼睛明亮,视物清楚,补内脏不足。它的茎是葱白,可以煎汤,主治伤寒有发冷发热,以使人出汗;治伤风,面目浮肿。生长在平地水草汇集的地方。

【药物基源】　本品为石蒜科植物葱 *Allium fistulosum* L. 的种子。夏、秋收集成熟果实,晒干,搓取种子,簸去杂质。

【附方】

1.感冒风寒初起:即用葱白一握,淡豆豉半合,泡汤服之,取汗。

2.伤寒头痛如破者:连须葱白半斤,生姜二两,水煮温服。

3.时疾头痛,发热者:以连根葱白二十根,和米煮粥,入醋少许,热食取汗即解。

4.数种伤寒,初起一二日,不能分别者:用上法取汗。

5.伤寒劳复,因交接者,腹痛卵肿:用葱白捣烂,苦酒一盏,和服之。

6.风湿身痛:生葱擂烂,入香油数点,水煎,调川芎䓖、郁金末一钱服,取吐。

7.妊娠伤寒,赤斑变为黑斑,尿血者:以葱白一把,水三升,煮热服汁,食葱令尽,取汗。

8.六月孕动,困笃难救者:葱白一大握,水三升,煎一升,去滓顿服。胎动下血,腰痛抢心:用葱白煮浓汁饮之。未死即安,已死即出。未效再服。一方:加川芎。一方:用银器同米煮粥及羹食。

9.卒中恶死或先病,或平居寝卧,奄忽而死,皆是中恶:急取葱心黄刺入鼻孔中,男左女右,入七八寸,鼻、目血出即苏。又法:用葱刺入耳中五寸,以鼻中

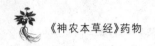

血出即活也。如无血出,即不可治矣。相传此扁鹊秘方也。

10. 小儿卒死无故者:取葱白纳入下部,及两鼻孔中,气通或嚏即活。

11. 小儿盘肠,内钓腹痛:用葱汤洗儿腹,仍以炒葱捣贴脐上。良久,尿出痛止。

12. 阴毒腹痛,厥逆唇青卵缩,六脉欲绝者:用葱一束,去根及青,留白二寸,烘热安脐上,以熨斗火熨之,葱坏则易。良久热气透入,手足温有汗即瘥,乃服四逆汤。若熨而手足不温,不可治。

13. 脱阳危症:凡人大吐大泄之后,四肢厥冷,不省人事,或与女子交后,小腹肾痛,外肾搐缩,冷汗出厥逆,须臾不救。先以葱白炒热熨脐,后以葱白三七茎擂烂,用酒煮灌之,阳气即回。

薤[1]

【原文】 味辛,温。主金疮疮[2]败。轻身不饥,耐劳。生平泽。

【校勘】

[1]薤:姜本其下有"白"字。

[2]疮疮:《新修》、孙本、森本并作"创创"。

【译文】 薤,味辛,性温,主治金属创伤成疮且不收口,能使身体轻便灵巧,没有饥饿感,衰老缓慢。生长在平原水草汇集的地方。

【药物基源】 本品为百合科植物小根蒜 Allium macrostemon Bge. 或薤 Allium chinese G. Don 的干燥鳞茎。夏、秋二季采挖,洗净,除去须根,蒸透或置沸水中烫透,晒干。

【附方】

1. 胸痹刺痛:张仲景栝蒌薤白汤,治胸痹,痛彻心背,喘息咳唾短气,喉中燥痒,寸脉沉迟,关脉弦数,不治杀人。用栝蒌实一枚,薤白半升,白酒七升,煮二升,分二服。《千金要方》治胸痹,半夏薤白汤:用薤白四两,半夏一合,枳实半两,生姜一两,栝蒌实半枚,哎咀,以白酢浆三升,煮一升,温服,日三。《肘后方》治胸痹,瘥而复发。薤根五升,捣汁饮之,立瘥。

2. 卒中恶死卒死,或先病,或平居寝卧奄忽而死,皆是中恶:以薤汁灌入鼻中,便省。

3. 霍乱干呕不止者:以薤一虎口,以水三升,煮取一半,顿服。不过三作即已。

4. 奔豚气痛:薤白捣汁饮之。

5. 赤痢不止:薤同黄柏煮汁服之。

6.赤白痢下:薤白一握,同米煮粥,日食之。

7.小儿疳痢:薤白生捣如泥,以粳米粉和蜜作饼,炙熟与食。不过三两服。

8.产后诸痢:多煮薤白食,仍以羊肾脂同炒食之。

9.妊娠胎动,腹内冷痛:薤白一升,当归四两。水五升,煮二升,分三服。

10.郁肉脯毒:杵薤汁,服二三升良。

11.疮犯恶露,甚者杀人:薤白捣烂,以帛裹煨极热,去帛敷之,冷即易换。亦可捣作饼,以艾灸之,热气入疮,水出即瘥也。

12.手指赤色,随月生死:以生薤一把,苦酒煮熟,捣烂涂之,愈乃止。

13.疥疮痛痒:煮薤叶,捣烂涂之。

14.灸疮肿痛:薤白一升,猪脂一斤。切,以苦酒浸一宿,微火煎三上三下,去滓涂之。

15.手足瘑疮:生薤一把,以热醋投入,以封疮上取效。

16.毒蛇螫伤:薤白捣敷。

17.虎犬咬伤:薤白捣汁一升饮之,并涂之。日三服,瘥乃止。

18.诸鱼骨哽:薤白嚼柔,以绳系中,吞到哽处,引之即出。

19.误吞钗钅:取薤白曝萎,煮熟勿切,食一大束,钗即随出。

20.目中风肿作痛:取薤白截断,安膜上令遍。痛作复为之。

21.咽喉肿痛:薤根醋捣敷肿处。冷即易之。

假苏[1]

【原文】　味辛,温。主寒热;鼠瘘、瘰疬;生疮;破结聚气;下瘀血;除湿痹。一名鼠蓂。生川泽。

【校勘】

[1]假苏:《品汇》作“荆芥”。

【译文】　假苏,味辛,性温。主治发冷,发烧,鼠瘘、瘰疬、长疮;能攻克结聚不散之气;使瘀血消除,能去除湿痹。一个名字叫鼠蓂。生长在平地水草丛杂的地方。

【药物基源】　本品为唇形科植物荆芥 *Schizonepeta tenuifolia* Briq. 的干燥地上部分。夏、秋二季花开到顶、穗绿时采割,除去杂质,晒干。

【附方】

1.头项风强:八月后,取荆芥穗作枕,及铺床下,立春日去之。

2.风热头痛:荆芥穗、石膏等分,为末。每服二钱,茶调下。

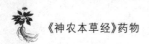
3.风热牙痛:荆芥根、乌桕根、葱根等分煎汤频含漱之。

4.小儿惊痫一百二十种:用荆芥穗二两,白矾(半生半枯)一两,为末。糊丸黍米大,朱砂为衣。每姜汤下二十丸,日二服。(《医学集成》)

5.一切偏风,口眼歪斜:用青荆芥一斤,青薄荷一斤,同入砂盆内研烂,生绢绞汁,于瓷器中煎成膏,滤去滓三分之一,将二分晒干,为末,以膏和丸梧子大。每服三十丸,白汤下,早暮各一服。忌动风物。

6.中风口噤:荆芥穗为末,酒服二钱,立愈,名荆芥散。

7.产后中风:华佗愈风散,治妇人产后中风口噤,手足瘛疭如角弓,或产后血运,不省人事,四肢强直,或筑心眼倒,吐泻欲死。用荆芥穗子,微焙为末。每服三钱,豆淋酒调服,或童子小便服之。口噤则挑齿灌之,龈噤则灌入鼻中,其效如神。大抵产后太暖,则汗出而腠理疏,则易于中风也。

水苏

【原文】 水苏,味辛,微温。主下气辟口臭,去毒辟恶。久服通神明,轻身耐老。生池泽。

【译文】 水苏,味辛,性微温。主要能够使气下行;除口臭;消除毒气及秽恶之气。长期服用能像神一样通晓明白,身体轻便灵巧,衰老减慢。生长在积水坑、水草汇集的地方。

【药物基源】 本品为唇形科薄荷属植物薄荷 *Mentha haplocalyx* Briq. 的干燥地上部分。夏、秋二季茎叶茂盛或花开至三轮时,选晴天,分次采割,晒干或阴干。

【附方】

1.火毒生疮:薄荷煎汁频涂。

2.蜂螫伤:薄荷叶挼贴患处。

3.血痢:薄荷煎汁常服。

4.眼弦赤烂:薄荷,以生姜汁浸一宿,晒干为末,每用一钱,沸汤泡洗。

水靳[1]

【原文】 味甘,平。主女子赤沃①。止[2]血养精,保血脉,益气,令人肥健,嗜食。一名水英。生池泽。

【校勘】

[1]靳:《千金翼方》《医心方》并作"芹"。森本、孙本、尚本并作"靳"。

[2]止:《新修》作"心"。

【注释】

①赤沃:即流下赤白物。

【译文】　水靳,味甘,性平。主女子流下赤色或色淡的血性物。其能够止血,蓄养阴精、以守卫血脉,增添气力,使人肥胖壮健,爱吃东西。一个名字叫水英。生长在积水坑、水草汇集的地方。

【药物基源】　本品为伞形科植物水芹 *Oenanthe javanica*(Bl.)DC.,以根及全草入药。夏秋采集,洗净晒干或鲜用。

【附方】

1.小儿吐泻:水芹切细,煮汁饮。

2.小便淋痛或血尿:水芹根,捣汁,井水和服。

发髪

【原文】　味苦,温。主五癃;关格不通[1],利小便水道,疗小儿痫[2],大人痓[3]。仍自还神化。

【校勘】

[1]关格不通,利小便水道:《新修》作"关格不得小便,利水道。"当据改。

[2]痫:姜本作"惊"。

[3]痓:森本作"痉"。

【译文】　发髪,味苦,性温。主治五种淋证;关格不通,以通利小便,使水外出通畅;治小儿痫证,大人抽风连续不断的施用,则迅速而神奇般的产生出(显示出)它的自然的功能。

【药物基源】　发髪,即人剃下来的头发。今煅用,称血余炭。

【附方】

1.石淋痛涩:发髪烧存性,研末。每服用一钱,井水服之。

2.伤寒黄病:发髪烧研,水服一寸匕,日三。

3.胎衣不下:乱发、头髪结,撩喉、口中。

4.小儿客忤,因见生人所致:取来人囟上发十茎、断儿衣带少许,合烧研末。和乳饮儿,即愈。

5.急肚疼病:用本人头发三十根,烧过酒服。即以水调芥子末,封在脐内,大汗如雨,即安。

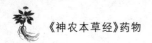

6.瘰疬恶疮:生发灰,米汤服二钱。外以生发灰三分,皂荚刺灰二分,白芨一分,为末。干掺,或以猪胆汁调。

白马茎

【原文】 味咸,平。主伤中脉绝,阴不足。强志益气,长肌肉,肥健生子。眼,主惊痫,腹满,疟疾。当①杀用之。悬蹄②,主惊邪,瘈疭,乳难,辟恶气鬼毒,蛊疰不祥。生平泽。

【注释】

①当:适合。

②悬蹄:为马蹄后不着地的二趾角化部分。

【译文】 白马茎,味咸,性平。主治内脏劳伤使脉有断绝(间歇);阴痿不能举起;能使记忆力增强,气力增加;能增添肌肉,使人肥胖健壮;能生孩子。眼,主治惊风、癫痫;腹部胀满;疟疾。适合杀掉以后使用。悬蹄,主治惊风;抽搐;生孩子困难;能去除污秽之气及鬼毒、蛊注有不祥之征兆。生活在平原水草汇集的地方。

【药物基源】 白马茎即雄马的生殖器。弘景曰:马色类甚多,入药以纯白者为良。

【附方】

1.男子阴痿:白马茎阴干,与肉苁蓉等分为末,蜜丸梧桐子大,每空心酒下四十丸,日再。

鹿茸

【原文】 味甘,温。主漏下恶血,寒热,惊痫。益气强志,生齿,不老。角,主恶疮[1]、痈肿,逐邪恶气[2],留血在阴中。

【校勘】

[1]疮:孙本作"创"。

[2]恶气:《新修》无。

【译文】 鹿茸,味甘,性温。主治妇女漏下是有瘀血;发冷发烧;惊风,癫痫;能够增添气力,使记忆力好;使牙齿长出;使人不衰老。角,主治恶疮、痈疮肿胀,能够祛除恶邪鬼魅;有瘀血在阴器内。

【药物基源】 本品为鹿科动物梅花鹿 *Cervus nippon* Temminck 或马鹿

Cervus elaphus Linnaeus 的雄鹿未骨化密生茸毛的幼角。前者习称"花鹿茸"，后者习称"马鹿茸"。夏、秋二季锯取鹿茸，经加工后，阴干或烘干。（见附图102）

【附方】

1. 斑龙丸：治诸虚。用鹿茸（酥炙，或酒炙亦可）、鹿角胶（炒成珠）、鹿角霜、阳起石（煅红，酒淬）、肉苁蓉（酒浸）、酸枣仁、柏子仁、黄芪（蜜炙）各一两，当归、黑附子（炮）、地黄（九蒸九焙）各八钱，辰朱砂半钱，各为末，酒糊丸梧桐子大。每空心温酒下五十丸。（《澹寮》）

2. 鹿茸酒：治阳事虚痿，小便频数，面色无光。用嫩鹿茸一两（去毛切片），山药（末）一两，绢袋裹，置酒瓶中，七日开瓶，日饮三盏。将茸焙作丸服。

3. 肾虚腰痛，不能反侧：鹿茸（炙）、菟丝子各一两，舶茴香半两，为末。以羊肾二对，法酒煮烂，捣泥和，丸梧桐子大，阴干。每服三五十丸，温酒下，日三服。

4. 精血耗润：面色黧黑，耳聋，目昏口渴，腰痛，脚弱白浊，上燥下寒，不受峻补者。鹿茸（酒蒸）、当归（酒浸）各一两。焙为末，乌梅肉煮膏捣，丸梧桐子大。每米饮服五十丸。

5. 腰膝疼痛伤败者：鹿茸涂酥炙紫为末，每温酒服一钱。

6. 小便频数：鹿茸一对，酥炙为末。每服二钱，温酒下，日三服。

7. 虚痢危困，因血气衰弱者：鹿茸（酥炙）一两为末，入麝香五分，以灯心煮枣肉和，丸梧桐子大。每空心米饮下三五十丸。

8. 饮酒成泄，骨立不能食，但饮酒即泄：用嫩鹿茸（酥炙）、肉豆蔻（煨）一两，生麝香五分，为末。陈白米饭丸梧桐子大，每米饮下五十丸。名香茸丸。

9. 室女白带，因冲任虚寒者：鹿茸（酒蒸焙）二两，金毛狗脊、白蔹各一两，为末。用艾煎醋，打糯米糊，丸梧桐子大。每温酒下五十丸，日二。

牛角䚡

【原文】 苦，温。下[1]闭血，瘀血疼痛，女人带下[2]血。髓，补中填骨髓。久服增年。胆[3]，治惊，寒热。可丸[4]药。

【校勘】

[1]下：卢本、姜本"下"上有"苦温"二字。今据补。

[2]下：《新修》其上有一"下"字。

[3]胆，治惊，寒热：《御览》胆下有"治惊寒热"四字。今据补。

[4]丸：《千金翼方》作"圆"。

【译文】 牛角䚡，治下阴部有瘀血而无月经；瘀血使人疼痛；女人带下有

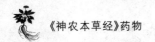

血。骨髓,能够修补内脏,充填骨髓。长期服用能够延长寿命。胆,能治惊风;发冷发烧。可用来作成丸药服。

【药物基源】　本品为牛科动物黄牛 *Bos taurus domesticus* Gmelin 或水牛 *Bubalus bubalis* L. 角中的骨质角髓。

【附方】

1. 大肠冷痢:母牛角䚡烧灰,粥饮服二钱,日二次。

2. 小儿滞下:母牛角胎烧灰,水服三方寸匕。

3. 大便下血:黄牛角䚡一具,煅末,食前浓煮豉汁服二钱,日三,神效。

4. 赤白带下:牛角䚡(烧令烟断)、附子(以盐水浸七度去皮)等分为末。每空心酒服二钱匕。

5. 鼠乳痔疾:牛角䚡烧灰,酒服方寸匕。

6. 蜂虿螫疮:牛角䚡烧灰,醋和敷之。

羖羊角

【原文】　味咸,温。主青盲明目,杀疥虫,止寒泄。辟恶鬼、虎狼,止惊悸。久服安心,益气轻身。生川谷。

【译文】　羖羊角,味咸,性温。主治眼睛外观似乎没有异常,但看不见东西,能够使眼睛视物清楚;杀死导致疥疮的虫子;使受凉之腹泻停止;能杀死鬼魅,使虎狼避开;能消除惊恐,心悸。长期服用能使心神充实平静,增添气力,身体轻巧。生活在两山之间的高坡土地而有水源的地方。

【药物基源】　本品为牛科动物雄性山羊或雄性绵羊的角。弘景曰:"羊有三四种。入药以青色羖羊为胜,次则乌羊。"

【附方】

1. 风疾恍惚心烦:青色羖羊角,销屑,微炒为末,温酒服一钱。
2. 水泄:羖羊角一具,白矾末填满,烧存性为末,水服二钱。
3. 跌扑损伤:青色羖羊角,锉屑,微炒为末,以砂糖水拌,热酒下二钱。

牡狗阴茎

【原文】　味咸,平。主伤中,阴痿[1]不起,令强热大,生子,除女子带下十二疾。一名狗精。胆,主明目。

【校勘】

[1]阴痿:《神农黄帝食禁》其上有"丈夫"二字。

【译文】　牡狗阴茎,味咸,性平。主治内脏有劳伤;阴痿不举,能使其阴茎硬,有热感(充血)、胀大,能够使人生孩子;消除女子的多种带下疾病。一个名字叫狗精。胆,主要能使眼睛视物清楚。

【药物基源】　本品为犬科动物雄性狗的外生殖器,全年可采,以冬季所取者为佳。将狗杀死后,割下阴茎及睾丸(亦有不带睾丸的),去净附着的肉、骨及油脂,拉直,晾干或焙干。

【附方】

1.男子阴痿不起:狗精阴干为末,蜜丸梧桐子大,每空心酒下四十丸,日再。

羚[1]羊角

【原文】　味咸,寒。主明目,益气起阴,去恶血注下,辟蛊毒恶鬼不祥。安心气[2],常不魇寐。久服强筋骨轻身。生川谷。

【校勘】

[1]羚:《新修》、森本并作"零"。

[2]安心气:姜本无。

【译文】　羚羊角,味咸,性寒。主要能使眼睛视物清楚,益气使阴茎勃起;能祛除瘀血使其流下;能芟除蛊毒、不吉祥的鬼魅;能使心气充实,长期不会做噩梦而惊醒。长期服用使筋骨健壮,身体轻巧。生活在两山之间的高坡土地而有水源的地方,或生活在平川而有流水的地方。

【药物基源】　本品为牛科动物赛加羚羊 *Saiga tatarica* Linnaeus 的角。猎取后锯取其角,晒干。(见附图103)

【附方】

1.噎塞不通:羚羊角屑为末,饮服方寸匕,并以角摩噎上。

2.胸胁痛满:羚羊角烧末,水服方寸匕。

3.腹痛热满:方同上。

4.堕胎腹痛,血不出:羚羊角烧灰三钱,豆淋酒下。

5.产后烦闷汗出,不识人:用羚羊角烧末,东流水服方寸匕。未愈再服。又方:加芍药、枳实等分(炒),研末,汤服。

6.血气逆烦:羚羊角烧末,水服方寸匕。

7.临产催生:羚羊角一枚,刮尖为末,酒服方寸匕。

8.小儿下痢:羚羊角中骨烧末,饮服方寸匕。

9.遍身赤丹:羚羊角烧灰,鸡子清和,涂之,神效。

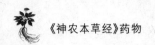

10. 赤瘢如疮,瘙痒,甚则杀人:羚羊角磨水,摩之数百遍为妙。

11. 山岚瘴气:羚羊角末,水服一钱。

犀角

【原文】 味苦,寒。主百毒蛊疰,邪鬼,瘴气,杀钩吻、鸩羽①、蛇毒,除邪,不迷惑,魇寐。久服轻身。生山谷。

①鸩羽:鸩,为一种有毒的鸟。

【译文】 犀角,味苦,性寒。主治多种毒邪而成蛊疰,鬼邪;湿热杂毒所致的热性病;能解除钩吻、鸩羽、蛇之毒;祛除鬼邪,使人神志清楚,睡觉不会做噩梦而惊醒。长期服用身体轻便灵巧。生活在山的土石而有水源的地方。

【药物基源】 本品为犀科动物印度犀、爪哇犀、苏门犀等的角。苏颂曰:"凡犀入药有黑白二种,以黑者为胜,角尖又胜。"今以水牛角代。

【附方】

1. 吐血不止,似鹅鸭肝:用生犀角、生桔梗各二两为末。每酒服二钱。

2. 中忤中恶鬼气:其证或暮夜登厕,或出郊外,蓦然倒地,厥冷握拳,口鼻出清血,须臾不救,似乎尸厥,但腹不鸣,心腹暖尔。勿移动,令人围绕,烧火打鼓,或烧苏合香、安息香、麝香之类,候醒乃移动。用犀角五钱,麝香、朱砂各二钱五分,为末。每水调二钱服,即效。

3. 卧忽不寤,若以火照之则杀人:但唾其面,痛啮其踵及大趾甲际,即活。以犀角为枕,即令不魇。

4. 小儿惊痫不知人,嚼舌仰目者:犀角浓磨水服之,立效。为末亦可。

5. 痘疮稠密:不拘大人小儿。生犀,于涩器中,新汲水磨浓汁,冷饮服之。

6. 消毒解热:生犀角尖,磨浓汁,频饮之。

7. 服药过剂:犀角烧末,水服方寸匕。

8. 中毒烦困:方同上。

9. 食雉中毒,吐下不止:用生犀角末方寸匕,新汲水调服,即瘥。

10. 蠷螋尿疮,状如茱萸,中央白脓,恶寒壮热:磨犀角汁涂之。

11. 瘰疬毒疮:喜着十指,状如代指,根深至肌,能坏筋骨,毒气入脏杀人。宜烧铁烙之,或灸百壮,日饮犀角汁取瘥。

12. 山岚瘴气:犀角磨水服之,良。

13. 下痢鲜血:犀角、地榆、生地黄各一两,为末,炼蜜丸弹子大。每服一丸,水一升,煎五合,去滓温服。

牛黄

【原文】　味苦，平。主惊、痫[1]；寒热，热盛狂痓[2]，除邪逐鬼。生平泽。

【校勘】

[1]痫：《御览》无。

[2]痓：森本作"痉"，卢本作"痖"。

【译文】　牛黄，味苦，性平。主治惊风，癫痫；发冷，发烧，高热使人狂妄、抽搐；能驱逐鬼魅。生活在平原水草汇集的地方。

【药物基源】　本品为牛科动物牛 *Bos taurusdomesticus* Gmelin 的干燥胆结石。宰牛时，如发现有牛黄，即滤去胆汁，将牛黄取出，除去外部薄膜，阴干。

【附方】

1.初生三日去惊邪，辟恶气：以牛黄一豆许，以赤蜜如酸枣许，研匀，绵蘸令儿吮之，一日令尽。

2.七日口噤：牛黄为末，以淡竹沥化一字，灌之。更以猪乳滴之。

3.初生胎热或身体黄者：以真牛黄一豆大，入蜜调膏，乳汁化开，时时滴儿口中。形色不实者，勿多服。

4.小儿热惊：牛黄一杏仁大，竹沥、葛汁各一合，和匀与服。

5.惊痫嚼舌，迷闷仰目：牛黄一豆许研，和蜜水灌之。

6.小儿惊候：小儿积热毛焦，睡中狂语，欲发惊者：牛黄六分，朱砂五钱，同研。以犀角磨汁，调服一钱。

7.腹痛夜啼：牛黄一小豆许，乳汁化服。仍书田字于脐下。

8.痘疮黑陷：牛黄二粒，朱砂一分，研末。蜜浸胭脂，取汁调搽，一日一上。

豚卵

【原文】　味甘，温。主惊、痫、癫疾，鬼疰、蛊毒，除寒热，贲豚，五癃，邪气，挛缩。一名豚颠。悬蹄，主五痔，伏热在肠，肠痈内蚀。

【译文】　豚卵，味甘，性温。主治惊风、痫证及癫证；鬼注、蛊毒；芰除发冷发烧，贲豚；五种淋证；风邪使人抽搐。一个名字叫豚颠。猪悬蹄，主治五种痔，热邪藏伏在肠中，痈肠，阴部溃疡。

【药物基源】　本品为猪科猪属动物猪 *Susscrofa domestica* Brisson 的睾丸。《纲目》曰："豚卵，即牡猪外肾也。牡猪小者多割去卵。"因此豚卵也就是猪的阴茎。

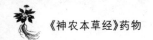

【附方】

1.惊痫中风,壮热瘛疭,吐舌出沫:用豚卵一双(细切),当归二分,以醇酒三升,煮一升,分服。

麇脂

【原文】 味辛,温。主痈肿、恶疮死肌;寒风湿痹,四肢拘缓不收;风头肿气;通腠理。一名官脂。生山谷。

【译文】 麇脂,味辛,性温。主治痈肿、恶疮有死肉;风寒湿邪痹阻,使四肢舒缓不能收回;风邪伤头发肿;能够通腠理。一个名字叫官脂。生活在山的土石而有水源的地方。

【药物基源】 麇脂为鹿科动物麇鹿的脂肪。《别录》言"十月取脂,炼过收用";而《周礼》言"冬献狼,夏献麇"。因为狼膏聚,麇膏散。聚则温,散则凉,以顺时也。麇鹿的脂肪通血脉,去风寒。

【附方】

1.痤疮:麇鹿的脂肪涂面。

丹雄鸡[1]

【原文】 味甘,微温。主女人崩中漏下赤白沃。补虚温中[2],止血通神,杀毒辟不祥。头,主杀鬼,东门上者尤[3]三良。肪,主耳聋。肠[4],主遗溺。肶胵裹[5]黄皮①,主泄利。屎[6]白,主消渴;伤寒[7]寒热。黑雌鸡,主风寒湿痹;五缓六急;安胎。翮羽,主下血闭。鸡子[8],主除热;火疮;痫、痉。可作虎魄神物[9]。鸡白蠹②,肥脂。生平泽。

【校勘】

[1]鸡:原作"鷄"。其缺笔,不知避何讳。顾本凡与"鸟"字有关的字均如此。原序录中作"雞"。

[2]补虚温中,止血通神:姜本作"补虚温中止血"六字。《别录》义,无"通神"二字。

[3]尤:姜本无。

[4]肠:森本其上有"鸡"字。

[5]裹:《千金翼方》作"里",当据改。

[6]尿:森本作"矢"。《千金翼方》作"屎","尿"当为"屎"。当据改。

[7]寒:《新修》无。

[8]子:《御览》引《博物志》作"卵"。

[9]可作虎魄神物:《御览》引《博物志》:"《神农本草经》曰:鸡卵可以作虎魄,法取茯苓,鸡赠卵黄白混杂者熟煮之……作无不成也。"

【注释】

①肶胵裹黄皮:即鸡内金。

②鸡白蠹:"鸡白蠹"疑"白"字上脱"屎"字。即为鸡屎白蠹,为鸡屎所化生白色虫子。

【译文】　丹雄鸡,味甘,性微温。主治妇女体内突然下血,慢性渗漏流下赤或色淡的血性物,补养虚损,温煦内脏,制止出血,通达神明,解除毒邪,去除不吉祥之兆。头,主要能杀死鬼魅,东门上的更加好。脂肪,主治耳聋。肠,主治遗尿。鸡内金,主治腹泻。屎白,主治消渴;伤寒有发冷发烧。黑母鸡,主治风寒痹;使六极交叉恢复,能使胎儿安和。硬鸡毛,主治下部瘀血没有月经。鸡蛋,主要能够消除发热;火烧成疮;癫痫;抽风。可以作成像虎魄一样的神物。鸡白蠹,像肥脂肪一样。生活在平地水草丛杂的地方。

【药物基源】　丹雄鸡为羽毛带红色的公鸡,即红公鸡。常食治虚损,养血补气。一名载丹、赤鸡。时珍曰:"鸡虽属木,分而配之,则丹雄鸡得离火阳明之象,白雄鸡得庚金太白之象,故辟邪恶者宜之;乌雄鸡属木,乌雌鸡属水,故胎产宜之;黄雌鸡属土,故脾胃宜之;而乌骨者,又得水木之精气,故虚热者宜之,各从其类也。"

【附方】

1.辟禳瘟疫:冬至日取赤雄鸡作腊,至立春日煮食至尽。

2.百虫入耳:鸡肉炙香,塞耳中引出。

雁肪

【原文】　味甘,平。主风挛[1]拘急,偏枯,气不通利。久[2]服益气不饥,轻身耐[3]老。一名鹜肪。生池泽。

【校勘】

[1]挛:《新修》、森本并作"击"。当据改。

[2]久:《神农黄帝食禁》其上有"肉;味甘,平,无毒"六字。

[3]耐:《新修》作"能"字。

【译文】　雁肪,味甘,平。主风袭使身体半边瘫痪且拘急而有疼痛、偏枯等气血不通利的疾病。长期服用能增添气力，没有饥饿感，身体轻便灵巧，衰老减慢。一个名字叫鹜肪。生活在水塘、积水坑、湖泊、水草汇集的地方。

【药物基源】 鹜是野鸭，《本经》雁肪亦名鹜肪，即野鸭的脂肪。

【附方】

1. 生发：雁肪日日涂之。

鳖甲

【原文】 味咸，平。主心腹癥瘕；坚积寒热；去痞[1]、息肉、阴蚀、痔[2]、恶肉。生池泽。

【校勘】

[1]痞：卢本、姜本其下并有"疾"字。

[2]痔：卢本、姜本其下并有"核"字。

【译文】 鳖甲，味咸，性平。主治胃胱腹部有癥瘕；顽固性的发冷发烧不退；能够消除气滞腹满，并时有高热；有像乳头样的息肉；下阴部溃疡；痔、恶肉。生活在水塘、积水坑及湖泊、大海里。

【药物基源】 鳖甲来源于鳖科动物中华鳖 *Trionyx sinensis* Wiegmann 的背甲。全年均可捕捉，以秋、冬二季为多，捕捉后杀死，置沸水中烫至背甲上的硬皮能剥落时，取出，剥取背甲，除去残肉，晒干。（见附图 104）

【附方】

1. 老疟劳疟：用鳖甲醋炙研末，酒服方寸匕。隔夜一服，清早一服，临时一服，无不断者。入雄黄少许，更佳。

2. 奔豚气痛，上冲心腹：鳖甲（醋炙）三两，京三棱（煨）二两，捣二味为末。桃仁（去皮尖）四两，汤浸研汁三升，煎二升，入末不住手搅，煎良久，下醋一升，煎如饧，以瓶收之。每空心温酒服半匙。

3. 血瘕症癖：用鳖甲、琥珀、大黄等分作散，酒服二钱，少时恶血即下。若妇人小肠中血下尽，即休服也。

4. 痃癖症积：用鳖甲醋炙黄研末，牛乳一合，每调一匙，朝朝服之。

5. 妇人漏下：鳖甲醋炙研末，清酒服方寸匕，日二。又用干姜、鳖甲、诃黎勒皮等分为末，糊丸。空心下三十丸，日再。

6. 妇人难产：鳖甲烧存性，研末。酒服方寸匕，立出。

7. 劳复食复：笃病初起，受劳伤食，致复欲死者。鳖甲烧研，水服方寸匕。

8. 小儿痫疾：用鳖甲炙研，乳服一钱，日二。亦可蜜丸服。

9.卒得腰痛不可俯仰:用鳖甲炙研末,酒服方寸匕,日二。

10.沙石淋痛:用九肋鳖甲醋炙研末,酒服方寸匕,日三服。石出瘥。

11.阴虚梦泄:九肋鳖甲烧研。每用一字,以酒半盏,童尿半盏,葱白七寸同煎。去葱,日晡时服之,出臭汗为度。

12.吐血不止:鳖甲、蛤粉各一两(同炒色黄),熟地黄一两半(晒干)。为末。每服二钱,食后茶下。

鮀鱼甲[1]

【原文】 味辛[2],微温。主心腹癥瘕,伏坚积聚寒热,女子崩中下血五色,小腹阴中相引痛[3],疮[4]疥、死肌。生池泽[5]。

【校勘】

[1]鮀鱼甲:《医心方》作“鲗甲”。森本作“鲜鱼甲”。

[2]辛:姜本作“酸”。

[3]小腹阴中相引痛:姜本在“女子”下。

[4]疮:孙本、黄本并作“创”。

[5]生池泽:据孙本补。

【译文】 鮀鱼甲,味辛,性微温。主治胃胱、腹部癥痕;能除掉顽固的发冷发烧;女子突然下血有五种错杂的颜色,小腹与阴器相互牵引疼痛;疮疥和疮有死肉。生活在湖泊、水塘里。

【药物基源】 本品为鼍科动物扬子鳄 *Alligator sinensis* 的鳞甲。藏器曰:“鼍性嗜睡,恒闭目。力至猛,能攻江岸。人于穴中掘之,百人掘,须百人牵之;一人掘,亦一人牵之。不然,终不可出。”

【附方】

1.肠风痔疾:颂曰:用皮及骨烧灰,米饮空心服二钱。甚者,入红鸡冠花、白矾为末和之。

蠡[1]鱼

【原文】 味甘,寒。主湿痹;面目浮肿,下大水。一名鲖[2]鱼。生池泽。

【校勘】

[1]蠡:《纲目》作“鳢”。《经典释文》作“蠡”。

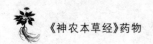

[2]鲖:《千金翼》作"鲴"。

【译文】 蠡鱼,味甘,性寒。主治湿痹,面目浮肿,能消除严重的水湿。一个名叫鲖鱼。生活在湖泊、水塘里。

【药物基源】 本品为鳢科鳢属动物乌鳢 Ophiocephalus argus Cantor 的肉。

【附方】

1.十种水气垂死:鳢鱼(一斤重者)煮汁,和冬瓜、葱白作羹食。

2.下一切气:用大鳢一头开肚,入胡椒末半两,大蒜三两颗,缝合,同小豆一升煮熟,下萝卜三五颗,葱一握,俱切碎,煮熟,空腹食之至饱,并饮汁。至夜,泄恶气无限也。三五日更一作。

3.肠痔下血:鳢鱼作鲙,以蒜齑食之。忌冷、毒物。

4.一切风疮顽癣疥癞:年久不愈者,不过二三服必愈。用黑火柴头鱼一个(即乌鳢也),去肠肚,以苍耳叶填满。外以苍耳安锅底,置鱼于上,少少着水,慢火煨熟,去皮骨淡食。勿入盐酱,功效甚大。

5.浴儿免痘:除夕黄昏时,用大乌鱼一尾,小者二三尾,煮汤浴儿,遍身七窍俱到。不可嫌腥,以清水洗去也。若不信,但留一手或一足不洗,遇出痘时,则未洗处偏多也。

鲤鱼胆

【原文】 味苦,寒。主目热赤痛,青盲明目。久服强悍,益志气。生池泽。

【译文】 鲤鱼胆,味苦,性寒。主治热邪伤眼睛出现发红,疼痛;眼睛外观正常,但看不见东西,它能使眼睛视物清楚。长期服用使人勇猛强焊,记忆力更强,增加气力。生活在水塘、湖泊里。

【药物基源】 本品为鲤科鲤属动物鲤 Cyprinus carpio Linnaeus 的胆囊。

【附方】

1.小儿咽肿喉痹者:用鲤鱼胆二七枚,和灶底土,以涂咽外,立效。

2.大人阴痿:鲤鱼胆、雄鸡肝各一枚为末,雀卵和,丸小豆大。每吞一丸。

3.睛上生晕,不问久新:鲤鱼长一尺二寸者,取胆滴铜镜上,阴干。竹刀刮下,每点少许。

4.赤眼肿痛:用鲤鱼胆十枚,腻粉一钱,和匀瓶收,日点。又,用鲤胆五枚,黄连末半两,和匀,入蜂蜜少许,瓶盛,安饭上蒸熟。每用贴目眦,日五七度。亦治飞血赤脉。

乌贼鱼骨

【原文】 味咸,微温。主女子漏下赤白经汁,血闭,阴蚀肿痛寒热,癥痕,无子。生池泽。

【译文】 乌贼鱼骨,味咸,性微温。主治女子向下渗漏赤白挟杂的经水;血脉阻塞而无月经;下阴部溃疡有肿胀疼痛,发冷发烧;癥痕;不生孩子。生活在大海里。

【药物基源】 本品为软体动物乌贼 *Sepioidea* 的内壳。今称"海螵蛸"。

【附方】

1.赤白目翳:用乌贼鱼骨一两,去皮为末,入龙脑少许点之,日三。治诸目翳:用乌贼骨、五灵脂等分,为细末,熟猪肝切片,蘸食,日二。赤翳攀睛:照水丹,治眼翳(惟厚者尤效)及赤翳攀睛贯瞳人。用海螵蛸一钱,辰砂半钱,乳细水飞澄取,以黄蜡少许,化和成剂收之。临卧时,火上旋丸黍米大,揉入眦中。睡至天明,温水洗下。未退,更用一次,即效。

2.雀目夜眼:乌贼骨半斤为末,化黄蜡三两和,捏作钱大饼子。每服一饼,以猪肝二两,竹刀批开,掺药扎定,米泔水半碗,煮熟食之,以汁送下。

3.血风赤眼:女人多之。用乌贼鱼骨二钱,铜青一钱,为末。每用一钱,热汤泡洗。

4.疳眼流泪:乌贼鱼骨、牡蛎等分,为末,糊丸皂子大。每用一丸,同猪子肝一具,米泔煮熟食。

5.底耳出脓:海螵蛸半钱,麝香一字,为末。以绵杖缴净,吹入耳中。

6.鼻疮疳䘌:乌贼鱼骨、白芨各一钱,轻粉二字,为末,搽之。

7.小儿脐疮出血及脓:海螵蛸、胭脂为末,油调搽之。

8.头上生疮:海螵蛸、白胶香各二钱,轻粉五分,为末。先以油润净乃搽末,二三次即愈。

9.疬疡白驳:先以布拭赤,用乌贼骨磨三年酢浆,涂之。

10.疔疮恶肿:先刺出血,以海螵蛸末掺之,其疔即出。

11.蝎螫痛楚:乌贼骨一钱,白矾二分,为末嗜鼻。在左壁者嗜左鼻;在右壁者嗜右鼻。

12.灸疮不瘥:乌贼骨、白矾等分,为末。日日涂之。

13.小儿痰齁多年:海螵蛸末,米饮服一钱。

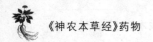

14.小便血淋:海螵蛸末一钱,生地黄汁调服。又方:海螵蛸、生地黄、赤茯苓等分,为末。每服一钱,柏叶、车前汤下。

海蛤

【原文】 味苦,平。主欬逆上气喘息,烦满,胸痛寒热。一名魁蛤。生池泽。

【译文】 海蛤,味苦,性平。主治咳嗽,吸气困难而喘息,烦闷,胸痛,发冷发烧。一个名字叫魁蛤。生活在大海、湖泊里。

【药物基源】 本品来源海中软体动物蛤类的外壳。《别录》曰:"海蛤生东海。"保升曰:"今登、莱、沧州海沙湍处皆有,四五月淘沙取之。南海亦有之。"恭曰:"海蛤,细如巨胜子,光净莹滑者好。其粗如半杏仁者为狄耳蛤,不堪入药。"

【附方】

1.水肿满:海蛤、杏仁、汉防己、枣肉各二两,葶苈六两,为末研,丸梧子大。一服十九,服至利下水为妙。

2.水肿发热小便不通者:海蛤汤主之。海蛤、木通、猪苓、泽泻、滑石、黄葵子、桑白皮各一钱,灯心三分,水煎服,日二。

3.石水肢瘦,其腹独大者:海蛤丸主之。海蛤(煅粉)、防己各七钱半,葶苈、赤茯苓、桑白皮各一两,陈橘皮、郁李仁各半两,为末,蜜丸如梧子大。每米饮下五十丸,日二次。

4.气肿湿肿:用海蛤、海带、海藻、海螵蛸、海昆布、凫茨、荔枝壳等分,流水煎服,日二次。

5.血痢内热:海蛤末,蜜水调服二钱,日二。

6.伤寒血结,胸膈痛不可近:宜海蛤散主之,并刺期门穴。用海蛤、滑石、甘草各一两,芒硝半两,为末。每服二钱,鸡子清调服。更服桂枝红花汤,发其汗则愈。盖膻中血聚则小肠壅,小肠壅则血不行。服此则小肠通,血流行而胸膈利矣。

7.伤寒搐搦,中风瘫痪:海蛤、川乌头各一两,穿山甲二两,为末,酒丸如弹子大,捏扁,置所患足心下。别擘葱白盖药,以帛缠定。于暖室中热水浸脚至膝上,水冷又添,候遍身汗出为度。凡一二日一作,以治为度。

8.衄血不止:蛤粉一两,槐花半两(炒焦),研匀。每服一钱,新汲水调下。

文蛤

【原文】　主恶疮[1]，蚀五痔[2]。

【校勘】

[1]主恶疮：《御览》作"主除阴蚀恶疮"。

[2]痔：《御览》下有"大孔出血"四字。

【译文】　文蛤，主治恶疮，能去掉五种痔。

【药物基源】　文蛤为海生软体贝类中，状圆，背上有斑纹者。药用部位为蛤肉。

【附方】

1.伤寒文蛤散：张仲景云："病在阳，当以汗解，反以冷水噀之，或灌之，更益烦热，意欲饮水，反不渴者，此散主之。"文蛤五两为末，每服方寸匕，沸汤下，甚效。

2.疳蚀口鼻，数日欲尽：文蛤烧灰，以腊猪脂和，涂之。

石龙子

【原文】　味咸，寒。主五癃；邪结气；破石淋下血，利小便水道。一名蜥蜴。生川谷。

【校勘】

[1]水：《千金翼方》其上有"利"字。

[2]蜴：孙本作"易"。

【译文】　石龙子，味咸，性寒。主治五种淋证；郁气结滞；其能够攻克石淋流血，使小便通利以导水外出。一个名字叫蜥蜴。生活在两山之间的高坡土地而有水源的地方。

【药物基源】　本品为石龙子科动物铜石龙子 *Sphenomorphus indicus*（Gray）或同属其他种石龙子的活体或干燥全体。春、夏、秋皆可捕，晒干或烘干。

【附方】

1.小儿阴㿗：用蜥蜴一枚烧灰，酒服。

2.诸瘘不愈：用蜥蜴（炙）三枚，地胆（炒）三十枚，斑蝥（炒）四十枚，为末，蜜丸小豆大。每服二丸，白汤下。治诸法不效者。

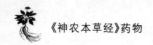

露蜂房

【原文】 味苦,平。主惊痫,瘈疭寒热邪气,癫疾,鬼精,蛊毒,肠痔。火熬之良。一名蜂肠。生川谷。

【译文】 味苦,性平。主治惊风,癫痫,抽搐有发冷发烧;癫证是有鬼魅;蛊毒;肠痔。用火炙的效果好。一个名字叫蜂肠。筑巢在两山之间的高坡土地而有水源的地方。

【药物基源】 本品为胡蜂科昆虫大黄蜂或同属近缘昆虫的巢。苏恭曰:"此房悬在树上得风露者。"全年可采,但以冬季为多。采得后,晒干或略蒸后除去死蜂、死蛹后再晒干。

【附方】

1.小儿卒痫:大蜂房一枚,水三升,煮浓汁浴之,日三四次佳。

2.脐风湿肿:久不瘥者。蜂房烧末,敷之,效。

3.手足风痹:黄蜂窠大者一个(小者三四个)烧灰,独头蒜一碗,百草霜一钱半,同捣敷上。一时取下,埋在阴处。忌生冷、荤腥。

4.风气瘙痒及瘾疹:集验方,蜂房(炙)、蝉蜕等分,为末。酒服一钱,日三服。用露蜂房煎汁二升,入芒硝敷之,日五次。

5.风热牙肿连及头面:用露蜂房,烧存性,研末,以酒少许调,噙漱之。

6.风虫牙痛:露蜂房煎醋,热漱之。又,用草蜂房一枚,盐实孔内烧过,研末擦之,盐汤漱去。又,用露蜂房一个,乳香三块,煎水漱之。又同细辛煎水漱之。又露蜂房、全蝎同研,擦之。又,用蜂房蒂,绵包咬之,效。

7.喉痹肿痛:露蜂房灰、白僵蚕等分,为末。每乳香汤服半钱。或用蜂房烧灰。每以一钱吹入喉内。不拘大人小儿。

8.重舌肿痛:蜂房炙研,酒和敷之,日三四次。

蚱[1]蝉

【原文】 味咸,寒。主小儿惊痫;夜啼;癫病;寒热。生杨柳上。

【校勘】

[1]蚱:孙本、黄本并作"柞"。

【译文】 蚱蝉,味咸,性寒。主治小儿惊风,癫痫;夜间易啼哭;癫病;发冷发烧。生活在杨柳树上。

【药物基源】 本品来源于蝉科动物黑蚱 *Cryptotympana atrata* Fabricius 的全体。

【附方】

1.百日发惊:蚱蝉(去翅、足,炙)三分,赤芍药三分,黄芩二分,水二盏,煎一盏,温服。

2.破伤风病无问表里,角弓反张:秋蝉一个,地肤子(炒)八分,麝香少许,为末。酒服二钱。

3.头风疼痛:蚱蝉二枚生研,入乳香、朱砂各半分,丸小豆大。每用一丸,随左右纳鼻中,出黄水为效。

白僵蚕

【原文】　味咸,平。主小儿惊痫,夜啼;去三虫;灭黑黚,令人面色好;男子阴疡病。生平泽。

【译文】　白僵蚕,味咸,性平。主治小儿悼风;癫痫、癫证、夜啼证;能够杀死三虫,去除面部黑斑,使人的面部美丽好看;男子阴部溃烂,发痒疼痛。生活在平地水草丛杂的地方。

【药物基源】　本品为蚕蛾科昆虫家蚕 *Bombyx mori* Linnaeus 4～5 龄的幼虫感染(或人工接种)白僵菌 *Beauveria assiana* (Bals.) Vuillant 而致死的干燥体。多于春、秋季生产,将感染白僵菌病死的蚕干燥。(见附图 105)

【附方】

1.一切风痰:白僵蚕七个(直者),细研,姜汁一茶脚,温水调灌之。

2.小儿惊风:白僵蚕、蝎梢等分,天雄尖、附子尖共一钱,微炮为末。每服一字,或半钱,以姜汤调灌之,甚效。

3.风痰喘嗽,夜不能卧:白僵蚕(炒研)、好茶末各一两,为末。每用五钱,卧时泡沸汤服。

4.酒后咳嗽:白僵蚕焙研末,每茶服一钱。

5.撮口噤风:面黄赤,气喘,啼声不出。由胎气挟热,流毒心脾,故令舌强唇青,聚口发噤。用直僵蚕二枚去嘴,略炒为末。蜜调敷唇中,甚效。

6.大头风、小儿惊风:并用大蒜七个,先烧红地,以蒜逐个于地上磨成膏。却以僵蚕一两(去头、足)安蒜上,碗覆一夜,勿令泄气,只取蚕研末。每用嗜鼻,口内含水,有效。

7.偏正头风并夹脑风,连两太阳穴痛:用白僵蚕为末,葱茶调服方寸匕。

8.头风:用白僵蚕、高良姜等分,为末。每服一钱,临卧时茶服,日二服。

9.猝然头痛:白僵蚕为末去丝。每用熟水下二钱,立瘥。

《神农本草经》卷四
下品

孔公蘖[1]

【原文】 味辛,温。主伤食不化[2],邪结气,恶疮[3],疽瘘痔[4]。利九窍,下乳汁。生山谷。

【校勘】

[1]蘖:孙本作"皇"。

[2]主伤食不化,邪结气:《御览》作"治食化气"。

[3]疮:孙本作"创"。

[4]疽瘘痔:《新修》"疽"作"痘";《御览》无"痔"字。

【译文】 孔公蘖,味辛,性温。主治食积不化,使气机结滞;恶疮、疽、瘘、痔;能够通利多种窍道,使乳汁流下来。产于山的深的坑穴中。

【药物基源】 本品为碳酸盐类方解石族矿物方解石的钟乳状集合体。中间稍细部分或有中空者。《别录》曰:"孔公蘖,殷蘖根也。青黄色,生梁山山谷。"弘景曰:"梁山属冯翊郡,此即今钟乳床也,亦出始兴,皆大块,打破之。凡钟乳之类有三种,同一体。从石室上汁溜积久盘结者,为钟乳床,即孔公蘖也。"

【附方】

1.风气脚弱:孔公蘖二斤,石斛五两,酒二斗,浸服。

殷蘖

【原文】 味辛,温[1]。主烂伤瘀血,泄痢[2],寒热;鼠瘘;癥瘕[3]结

196

气[4]。一名薑石。生山谷。

【校勘】

[1]温:卢本无。

[2]痢:卢本作"利"。

[3]瘕痕:《新修》无。

[4]气:姜本其下有"脚冷疼弱"四字。

【译文】　殷孽,味辛,性温,主治外伤破烂而有瘀血,腹泄有发冷发烧;鼠瘘;瘕痕使气机结滞。一个名字叫薑石。产于山的深的坑穴中。

【药物基源】　本品为溶洞中下垂钟乳石,成分为碳酸盐类矿物方解石族方解石,主含碳酸钙($CaCO_3$)。采挖后,除去杂石。

【附方】

1.脚冷疼弱:殷孽二斤,石斛三两,酒二斗,浸服。

铁精

【原文】　主明目,化铜。

【译文】　铁精,主要能使眼睛视物清楚,能变成铜。

【药物基源】　本品为炼铁炉中的灰烬,主要成分为氧化铁。弘景曰:"铁精,铁之精华也。出煅灶中,如尘紫色,轻为佳,亦以磨莹铜器用之。"据陶氏所描述,当为炼铁灶中的粉尘。

【附方】

1.下痢脱肛:铁精粉敷之。

2.女人阴脱:铁精、羊脂,布裹炙热,熨推之。

3.男子阴肿:铁精粉敷之。

4.疗肿拔根:铁渣一两,轻粉一钱,麝香少许,为末。针画十字口,点药入内,醋调面糊敷之,神效。

5.食中有蛊,腹内坚痛,面目青黄,淋露骨立,病变无常:用炉中铁精研末,鸡肝和丸梧子大。食前酒下五丸,不过十日愈。

6.蛇骨刺人毒痛:铁精粉豆许,吹入疮内。

铁落

【原文】　味辛,平。主风热,恶疮疡、疽、疮[1]、痂疥气在皮肤中①。

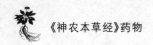

【校勘】

[1]疮:孙本、周本并作"创"。

【注释】

①痂疥气在皮肤中:指干性疥疮如鳞介样且皮肤内有痒感。

【译文】 铁落,味辛,性平。主治风热邪气;恶疮溃疡、疽、疮、干性疥疮的有鳞介样的痂皮,皮肿且内有痒感。

【药物基源】 铁落为生铁煅至红赤,外层氧化时被锤落的铁屑,主含四氧化三铁或名磁性氧化铁。苏恭曰:"是锻家烧铁赤沸,砧上锻之,皮甲落者。"

【附方】

1.小儿丹毒:煅铁落研末,猪脂和敷之。

铁

【原文】 主坚肌耐痛。生平泽。

【译文】 铁,主要能使肌肉生长且饱满,能去除疼痛。加工制造(冶炼)在平坦的陆地而有蓄水的地方。

【药物基源】 铁为一种常见的金属,主要由赤铁矿、褐铁矿、磁铁矿等炼出。由于含碳量的不同,可分为生铁(含碳量在1.7%以上)、熟铁(含碳量在0.2%以下)和钢(含碳量在0.2%～1.7%)三种。

【附方】

1.脱肛历年不入:生铁二斤。水一斗,煮汁五升,洗之,日再。

2.热甚耳聋:烧铁投酒中饮之,仍以磁石塞耳,日易,夜去之。

3.小儿丹毒:烧铁淬水,饮一合。

4.小儿熛疮,一名烂疮:烧铁淬水中二七遍,浴之,二三遍,起作浆。

5.打扑瘀血,在骨节及胁外不去:以生铁一斤,酒三升,煮一升服。

6.熊虎伤毒:生铁煮令有味,洗之。

铅[1]丹

【原文】 味辛,微寒。主吐[2]逆胃反,惊痫癫疾。除热;下气。錬化还成九[3]光。久服通神明。生平泽。

【校勘】

[1]铅:原作"铋"。序录中、《千金翼方》并作"铅"。今据改。

[2]吐:《新修》、森本并作"欤"。

[3]九:《新修》《千金翼》并作"丸"。"丸"当作"九"。

【译文】　铅丹,味辛,性微寒。主治呕吐胃反证;惊风,癫痫、癫证;能够消除发烧;使气下行。烧炼使之能变化多种光彩。长期服用能使神明通晓。加工制造(冶炼)在平坦的陆地而有蓄水的地方。

【药物基源】　本品为铅的氧化物——四氧化三铅,呈粉状。弘景曰:"即今熬铅所作黄丹也。俗方稀用,惟仙经涂丹釜所须。"本品过量可造成蓄积性中毒。

【附方】

1.消渴烦乱:黄丹,新汲水服一钱,以荞麦粥压之。

2.温疟不止:黄丹(炒)半两,青蒿(童尿浸)二两,为末。每服二钱,寒多酒服,热多茶服。

3.小儿㿀疟,壮热不寒:黄丹二钱,蜜水和服,冷者酒服,名鬼哭丹。

4.风痫发止:驱风散,用铅丹二两,白矾二两,为末。用三角砖相斗,以七层纸铺砖上,铺丹于纸上,矾铺丹上,以十斤柳木柴烧过为度,取研。每服二钱,温酒下。

5.一切目疾:昏障,治;只障,不治。蜂蜜半斤,铜锅熬起紫色块,入飞过真黄丹二两,水一碗,再炼,至水气尽,以细生绢铺薄纸一层,滤净,瓶封埋地内三七。每日点眼七次,药粘则洗之。一方:入诃子肉四个。

6.赤眼痛:黄丹,蜂蜜调贴太阳穴,立效。

7.赤目及翳:铅丹、白矾等分,为末点之。又方:铅丹、乌贼骨等分,合研,白蜜蒸点之。

8.眼生珠管:铅丹半两,鲤鱼胆汁和如膏。日点三五次。

9.痘疹生翳:黄丹、轻粉等分,为末。吹少许入耳内,左患吹右,右患吹左。

10.小儿重舌:黄丹一豆大,安舌下。

11.小儿口疮糜烂:黄丹一钱,生蜜一两,相和蒸黑。每以鸡毛蘸搽,甚效。

12.腋下胡臭:黄丹入轻粉,唾调,频掺之。

粉[1]锡

【原文】　味辛,寒。主伏尸,毒螫。杀三虫。一名解锡。

【校勘】

[1]解:《御览》作"鲜"。

【译文】　粉锡,味辛,性寒。主治伏尸;被毒虫螫伤,能杀死三虫。一个名字叫解锡。

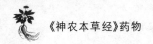

【药物基源】　粉锡为碳酸铅,粉状。古人名铅为黑锡,故名粉锡。

【附方】

1.劳复食复欲死者:水服粉锡少许。

2.小儿脾泄不止:红枣二十个去核,将粉锡入内,以阴阳瓦焙干,去枣研粉。每服三分,米汤下。

3.赤白痢下频数,肠痛:粉锡一两,鸡子清和,炙焦为末。冷水服一钱。

4.小儿无辜疳,下痢赤白:粉锡熟蒸,熬令色变,以饮服半钱。

5.小儿腹胀:粉锡、盐熬色变,以摩腹上。

6.腹皮青色,不速治,须臾死:方同上。

7.小儿夜啼:水服粉锡三豆大,日三服。

8.身热多汗:粉锡半斤,雷丸四两,为末粉身。

9.妇人心痛急者:好粉锡为末,葱汁和丸小豆大。每服七丸,黄酒送下即止。粉能杀虫,葱能透气故也。

10.寸白蛔虫:粉锡炒燥,方寸匕,入肉臛中,空心服,大效。

11.服药过剂闷乱者:水和粉锡服之。

12.鼻衄不止:粉锡炒黑,醋服一钱,即止。

锡镜[1]鼻

【原文】　主女子血闭,癥瘕伏肠①,绝孕。生山谷。

【校勘】

[1]镜:《别录》其上有"铜"字。

【注释】

①癥瘕伏肠:伏,居处。癥瘕伏肠,指癥瘕生在肠中。

【译文】　锡镜鼻,主治女子血脉闭塞而无月经,癥瘕生在肠内;能使妇女不怀孕。出产(来源)于山的土石坑穴中而有流水的地方。

【药物基源】　锡镜鼻为金属锡。古无纯铜作镜,皆用锡杂之,锡铜相和,得水浇之极硬,故铸镜用之。

【附方】

1.小儿客忤,面青惊痛:锡镜鼻烧赤,少酒淬过,与儿饮。

代赭

【原文】　味苦,寒。主鬼疰,贼风,蛊毒。杀精物恶鬼,腹中毒邪气,女子赤沃漏下。一名须丸。生山谷。

【译文】 代赭,味苦,性寒。主治鬼疰;严厉的风邪;蛊毒;能消灭情魅恶鬼;腹内痛而有气滞;女子漏下红色血液。一个名字叫须丸。出产在山的土石中或深坑中。

【药物基源】 代赭即代赭石,是赤铁矿的矿石,主要成分三氧化二铁。(见附图 106)

【附方】

1. 哮呷有声,卧睡不得:土朱末,米醋调,时时进一二服。

2. 伤寒无汗:代赭石、干姜等分为末。热醋调涂两手心,合掌握定,夹于大腿内侧,温覆汗出,乃愈。

3. 婴儿疟疾,无计可施:代赭石五枚(煅红,醋淬),朱砂五分,砒霜一豆大,同以纸包七重,打湿煨干,入麝香少许为末。香油调一字,涂鼻尖上及眉心、四肢,神应。

4. 急慢惊风,吊眼撮口,搐搦不定:代赭石火烧醋淬十次,细研水飞,日干。每服一钱,或半钱,煎真金汤调下,连进三服。儿脚胫上有赤斑,即是惊气已出,病当安也。无斑点者,不可治。

5. 小肠疝气:代赭石火煅醋淬,为末。每白汤服二钱。

6. 肠风下血:代赭石一两,火煅,米醋淬,尽醋一升,捣罗如面。每服一钱,白汤下。

戎盐

【原文】 主[1]明目,目痛。益气,紧肌骨,去蛊毒。

【校勘】

[1]主:姜本其上有"味咸寒无毒"五字,当据补。

【译文】 戎盐,主要能使眼睛视物清楚,治眼睛疼痛;能增添气力,使肌肉、骨骼坚牢;能去蛊毒。

【药物基源】 本品为卤化物类石盐族湖盐结晶体,主含氯化钠($NaCl$)。自盐湖中采挖后,除去杂质,干燥。

【附方】

1. 小便不通:戎盐汤,用戎盐(弹丸大)一枚,茯苓半斤,白术二两。水煎,服之。

2. 风热牙痛:青盐一斤,槐枝半斤。水四碗,煎汁二碗,煮盐至干,炒研。日

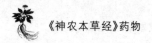

用揩牙、洗目。

3.牢牙明目:青盐二两,白盐四两,川椒四两,煎汁拌盐炒干。日用揩牙洗目,永无齿疾、目疾。

4.风眼烂弦:戎盐化水,点之。

5.痔疮漏疮:白矾四两,青盐四两,为末。猪尿脬一个盛之,阴干。每服五钱,空心温水下。

大盐[1]

【原文】 令人吐。

【校勘】

[1]盐:姜本其下有"胃肠结热,喘逆,胸中病"九字。

【译文】 大盐,能使人呕吐。

【药物基源】 本品为氯化钠(NaCl),即今之食盐,呈块状。

【附方】

1.猝中尸遁,其状腹胀气急冲心,或块起,或牵腰脊者:服盐汤取吐。

2.尸疰鬼疰,下部蚀疮:炒盐布裹,坐熨之。

3.鬼击中恶:盐一盏,水二盏,和服,以冷水噀之,即苏。

4.中恶心痛,或连腰脐:盐如鸡子大,青布裹,烧赤,纳酒中,顿服。当吐恶物,愈。

5.中风腹痛:盐半斤,熬水干,着口中,饮热汤二升,得吐愈。

6.脱阳虚证:四肢厥冷,不省人事,或小腹紧痛,冷汗气喘。炒盐熨脐下气海,取暖。

7.心腹胀坚,痛闷欲死:盐五合,水一升,煎服。吐下即定,不吐更服。

8.腹胀气满:黑盐,酒服六铢。

9.酒肉过多,胀满不快:用盐花搽牙,温水漱下二三次,即如汤沃雪也。

10.干霍乱病,上不得吐,下不得利:盐五合,水一升,煎服,吐下。

11.霍乱腹痛:炒盐一包,熨其心腹,令气透,又以一包熨其背。

12.霍乱转筋:欲死气绝,腹有暖气者。以盐填脐中,灸盐上七壮,即苏。

13.肝虚转筋:肝脏气虚,风冷转于筋,遍体转筋,入腹不可忍。热汤三斗,入盐半斤,稍热渍之。

14.一切脚气:盐三升,蒸热分裹,近壁,以脚踏之,令脚心热。又和槐白皮蒸之,尤良。夜夜用之。

15.脚气疼痛:每夜用盐擦腿膝至足甲,淹少时,以热汤泡洗。

卤鹹[1]

【原文】　味苦,寒。主大热消渴,狂烦。除邪及下蛊毒[2],柔[3]肌肤。生池泽。

【校勘】

[1]鹹:《御览》、孙本并作"盐"。

[2]除邪及下蛊毒:《新修》"邪"作"耶"。《新修》、森本"下"上并有"吐"字。《北堂书钞》"下蛊毒"作"下虫毒"。"蛊"当作"虫"。

[3]柔:《北堂书钞》作"长"。

【译文】　卤鹹,味苦,性寒。主治高热;消渴,狂妄烦躁,能够祛除气邪及去掉虫毒;能使肌肤柔韧。产于湖泊。

【药物基源】　卤鹹为含镁化合物类结晶体。古代来源于煎盐釜下凝滓,主要成分为氯化镁。

【附方】

1.风热赤眼,虚肿涩痛:卤碱一升,青梅二十七个,古钱二十一文。新瓶盛,密封,汤中煮一炊时。三日后取点,日三五度。

2.齿腐龈烂,不拘大人小儿:用上好碱土,热汤淋取汁,石器熬干刮下,入麝香少许研,掺之。

青琅玕

【原文】　味辛,平。主身痒;火疮痈伤[1];疥瘙死肌。一名石珠[2]。生平泽。

【校勘】

[1]火疮痈伤:孙本、黄本"疮"并作"创"。伤,卢本、姜本并作"疡"。

[2]石珠:《御览》作"珠圭"。

【译文】　青琅玕,味辛,性平。主治身体瘙痒,被火烧伤成疮;使痈肿破溃;疥疮瘙痒像死肉一样没有感觉。一个名字叫石珠。产于平原大湖泊。

【药物基源】　本品基源不详,其形态为绿色如琉璃之类珠状,一说为珊瑚。

礜石

【原文】　味辛,大热。主寒热鼠瘘;蚀疮死肌;风痹;腹中坚癖;邪气;

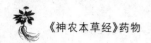

除热。一名青分石,一名立制石,一名固羊石。生山谷。

【译文】 礜石,味辛,性大热。主治发冷发烧之鼠瘘;能够去掉疮上的死肉;风痹证;腹腔内有水与饮食凝结在胁下时有弦亘起等症;风邪;能去除热邪。一个名字叫青分石,一个名字叫立制石,一个名字叫固羊石。产于山的深的坑穴中。

【药物基源】 礜石主要成分为砷硫化铁。弘景曰:"白礜石,能柔金。以黄泥包,炭火烧之,一日一夕则解,可用。"

【附方】

1.风冷脚气:白礜石(煅)二斤,酒三斗,渍三日,稍稍饮之。

石灰

【原文】 味辛,温。主疽疡疥瘙[1],热气恶疮,癞[2]疾死肌堕眉。杀痔虫①,去黑子②、息肉。一名恶灰[3]。生山谷。

【校勘】

[1]瘙:孙本、黄本并作"搔"。

[2]癞:姜本作"痫","痫"当为"癞"。

[3]灰:孙本作"灰"。

【注释】

①痔虫:因蛲虫而致的痔。

②黑子:《诸病源候论·黑痣候》:"面及体生黑为黑痣,亦云黑子。"但《诸病源候论·面黑子候》:"若虚损,疵点变生,黑子者,是风邪变其血气所生。"

【译文】 石灰,味辛,性温。主治疽溃疡,疥有瘙痒;热邪使人长恶疮;麻风病肌肉麻木不仁,眉须掉落;能解除痔,能去掉黑痣、肉疣瘤。加工制造在土石上而有流水的地方。

【药物基源】 本品为石灰岩煅烧形成。弘景曰:"近山生石,青白色,作灶烧竟,以水沃之,即热蒸而解。俗名石垩。"

【附方】

1.人落水死:裹石灰纳下部中,水出尽即活。

2.痰厥气绝,心头尚温者:千年石灰一合。水一盏,煎滚去清水,再用一盏煎极滚,澄清灌之。少顷痰下自愈。

3.中风口喎:新石灰醋炒,调如泥,涂之。左涂右,右涂左,立便牵正。

4.风牙肿痛:二年石灰、细辛等分,研。搽即止。

5.虫牙作痛:石灰、沙糖和,塞孔中。

6.风虫牙痛:百年陈石灰(为末)四两,蜂蜜三两。拌匀,盐泥固济,火煅一日,研末。擦牙神效。名神仙失笑散。

7.干霍乱病:千年石灰,沙糖水调服二钱,或淡醋汤亦可。名落盏汤。

8.偏坠气痛:陈石灰(炒)、五倍子、山栀子等分。为末。面和醋调,敷之,一夜即消。

白垩

【原文】 味苦,温。主女子寒热癥瘕,月闭积聚。生山谷。

【译文】 味苦,性温。主治女子发冷发烧并有癥瘕,月经闭而有积聚。出产在山的深坑中。

【药物基源】 本品为黏土高岭土加水湿润形成的白色膨胀土,又名“白善土”。弘景曰:“即今画家用者,甚多而贱,俗方稀用。”

【附方】

1.衄血不止:白善土末五钱,井华水调服,二服除根。

2.水泄不化,日夜不止:白垩(煅)、干姜(炮)各一两,楮叶(生研二两),为末,糊丸绿豆大。每米饮下二十丸。

3.翻胃吐食,男妇皆治:白善土(煅赤,以米醋一升淬之,再煅再淬,醋干为度),取一两(研),干姜二钱半(炮),为末。每服一钱,调下。服至一斤以上为妙。

4.卒暴咳嗽:白善土粉、白矾各一两,为末,姜汁糊丸梧子大。临卧姜汤服二十丸。

5.风赤烂眼,倒睫拳毛:华佗方,用白善土一两,铜青一钱,为末。每以半钱泡汤洗。《乾坤生意》:加焰硝半两,为末,汤泡杏仁杵,和丸皂子大。每用凉水浸一丸,洗眼。

6.小儿热丹:白善土一分,寒水石半两。为末。新水调涂。

7.痱子瘙痒:旧屋梁上刮赤白垩末,敷之。

8.代指肿痛:猪膏和白善土,敷之。

9.臁疮不干:白善土煅研末,生油调搽。

冬灰

【原文】 味辛,微温。主黑子,去肬、息肉、疽、蚀、疥瘙。一名藜灰。生川泽。

【译文】 冬灰,味辛,性微温。主治黑点,能去掉肬子、息肉;使疽破溃,治疥疮瘙痒。一个名字叫藜灰。加工在平坦的陆地水草丛杂的地方。

【药物基源】 冬灰为烧诸蒿藜类枯草后的草灰,色黄。古亦用来浣洗衣物。

【附方】

1.堕水冻死,只有微气者:勿以火炙,用布袋盛热灰,放在心头,冷即换,待眼开,以温酒与之。

2.阴冷疼闷,冷气入腹,肿满杀人:醋和热灰,频熨之。

3.汤火伤灼:饼炉中灰,麻油调敷。不得着水,需避风。

4.犬咬伤人:苦酒和灰敷之,或热汤和之。

附子

【原文】 味辛,温中[1]。主风寒咳逆邪气。温中,金疮[2],破癥坚、积聚血瘕,寒湿踒躄[3]①,拘挛膝痛不能行步[4]。生山谷。

【校勘】

[1]温中:卢本无。

[2]疮:孙本作"创"。

[3]踒躄:《御览》作"痹癖"。

[4]拘挛膝痛不能行步:《御览》作"拘缓不起疼痛"。

【注释】

①踒躄:指走路时因腿痛而腿落地时如踏地一样。

【译文】 附子,味辛,性温。主治风寒咳嗽之邪气;能够温煦内脏;治金属创伤;能够攻克顽固的癥,积聚的血瘕;寒湿使人腿痛,走路脚落地时像踏地一样,且膝部拘挛疼痛不能走路。生于山谷中。

【药物基源】 本品为毛茛科植物乌头 *Aconitum carmichaelii* Debx. 的子根的加工品。6月下旬至8月上旬采挖,除去母根、须根及泥沙,习称"泥附子"。(见附图107)

【附方】

1. 少阴伤寒，初得二三日，脉微细，但欲寐，小便色白者，麻黄附子甘草汤微发其汗：麻黄（去节）二两，甘草（炙）二两，附子（炮去皮）一枚，水七升，先煮麻黄去沫，纳二味，煮取三升，分作三服，取微汗。

2. 少阴发热，少阴病始得，反发热脉沉者，麻黄附子细辛汤发其汗：麻黄（去节）二两，附子（炮去皮）一枚，细辛二两，水一斗，先煮麻黄去沫，乃纳二味，同煮三升，分三服。

3. 少阴病，下利清谷，里寒外热，手足厥逆，脉微欲绝，身反不恶寒，其人面赤色，或腹痛，或干呕，或咽痛，或利止脉不出者，用通脉四逆汤：大附子一个（去皮生破八片），甘草（炙）二两，干姜三两，水三升，煮一升二合，分温再服，其脉即出者愈。面赤加葱九茎；腹痛，加芍药二两；呕，加生姜二两；咽痛，加桔梗一两；利止脉不出，加人参二两。

4. 阴病恶寒，伤寒已发汗不解，反恶寒者，虚也，芍药甘草附子汤补之：芍药三两，甘草（炙）三两，附子（炮去皮）一枚，水五升，煮取一升五合，分服。

5. 伤寒发躁，伤寒下后，又发其汗，昼日烦躁不得眠，夜而安静，不呕不渴，无表证，脉沉微，身无大热者，干姜附子汤温之：干姜一两，生附子一枚（去皮，破作八片）。水三升，煮取一升，顿服。

6. 伤寒阴盛格阳，其人必躁热而不欲饮水，脉沉手足厥逆者，是此证也：霹雳散，用大附子一枚。烧存性，为末。蜜水调服。逼散寒气，然后热气上行而汗出，乃愈。

7. 热病吐下及下利，身冷脉微，发躁不止者：附子（炮）一枚（去皮脐，分作八片）。入盐一钱，水一升，煎半升，温服，立效。

乌头

【原文】　味辛，温。主中风，恶风洗洗，出汗。除寒湿[1]痹，欬逆上气，破积聚，寒热。其汁煎之，名射罔，杀禽兽。一名奚毒，一名即子[2]，一名乌喙。生山谷。

【校勘】

[1]湿：《御览》作"温"。"温"当为"湿"。

[2]即子：姜本无。

【译文】　乌头，味辛，性温。主治被风邪伤，使人怕风吹而有寒战的样子；使人出汗；出够祛除寒湿痹痛；咳嗽，吸气困难；能够攻克积聚；发冷发烧。烘干它的汁,叫射罔,用来杀飞禽走兽。一个名字叫奚毒,一个名字叫即子,一个名字叫乌喙。生长在山的土石而有水源的地方。

【药物基源】 本品为毛茛科植物乌头 *Aconitum carmichaelii* Debx. 的母根。秋季茎叶枯萎时采挖,除去须根及泥沙,干燥。

【附方】

1.房后受寒,少腹疼痛,头疼腰重,手足厥逆,脉息沉细,或作呃逆,并宜退阴散:用川乌头、干姜等分,切炒,放冷为散。每服一钱,水一盏,盐一撮,煎取半盏,温服,得汗解。

2.治阴毒心腹痛厥逆恶候:川乌头去皮脐,冷水浸七日,切晒,纸裹收之。遇有患者,取为末一钱,入盐八分,水一盏,煎八分服,压下阴毒,如猪血相似,再进一服。

3.中风痰厥,昏不知人,口眼歪斜,并体虚之人患疟疾寒多者:三生饮,用生川乌头、生附子(并去皮脐)各半两,生南星一两,生木香二钱五分。每服五钱,生姜十片,水二盏,煎一盏,温服。

4.风病瘫缓,手足軃曳,口眼歪斜,语音蹇涩,步履不正,宜神验乌龙丹主之:川乌头(去皮脐)、五灵脂各五两,为末。入龙脑、麝香五分,滴水为丸,如弹子大。每服一丸,先以生姜汁研化,暖酒调服,一日二服。至五七丸,便觉抬得手、移得步,十丸可以梳头也。

5.风寒湿痹,麻木不仁,或手足不遂:生川乌头末,每以香白米煮粥一碗,入末四钱,慢熬得所,下姜汁一匙,蜜三大匙,空腹啜之。或入薏苡末二钱。

天雄

【原文】 味辛,温。主大风寒湿痹,历节痛,拘挛缓急。破积聚,邪气,金疮[1]。强筋骨[2],轻身健行。一名白幕。生山谷。

【校勘】
[1]疮:孙本作"创"。
[2]筋骨:卢本作"骨节"。

【译文】 天雄,味辛,性温。主治严重的风寒湿痹,所有的关节都疼痛,能使拘挛和缓;能够攻克积聚;风邪;金属创伤;能使筋骨强壮,身体轻巧,走路强健。一个名字叫白幕。生长在山的土石而有水源的地方。

【药物基源】 本品为毛茛科植物乌头 *Aconitum carmichaelii* Debx. 的块根中不生子根,只生长形的母根者,多为乌头变种。乌头母根为乌头,子根为附子。一说附子或草乌头之形长而细者。本品有大毒。

【附方】

1. 三建汤：治元阳素虚，寒邪外攻，手足厥冷，大小便滑数，小便白浑，六脉沉微，除固冷，扶元气，及伤寒阴毒。用乌头、附子、天雄（并炮裂去皮脐）等分，㕮咀。每服四钱，水二盏，姜十五片，煎八分，温服。

2. 男子失精：天雄三两（炮），白术八两，桂枝六两，龙骨三两，为散。每酒服半钱。

3. 大风恶癞：三月、四月采天雄、乌头苗及根，去土勿洗，捣汁，渍细粒黑豆，摩去皮不落者，一夜取出，晒干又浸，如此七次。初吞三枚，渐加至六七枚。禁房室、猪、鱼、鸡、蒜，犯之即死。

半夏

【原文】　味辛，平。主伤寒寒热心下坚，下气；喉咽肿痛；头眩；胸胀[1]欬逆，肠鸣，止汗。一名地文，一名水玉。生山谷。

【校勘】

[1]胀：孙本作"张"。

【译文】　半夏，味辛，性平。主治伤寒有发冷发烧，胃脘部硬，能使气下行；治咽喉肿痛，头眩晕，胸部胀闷，咳嗽，肠鸣；能够止汗。一个名字叫地文，一个名字叫水玉。生长在山的土石而有水源的地方。

【药物基源】　本品为天南星科植物半夏 *Pinellia ternata* (Thunb.) Breit. 的干燥块茎。夏、秋二季采挖，洗净，除去外皮和须根，晒干。（见附图108）

【附方】

1. 法制半夏，清痰化饮，壮脾顺气：用大半夏，汤洗七次，焙干再洗，如此七转，以浓米泔浸一日夜。每一两用白矾一两半，温水化，浸五日。焙干，以铅白霜一钱，温水化，又浸七日。以浆水慢火内煮沸，焙干收之。每嚼一二粒，姜汤送化下。

2. 红半夏法，消风热，清痰涎，降气利咽：大半夏，汤浸焙制如上法。每一两入龙脑五分，朱砂为衣染之。先铺灯草一重，约一指厚，排半夏于上，再以灯草盖一指厚。以炒豆焙之，候干取出。每嚼一两粒，温水送下。

3. 化痰镇心，祛风利膈：辰砂半夏丸，用半夏一斤（汤泡七次，为末筛过，以水浸三日，生绢滤去滓，澄清去水，晒干），入辰砂一钱，姜汁打糊丸梧子大。每姜汤下七十丸。此周府方也。

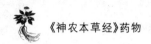

4.消痰开胃,去胸膈壅滞:用半夏洗净,焙干为末,自然姜汁和作饼,湿纸裹煨香。以熟水二盏,同饼二钱,入盐五分,煎一盏,服之。大压痰毒,及治酒食伤,极验。(《斗门方》)用半夏、天南星各二两。为末,水五升,入坛内浸一宿,去清水,焙干重研。每服二钱,水二盏,姜三片,煎服。(《经验后方》)

5.中焦痰涎,利咽,清头目,进饮食:半夏(泡七次)四两,枯矾一两,为末。姜汁打糊,或煮枣肉,和丸梧子大。每姜汤下十五丸。寒痰加丁香五钱,热痰加寒水石(煅)四两。名玉液丸。

6.老人风痰,大腑热不识人,及肺热痰实,咽喉不利:半夏(泡七次,焙)、硝石各半两,为末,入白面一两捣匀,水和丸绿豆大。每姜汤下五十丸。

7.膈壅风痰:半夏不计多少,酸浆浸一宿,温汤洗五七遍,去恶气,日干为末,浆水搜作饼,日干再研为末。每五两,入生龙脑一钱,以浆水浓脚和丸鸡头子大。纱袋盛,通风处阴干。每服一丸,好茶或薄荷汤嚼下。

8.搜风化痰,定志安神,利头目:辰砂化痰丸:用半夏曲三两,天南星(炮)一两,辰砂、枯矾各半两,为末,姜汁打糊丸梧子大。每服三十丸,食后姜汤送下。

9.痰厥中风:省风汤:用半夏(汤泡)八两,甘草(炙)二两,防风四两。每服半两,姜二十片,水二盏,煎服。

虎掌

【原文】 味苦,温。主心痛寒热,结气,积聚,伏梁[①],伤筋痿,拘缓,利水道。生山谷。

【注释】

①伏梁:《素问·奇病论》:"人有身体髀股骱皆肿,环脐而痛……病名曰伏梁。"《难经·五十二难》:"心之积,名曰伏梁,起脐上,大如臂,上至心下。"《诸病源候论·伏梁候》:"伏梁者,此由五脏之积一名也。"其体外表现与《难经》同。

【译文】 虎掌,味苦,性温。主治胃脘疼痛,发冷发烧,气机结滞使人积聚;伏梁;筋伤使人成痿痹,能使拘急和缓;能够通利水道。生长在山的土石而有水源的地方。

【药物基源】 本品为天南星科植物虎掌 *Pinellia pedatisecta* Schott 的干燥块茎。多在白露前后采挖,去净须根,撞去外皮,晒干,制用。今称虎掌南星。

【附方】

1.中风口噤目瞑,无门下药者:开关散,用天南星为末,入白龙脑等分,五月五日午时合之。每用中指点末,揩齿三二十遍,揩大牙左右,其口自开。又名破棺散。

2.诸风口噤:天南星(炮锉,大人三钱、小儿三字),生姜五片,苏叶一钱,水煎减半,入雄猪胆汁少许,温服。(《仁斋直指方》)小儿口噤,牙关不开:谭氏方,天南星一枚,煨热,纸裹斜包,剪一小孔,透气于口中,牙关自开也。一方:用生南星,同姜汁擦之,自开。小儿惊风:坠涎散,用天南星(一两重)一个,(换酒浸七伏时,取出安新瓦上,周回炭火炙裂,合湿地出火毒,为末),入朱砂一分。每服半钱,荆芥汤调下。每日空心一服,午时一服。

3.吐泻慢惊:天王散,治小儿吐泻,或误服冷药,脾虚生风痰慢惊。天南星(一个)重八九钱者,去脐。黄土坑深三寸,炭火五斤,煅赤,入好酒半盏。安南星在内,仍架炭三条在上,候发裂取锉,再炒熟为末,用五钱。天麻(煨熟研末)一钱,麝香一字,和匀。三岁小儿用半钱,以生姜、防风煎汤调下。亦治久嗽恶心。

4.风痫痰迷:坠痰丸,用天南星九蒸九晒,为末,姜汁面糊丸梧子大。每服二十丸,人参汤下。石菖蒲、麦门冬汤亦可。

5.小儿痫喑,痫后喑不能言:以天南星湿纸包煨,为末。雄猪胆汁调服二字。

6.治痫利痰:天南星(煨香)一两,朱砂一钱,为末,猪心血丸梧子大。每防风汤化下一丸。

鸢尾

【原文】　味苦,平。主蛊毒邪气,鬼疰诸毒,破癥瘕积聚,去水,下三虫。生山谷。

【译文】　鸢尾,味苦,性平。主治蛊毒、鬼疰这些毒邪;能够攻克癥瘕积聚;祛除水湿;除掉三虫。生长在山的土石而有水源的地方。

【药物基源】　本品为鸢尾科植物鸢尾 *Iris tectorum* Maxim. 的根状茎。全年可采,挖出根状茎,除去茎叶及须根,洗净,晒干,切段备用。

【附方】

1.飞尸游蛊着喉中,气欲绝者:鸢尾根削去皮,纳喉中,摩病处,令血出为佳。

2.鬼魅邪气:四物鸢头散,东海鸢头、黄牙(即金牙)、莨菪子、防葵各一分,为末。酒服方寸匕。欲令病人见鬼,增防葵一分;欲令知鬼,又增一分,立验。不可多服。

大黄

【原文】 味苦,寒。主下瘀血,血闭,寒热,破癥瘕、积聚,留饮宿食,荡涤肠胃,推陈致新,通利水谷,调中化食,安和五脏。生山谷。

【译文】 大黄,味苦,性寒。主要能除掉瘀血;血脉闭塞而无月经;发冷发烧;能够攻克癥瘕、积聚;饮邪、食物停留,以之荡涤肠胃,推陈出新,使水湿、食物通利,调理内脏以消化食物,使五脏安和。生长在山的土石而有水源的地方。

【药物基源】 本品为蓼科植物掌叶大黄 *Rheum palmatum* L.、唐古特大黄 *Rheum tanguticum* Maxim. ex Balf. 或药用大黄 *Rheum officinale* Baill. 的干燥根和根茎。秋末茎叶枯萎或次春发芽前采挖,除去细根,刮去外皮,切瓣或段,绳穿成串干燥或直接干燥。(见附图 109)

【附方】

1.吐血衄血,治心气不足,吐血衄血者,泻心汤主之:大黄二两,黄连、黄芩各一两,水三升,煮一升,热服取利。

2.吐血刺痛:川大黄一两,为散。每服一钱,以生地黄汁一合,水半盏,煎三五沸,无时服。

3.伤寒痞满,病发于阴,而反下之,心下满而不痛,按之濡,此为痞也,大黄黄连泻心汤主之:大黄二两,黄连一两,以麻沸汤二升渍之,须臾绞汁,分作二次温服。

4.热病谵狂:川大黄五两,锉,炒微赤,为散。用腊雪水五升,煎如膏。每服半匙,冷水下。

5.腰脚风气作痛:大黄二两,切如棋子,和少酥炒干,勿令焦,捣筛。每用二钱,空心以水三大合,入姜三片,煎十余沸,取汤调服。当下冷脓恶物,即痛止。

葶苈[1]

【原文】 味辛,寒。主癥瘕积聚结气,饮食寒热,破坚逐邪,通利水道。一名大室,一名大适。生平泽及田野。

【校勘】

[1]葶苈:《御览》作"亭历"。

【译文】 葶苈,味辛,性寒。主治癥瘕积聚而有气滞;能消除发冷发烧,以祛除顽固的病邪;使水道通利。一个名字叫大室,一个名字叫大适。生长在平原水草丛杂的地方及耕田、荒野中。

【药物基源】　本品为十字花科植物播娘蒿 *Descurainia sophia*（L.）Webb. ex Prantl. 或独行菜 *Lepidium apetalum* Willd. 的干燥成熟种子。前者习称"南葶苈子"，后者习称"北葶苈子"。夏季果实成熟时采割植株，晒干，搓出种子，除去杂质。

【附方】

1. 阳水暴肿，面赤烦渴，喘急，小便涩：甜葶苈一两半（炒研末），汉防己末二两，以绿头鸭血及头，合捣万杵，丸梧子大。甚者，空腹白汤下十丸，轻者五丸，日三四服，五日止，小便利为验。一加猪苓末二两。

2. 通身肿满：苦葶苈（炒）四两，为末，枣肉和丸梧子大。每服十五丸，桑白皮汤下，日三服。

3. 水肿尿涩：用甜葶苈二两，炒为末，以大枣二十枚，水一大升，煎一小升，去枣，入葶苈末，煎至可丸如梧子大。每饮服六十丸，渐加，以微利为度。崔氏方：用葶苈三两，绢包饭上蒸熟，捣万杵，丸梧子大，不须蜜和。每服五丸，渐加至七丸，以微利为佳。不可多服，令人不堪。若气发，服之得利，气下即止。

4. 治男妇大小头面手足肿：用苦葶苈炒研，枣肉和丸小豆大。每服十丸，煎麻子汤下，日三服。五七日小便多，则消肿也。忌咸酸生冷。

5. 大腹水肿：用苦葶苈二升，炒为末，割雄鸡血及头，合捣丸梧子大。每小豆汤下十丸，日三服。又方：葶苈二升，春酒五升，渍一夜。稍服一合，小便当利。又方：葶苈一两，杏仁二十枚，并熬黄色，捣。分十服，小便去当瘥。

6. 腹胀积聚：葶苈一升（熬），以酒五升浸七日，日服三合。

7. 肺湿痰喘：甜葶苈（炒）为末，枣肉丸服。

桔梗

【原文】　味辛，微温。主胸胁痛如刀刺，腹满肠鸣幽幽，惊恐，悸气。生山谷。

【译文】　桔梗，味辛，性微温。主胸胁疼痛像刀刺一样；腹部胀满，肠鸣音响声如呦呦；惊恐；心悸。生长在山的土石而有水源的地方。

【药物基源】　本品为桔梗科植物桔梗 *Platycodon grandiflorum*（Jacq.）A. DC. 的干燥根。春、秋二季采挖，洗净，除去须根，趁鲜剥去外皮或不去外皮，干燥。（见附图110）

【附方】

1. 胸满不痛：桔梗、枳壳等分。水二盅，煎一盅，温服。

2.伤寒腹胀:桔梗、半夏、陈皮各三钱,姜五片。水二盅,煎一盅服。

3.痰嗽喘急:桔梗一两半,为末。用童子小便半升,煎四合,去滓,温服。

4.肺痈咳嗽:胸满振寒,脉数咽干,不渴,时出浊唾腥臭,久久吐脓如粳米粥者,桔梗汤主之。桔梗一两,甘草二两。水三升,煮一升,分温再服。朝暮吐脓血则瘥。

5.喉痹毒气:桔梗二两。水三升,煎一升,顿服。

6.少阴咽痛:少阴证,二三日,咽痛者,可与甘草汤;不瘥者,与桔梗汤主之。桔梗一两,甘草二两。水三升,煮一升,分服。

7.口舌生疮:方同上。齿䘌肿痛:桔梗、薏苡仁等分,为末服。

8.骨槽风痛,牙根肿痛:桔梗为末,枣瓤和丸皂子大。绵裹咬之,仍以荆芥汤漱之。

9.牙疳臭烂:桔梗、茴香等分,烧研,敷之。

10.肝风眼黑:目睛痛,肝风盛也,桔梗丸主之。桔梗一斤,黑牵牛(头末)三两,为末,蜜丸梧子大。每服四十丸,温水下,日二服。

11.鼻出衄血:桔梗为末,水服方寸匕,日四服。一加生犀角屑。

12.吐血下血:方同上。打击瘀血在肠内,久不消,时发动者。桔梗为末,米汤下一刀圭。

13.中蛊下血如鸡肝,昼夜出血石余,四脏皆损,惟心未毁,或鼻破将死者:苦桔梗为末,以酒服方寸匕,日三服。不能下药,以物拗口灌之。心中当烦,须臾自定,七日止。当食猪肝臛以补之,神良。一方加犀角等分。

14.妊娠中恶,心腹疼痛:桔梗一两(锉)。水一盅,生姜三片,煎六分,温服。

15.小儿客忤,死不能言:桔梗(烧研)三钱,米汤服之。仍吞麝香少许。

莨菪子[1]

【原文】 味苦,寒。主齿痛出虫,肉痹拘急,使人健行,见鬼,多食令人狂走。久服轻身,走及奔马。强志,益力,通神。一名横唐。生川谷。

【校勘】

[1]莨菪子:孙本作"莨荡子"。

【译文】 味苦,性寒。主治牙齿疼痛并使虫出;肉痹不仁而拘紧;能使人走路而不疲倦,看见鬼怪(幻视),服用过量能使人发狂而猛跑。长期服用使身体轻便灵巧,跑的时候追得上奔驰的马,使记忆加强,增添气力,像神一样通晓。一个名字叫横唐。生长在两山之间的高坡土地而有水源的地方。

【药物基源】　本品为茄科植物天仙子 *Hyoscyamus niger* L. 的果实。子形颇似五味子核而极小。子壳作罂状，结实扁细，若粟米大。本品有神经毒性。

【附方】

1. 卒发颠狂：莨菪三升为末，以酒一升渍数日，绞去滓，煎令可丸，如小豆三丸，日三服。当觉口面急，头中如有虫行，额及手足有赤色处，如此，并是瘥候也。未治再服，取尽神良。

2. 风痹厥痛：天仙子三钱（炒），大草乌头、甘草半两，五灵脂一两，为末，糊丸梧子大，以螺青为衣。每服十丸，男子菖蒲酒下，女子芫花汤下。

3. 久嗽不止有脓血：莨菪子五钱（淘去浮者，煮令芽出，炒研），真酥一鸡子大，大枣七枚，同煎令酥尽，取枣日食三枚。又方：莨菪子三撮，吞之，日五六度。

4. 年久呷嗽，至三十年者：莨菪子、木香、熏黄等分，为末。以羊脂涂青纸上，撒末于上，卷作筒，烧烟熏吸之。

5. 积冷疟癖，不思饮食，羸困者：莨菪子三分（水淘去浮者），大枣四十九个。水三升，煮干，只取枣去皮核。每空心食一个，米饮下，觉热即止。

6. 水泻日久：青州干枣十个（去核），入莨菪子填满扎定，烧存性。每粟米饮服一钱。

7. 冷疳痢下：莨菪子为末，腊猪脂和丸，绵裹枣许，导下部。因痢出，更纳新者。不过三度瘥。

8. 赤白下痢腹痛，肠滑后重：大黄（煨）半两，莨菪子（炒黑）一撮，为末。每服一钱，米饮下。

9. 久痢不止，变种种痢，兼脱肛：用莨菪子一升（淘去浮者，煮令芽出，晒干，炒黄黑色），青州枣一升（去皮核），酽醋二升，同煮，捣膏丸梧子大。每服二十丸，食前米饮下。名莨菪丸。

10. 肠风下血：用莨菪实一升（曝干捣筛），生姜半斤（取汁）。银锅中更以无灰酒二升投之，上火煎如稠饧，即旋投酒，度用酒可及五升即止。慢火煎令可丸，大如梧子。每旦酒饮通下三丸，增至五七丸止。若丸时粘手，则以菟丝粉衬隔之。火候忌紧，药焦则失力也。初服微热，勿怪。疾甚者，服过三日，当下利。疾去，利亦止。名莨菪煎，绝有效。

11. 脱肛不收：莨菪子炒研敷之。

草[1]蒿

【原文】　味苦，寒。主疥瘙痂痒，恶疮[2]，杀虱，留[3]热在骨节间[4]，

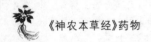

明目。一名青蒿,一名方溃。生川泽。

【校勘】

[1]草:《纲目》作"青"。

[2]疮:孙本作"创"。

[3]留:《纲目》其上有"治"字。

[4]间:孙本、黄本并作"闲"。

【译文】 草蒿,味苦,性寒。主治疥疮生痂而瘙痒,恶疮;能够杀死虱;治热邪滞留在骨节中;能使眼睛视物明亮。一个名字叫青蒿,一个名字叫方溃。生长在水草丛杂的地方。

【药物基源】 本品为菊科植物黄花蒿 *Artemisia annua* L. 的干燥地上部分。秋季花盛开时采割,除去老茎,阴干。

【附方】

1.男妇劳瘦:青蒿细锉,水三升,童子小便五升,同煎取二升半。去滓入器中煎成膏,丸如梧子大。每空心及卧时,温酒吞下二十丸。

2.虚劳寒热,肢体倦疼,不拘男妇:八、九月青蒿成实时采之,去枝梗,以童子小便浸三日,晒干为末。每服二钱,乌梅一个,煎汤服。

3.骨蒸鬼气:童子小便五大斗(澄清),青蒿五斗(八、九月拣带子者最好,细锉)。相和,纳大釜中,以猛火煎取三大斗,去滓,溉釜令净,再以微火煎可二大斗,入猪胆一枚,同煎一大斗半,去火待冷,以瓷器盛之。每欲服时,取甘草二三两,炙熟为末,以煎和捣千杵为丸。空腹粥饮下二十丸,渐增至三十丸止。

4.骨蒸烦热:青蒿一握,猪胆汁一枚,杏仁四十个(去皮尖,炒)。以童子小便一大盏,煎五分,空心温服。

5.虚劳盗汗,烦热口干:用青蒿一斤(取汁熬膏),入人参末、麦门冬末各一两,熬至可丸,丸如梧子大,每食后米饮服二十丸,名青蒿丸。

旋覆花[1]

【原文】 味咸,温。主结气胁下满,惊悸,除水,去五脏间寒热。补中,下气。一名金沸草,一名盛椹。生平泽、川谷。

【校勘】

[1]花:森本作"华"。

【译文】 旋覆花,味咸,性温。主治气机结聚使胁下胀满,惊恐,心悸;能祛除水液;消除五脏间寒热邪气;能补助内脏,使气下行。一个名字叫金沸草,一个名字叫盛椹。生长在平原水草汇集的地方及河流、山间有溪流的地方。

【药物基源】　本品为菊科植物旋覆花 *Inula japonica* Thunb. 或欧亚旋覆花 *Inula Britannica* L. 的干燥头状花序。夏、秋二季花开放时采收,除去杂质,阴干或晒干。

【附方】

1.中风壅滞:旋复花,洗净焙研,炼蜜丸梧子大。夜卧以茶汤下五丸至七丸、十丸。

2.半产漏下,虚寒相抟,其脉弦芤:旋复花汤:用旋复花三两,葱十四茎,新绛少许。水三升,煮一升,顿服。

3.月蚀耳疮:旋复花烧研,羊脂和涂之。

4.小儿眉癣,小儿眉毛眼睫,因癣退不生:用野油花(即旋复花)、赤箭(即天麻苗)、防风等分,为末。洗净,以油调涂之。

藜芦

【原文】　味辛,寒。主蛊毒,欬逆,泄痢、肠澼、头疡、疥疮、恶疮;杀诸蛊毒,去死肌。一名葱苒。生川谷。

【译文】　藜芦,味辛,性寒。主治蛊毒,咳嗽,拉痢疾、泄泻,头部溃疡、疥疮、恶疮;能够消灭众虫之毒,去掉死肉。一个名字叫葱苒。生长在两山之间的高坡土地上而有流水的地方。

【药物基源】　本品为藜芦科植物藜芦 *Veratrum nigrum* L.,以根部或带根全草入药。5～6月末抽花茎前采挖根部,除去地上部分,洗净晒干。(见附图 111)

【附方】

1.诸风痰饮:藜芦十分,郁金一分,为末,温浆水一盏和服,探吐。

2.牙齿虫痛:藜芦为末,纳入孔中,勿吞汁。

钩吻

【原文】　味辛,温。主金疮,乳痓,中恶风,欬逆上气,水肿。杀鬼疰、蛊毒。一名野葛。生山谷。

【译文】　钩吻,味辛,性温,主治金属创伤,生孩子时抽风,伤恶风,咳嗽,吸气困难,而有水肿;能够消灭鬼疰、蛊毒。一个名字叫野葛。生长在山的土石而有水源的地方。

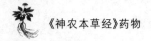

【药物基源】 本品来源不详,似马钱科胡蔓藤。

【附方】

1.时气头痛:胡蔓藤洗净,捣汁一大盏,豆豉一合,煎六分,去滓分服。

2.热毒下血:胡蔓藤二斤,捣汁一升,入藕汁一升,合服。

射干

【原文】 味苦,平[1]。主欬逆上气;喉闭,咽痛,不得消息;散结[2]气,腹中邪逆;食饮大热。一名乌扇,一名乌蒲。生川谷。

【校勘】

[1]平:《御览》作“辛”。

[2]结:孙本、黄本并作“急”。

【译文】 射干,味苦,性平。主治咳逆,吸气困难;喉痹有咽部疼痛不减消,亦不能呼吸;能疏散结聚的气滞,腹内气郁向上返;能消除大热。一个名字叫乌扇,一个名字叫乌蒲。生长在两山之间的高坡土地而有水源的地方。

【药物基源】 本品为鸢尾科植物射干 *Belamcanda chinensis*(L.)DC. 的干燥根茎。春初刚发芽或秋末茎叶枯萎时采挖,除去须根和泥沙,干燥。(见附图112)

【附方】

1.伤寒咽闭肿痛:用生射干、猪脂各四两,合煎令微焦,去滓,每噙枣许取瘥。

2.喉痹不通,浆水不入:用射干一片,含咽汁良。

3.二便不通,诸药不效:紫花乌扇根,生水边者佳,研汁一盏服,即通。

4.水蛊腹大,动摇水声,皮肤黑:用乌扇根捣汁,服一杯,水即下。

5.阴疝肿刺,发时肿痛如刺:用生射干捣汁与服取利。亦可丸服。

6.乳痈初肿:射干根如僵蚕者,同萱草根为末,蜜调敷之,神效。

7.中射工毒,生疮者:乌蒲、升麻各二两,水三升,煎二升,温服。以滓敷疮上。

蛇含

【原文】 味苦,微寒。主惊痫,寒热邪气;除热金疮,疽、痔、鼠瘘、恶疮、头疡。一名蛇衔。生山谷。

【译文】　蛇含,味苦,性微寒。主治惊风、癫痫,发冷发烧;能消除金属创伤之发烧、疽、痔、鼠瘘、恶疮、头部溃疡。一个名字叫蛇衔。生长在山的土石而有水源的地方。

【药物基源】　本品来源于蔷薇科植物为蔷薇科植物蛇含 *Potentilla kleiniana* Wight et Arn. 的全草或带根全草。夏季采收。

【附方】

1. 产后泻痢:小龙牙根一握,浓煎服之甚效,即蛇含是也。

2. 金疮出血:蛇含草捣敷之。

3. 身面恶癣:蛇含紫背草,入生矾研。敷二三次可断根。

4. 蜈蚣蝎伤:蛇衔,揿敷之。

常[1]山

【原文】　味苦,寒。主伤寒寒热;热发温疟;鬼毒;胸中痰[2]结,吐逆,一名互[3]草。生川谷[4]。

【校勘】

[1]常:《御览》《千金翼方》并作"恒"。

[2]痰:森本作"淡"。

[3]互:黄本作"元"。

[4]生川谷:据《御览》、孙本补。

【译文】　常山,味苦,性寒。主治伤寒有发冷发烧;因热而生温疟;鬼毒;胸中痰邪郁结,能使人向上吐出。一个名字叫互草。生长在两山之间的高坡土地而有水源的地方。

【药物基源】　本品为虎耳草科植物常山 *Dichroa febrifuga* Lour. 的干燥根。秋季采挖,除去须根,洗净,晒干。(见附图113)

【附方】

1. 截疟诸汤:用常山三两,浆水三升,浸一宿,煎取一升,欲发前顿服,取吐。《肘后方》:用常山一两,秫米一百粒,水六升,煮三升,分三服。先夜、未发、临发时服尽。《养生主论》:王隐者驱疟汤云:予用此四十年,奇效不能尽述,切勿加减,万无一吐者。常山(酒煮晒干)、知母、贝母、草果各一钱半。水一盏半,煎半熟,五更热服。渣以酒浸,发前服。

截疟诸酒(《肘后方》):用常山一两,酒一升,渍二三日,分作三服:平旦一服,少顷再服,临发又服。或加甘草,酒煮服之。宋侠《经心录》:醇醨汤:治间日疟。支太医云：乃桂广州方也，甚验。恒山一钱二分，大黄二钱半，炙甘草一钱二分。水一盏半，煎减半，曰醇，发日五更温服；再以水一盏，煎减半，曰醨，未发时温服。虞抟《医学正传》：治久疟不止。常山一钱半，槟榔一钱，丁香五分，乌梅一个，酒一盏，浸一宿，五更饮之。一服便止，永不再发，如神。

截疟诸丸：《千金方》恒山丸：治数年不瘥者，两剂瘥；一月以来者，一剂瘥。恒山三两，研末，鸡子白和丸梧子大，瓦器煮熟，杀腥气，则取晒干收之。每服二十丸，竹叶汤下，五更一服，天明一服，发前一服，或吐或否即止。《肘后方》丹砂丸：恒山（捣末）三两，真丹一两研，白蜜和杵百下，丸梧子大。先发服三丸，少顷再服三丸，临时服三丸，酒下，无不断者。曾世荣《活幼心书》黄丹丸：治大小久疟。恒山二两，黄丹半两，乌梅（连核瓦焙）一两，为末，糯米粉糊丸梧子大。每服三五十丸，凉酒下，隔一夜一服，平旦一服。午后方食。葛洪《肘后方》：用恒山三两，知母一两，甘草半两，捣末，蜜丸梧子大。先发时服十丸，次服七丸，后服五六丸，以瘥为度。《和剂局方》瞻仰丸：治一切疟。常山四两（炒存性），草果二两（炒存性），为末，薄糊丸梧子大。每卧时冷酒服五十丸，五更再服。忌鹅羊热物。

2.胜金丸：治一切疟，胸膈停痰，发不愈者。常山八两（酒浸蒸焙），槟榔二两（生），研末，糊丸梧子大。如上法服。《集简方》二圣丸：治诸疟，不拘远近大小。鸡骨恒山、鸡心槟榔各一两（生研），鲮鲤甲（煨焦）一两半，为末，糯粉糊丸绿豆大，黄丹为衣。每服三五十丸，如上法服。厥阴肝疟，寒多热少，喘息如死状，或少腹满，小便如脓，不问久近，不吐不泄，如神：恒山一两，醋浸一夜，瓦器煮干。每用二钱，水一盏，煎半盏，五更冷服。

3.太阴肺疟，痰聚胸中，病至令人心寒，寒甚乃热，热间善惊，如有所见：恒山三钱，甘草半钱，秫米三十五粒，水二盅，煎一盅，发日早分三次服。

4.少阴肾疟，凄凄然寒，手足寒，腰脊痛，大便难，目眴眴然：恒山二钱半，豉半两，乌梅一钱，竹叶一钱半，葱白三根，水一升半，煎一升，发前分三服。

5.牝疟独寒不热者：蜀漆散，用蜀漆、云母（煅三日夜）、龙骨各二钱，为末。每服半钱，临发日旦一服，发前一服，酢浆水调下。温疟，又加蜀漆一钱。

6.牡疟独热不冷者：蜀漆一钱半，甘草一钱，麻黄二钱，牡蛎粉二钱。水二盅，先煎麻黄、蜀漆，去沫，入药再煎至一盅，未发前温服，得吐则止。

7.温疟热多：恒山一钱，小麦三钱，淡竹叶二钱。水煎，五更服，甚良。

8.三十年疟：常山、黄连各一两。酒三升，渍一宿，以瓦釜煮取一升半。发日早服五合，发时再服。热当吐，冷当利，无不瘥者。张文仲《备急方》：用恒山一两半，龙骨五钱，附子（炮）二钱半，大黄一两，为末，鸡子黄和丸梧子大。未发时五丸,将发时五丸,白汤下。支太医云:此方神验,无不断者。

9.瘴疟寒热:刘长春《经验方》:常山一寸,草果一枚,热酒一碗,浸一夜,五更望东服之,盖卧,酒醒即愈。《谈野翁试验方》:用常山、槟榔、甘草各二钱,黑豆一百粒,水煎服之。乃彭司寇所传。葛稚川《肘后方》:用常山、黄连、香豉各一两,附子(炮)七钱,捣末,蜜丸梧子大。空腹饮服四丸,欲发时三丸。至午后乃食。

10.妊娠疟疾:酒蒸常山、石膏(煅)各一钱,乌梅(炒)五分,甘草四分。水一盏,酒一盏,浸一夜,平旦温服。(姚僧坦《集验方》)

11.胸中痰饮:恒山、甘草各一两,水五升,煮取一升,去滓,入蜜二合。温服七合,取吐。不吐更服。

蜀漆

【原文】　味辛,平。主疟[1]及欬逆寒热,腹中癥坚[2]、痞结[3]积聚;邪气蛊毒、鬼疰。生川谷[4]。

【校勘】

[1]疟:《御览》作"疮"。"疮"当为"疟"。

[2]腹中癥坚:《御览》无"中"字。"癥坚",卢本互乙。

[3]结:姜本无。

[4]生川谷:据《大观》、孙本、《御览》补。

【译文】　蜀漆,味辛,性平。主治疟疾及咳嗽而有发冷发烧;腹内有癥痕、结块积聚,邪气使人患蛊毒、鬼疰。生长在两山之间的高坡土地而有水源的地方。

【药物基源】　本品为虎耳草科植物常山 *Dichroa febrifuga* Lour. 的嫩枝叶。夏季采收,晒干。

【附方】

1.牝疟独寒不热者:蜀漆散,用蜀漆、云母(煅三日夜)、龙骨各二钱,为末。每服半钱,临发日旦一服,发前一服,酢浆水调下。温疟,又加蜀漆一钱。

2.牡疟独热不冷者:蜀漆一钱半,甘草一钱,麻黄二钱,牡蛎粉二钱。水二钟,先煎麻黄、蜀漆,去沫,入药再煎至一盏,未发前温服,得吐则止。

3.小儿惊忤,暴惊卒死中恶:用蜀漆(炒)二钱,左顾牡蛎一钱二分,浆水煎服,当吐痰而愈。

甘遂

【原文】 味苦,性寒。主大腹疝瘕,腹满,面目浮肿,留饮宿食,破癥坚积聚,利水谷道。一名主田。生川谷。

【译文】 甘遂,味苦,性寒。主治疝瘕使人腹大,腹部胀闷,吐逆,面目浮肿;水饮食物停滞。其能攻克癥瘕积聚,使大小便之道路通利。一个名字叫主田。生长在两山之间的高坡土地而有水源的地方。

【药物基源】 本品为大戟科植物甘遂 *Euphorbia kansui* T. N. Liou ex T. P. Wang 的干燥块根。春季开花前或秋末茎叶枯萎后采挖,撞去外皮,晒干。（见附图114）

【附方】

1.水肿腹满:甘遂(炒)二钱二分,黑牵牛一两半,为末。水煎,时时呷之。

2.膜外水气:甘遂末、大麦面各半两,水和作饼,烧熟食之,取利。

3.身面洪肿:甘遂二钱半,生研为末。以獖猪肾一枚,分为七脔,入末在内,湿纸包煨,令熟食之,日一服。至四五服,当觉腹鸣,小便利,是其效也。

4.肾水流注,腿膝挛急,四肢肿痛:即上方加木香四钱。每用二钱,煨熟,温酒嚼下。当利黄水,为验。

5.正水胀急,大小便不利欲死:甘遂五钱(半生半炒),胭脂坯子十文,研匀。每以一钱,白面四两,水和作棋子大,水煮令浮,淡食之。大小便利后,用平胃散加熟附子,每以二钱煎服。

6.小儿疳水:珠子甘遂(炒)、青橘皮等分,为末。三岁用一钱,以麦芽汤下,以利为度。忌酸咸三五日。名水宝散。

7.水盅喘胀:甘遂、大戟各一两,慢火炙研。每服一字,水半盏,煎三五沸服。不过十服。

8.水肿喘急,大小便不通:用甘遂、大戟、芫花等分,为末,以枣肉和丸梧子大。每服四十丸,侵晨热汤下,利去黄水为度。否则次午再服。名十枣丸。

9.妊娠肿满,气急少腹满,大小便不利,已服猪苓散不瘥者:用太山赤皮甘遂二两,捣筛,白蜜和丸梧子大。每服五十丸,得微下,仍服猪苓散不下再服之。猪苓散,见猪苓下。(《小品方》)

10.心下留饮,坚满脉伏,其人欲自利反快:甘遂半夏汤:用甘遂(大者)三枚,半夏十二个,以水一升,煮半升,去滓。入芍药五枚,甘草一节,水二升,煮半升,去滓。以蜜半升,同煎八合,顿服取利。(张仲景《金匮玉函》)

11. 脚气肿痛,肾脏风气,攻注下部疮痒:甘遂半两,木鳖子仁四个,为末。猪腰子一个,去皮膜,切片,用药四钱掺在内,湿纸包煨熟,空心食之,米饮下。服后便伸两足。大便行后,吃白粥二三日为妙。

12. 二便不通:甘遂末,以生面糊调敷脐中及丹田内,仍艾三壮,饮甘草汤,以通为度。又太山赤皮甘遂末一两,炼蜜和匀,分作四服,日一服取利。

13. 小便转脬:甘遂末一钱,猪苓汤调下,立通。

14. 疝气偏肿:甘遂、茴香等分,为末,酒服二钱。

15. 妇人血结,妇人少腹满如敦状,小便微难而不渴,此为水与血俱结在血室:大黄二两,甘遂、阿胶各一两,水一升半,煮半升,顿服,其血当下。

16. 膈气哽噎:甘遂(面煨)五钱,南木香一钱,为末。壮者一钱,弱者五分,水酒调下。

17. 痞证发热盗汗,胸背疼痛:甘遂面包,浆水煮十沸,去面,以细糠火炒黄为末。大人三钱,小儿一钱,冷蜜水卧时服。忌油腻鱼肉。

18. 消渴引饮:甘遂(麸炒)半两,黄连一两,为末,蒸饼丸绿豆大。每薄荷汤下二丸。忌甘草。

19. 癫痫心风:遂心丹,治风痰迷心、癫痫,及妇人心风血邪。用甘遂二钱,为末。以猪心取三管血和药,入猪心内缚定,纸裹煨熟,取末,入辰砂末一钱,分作四丸。每服一丸,将心煎汤调下。大便下恶物为效,不下再服。

20. 马脾风病:小儿风热喘促,闷乱不安,谓之马脾风。甘遂(面包煮)一钱半,辰砂(水飞)二钱半,轻粉一角,为末。每服一字,浆水少许,滴油一小点,抄药在上,沉下,去浆灌之。名无价散。

21. 麻木疼痛:万灵膏,用甘遂二两,蓖麻子仁四两,樟脑一两,捣作饼贴之。内饮甘草汤。

22. 耳卒聋闭:甘遂半寸,绵裹插入两耳内,口中嚼少甘草,耳卒自然通也。

白敛[1]

【原文】　味苦,平。主痈肿、疽、疮,散结气,止痛,除热,目中赤,小儿惊痫,温疟,女子阴中肿痛。一名菟核,一名白草[2]。生山谷。

【校勘】

[1]敛:孙本、《证类》并作"蔹"。

[2]一名白草:姜本无。

【译文】　白敛,味苦,性平。主治痈肿、疽、疮;能疏散结聚之气,以止疼痛;

能清除发热；眼睛内发红；小儿惊风、癫痫；女子阴器肿胀疼痛。一个名字叫菟核，一个名字叫白草。生长在山的土石而有水源的地方。

【药物基源】　本品为葡萄科植物白蔹 *Ampelopsis japonica*（Thunb.）Makino 的干燥块根。春、秋二季采挖，除去泥沙及细根，切成纵瓣或斜片，晒干。（见附图115）

【附方】

1.发背初起：水调白蔹末，涂之。

2.疔疮初起：方同上。

3.一切痈肿：白蔹、赤小豆、莽草为末。鸡子白调，涂之。（甄权）用白蔹二分，藜芦一分，为末。酒和贴之。日三上。（陶隐居方）

4.面鼻酒渣：白蔹、白石脂、杏仁各半两，为末，鸡子清调涂，旦洗。

5.面生粉刺：白蔹二分，杏仁半分，鸡屎白一分，为末。蜜和杂水拭面。

6.冻耳成疮：白蔹、黄柏等分，为末。生油调搽。

7.汤火灼伤：白蔹末敷之。

8.诸物哽咽：白蔹、白芷等分，为末。水服二钱。

9.铁刺诸哽，及竹木哽在咽中：白蔹、半夏（泡）等分，为末。酒服半钱，日二服。

10.刺在肉中：方同上。

11.胎孕不下：白蔹、生半夏等分，为末，滴水丸梧子大。每榆皮汤下五十丸。

12.风痹筋急肿痛，展转易常处：白蔹二分，熟附子一分，为末。每酒服半刀圭，日二服。以身中热行为候，十日便觉。忌猪肉、冷水。

13.诸疮不敛：白蔹、赤蔹、黄柏各三钱（炒研），轻粉一钱，为细末。先用葱白浆水洗净，敷之。

青葙子

【原文】　味苦，微寒。主邪气皮肤中热，风瘙身痒，杀三虫。子，名草决明，疗唇口青。一名草蒿，一名萋蒿。生平谷道旁。

【译文】　青葙子，味苦，性微寒。主治风邪使体表发烧，风邪使身体瘙痒，能杀死三虫。子，叫草决明，能治口唇青黑。一个名字叫草蒿，一个名字叫萋蒿。生长在平原、山间溪流道旁。

【药物基源】　本品为苋科植物青葙 *Celosia argentea* L. 的干燥成熟种子。

秋季果实成熟时采割植株或摘取果穗,晒干,收集种子,除去杂质。

【附方】

1.鼻衄不止,眩冒欲死:青葙子汁三合,灌入鼻中。

藋菌

【原文】　味咸,平。主心痛,温中,去长虫,白瘢①,蛲虫,蛇螫毒,癥瘕诸虫。一名藋芦。生池泽[1]。

【校勘】

[1]生池泽:据孙本补。

【注释】

①瘢:同"癣"。

【译文】　藋菌,味咸,性平。主治心痛,能使内脏温煦,能祛除蛔虫、白癣、蛲虫、毒蛇咬伤痛、癥瘕这些虫病。一个名字叫藋芦。生长在水塘、积水坑、水草丛杂的地方。

【药物基源】　根据药效和形态学认识,藋菌当为羊肚菌科羊肚菌属羊肚菌*Morchella esculenta*(L.)Pers.。一说本品为芦荻茎之未放叶。

白及

【原文】　味苦,平。主痈肿、恶疮、败疽、伤阴死肌,胃中邪气,贼风鬼击,痱缓不收。一名甘根,一名连及草。生川谷。

【译文】　白及,味苦,性平。主治痈肿、恶疮、疽不能收口;阴器伤像死肉一样没有感觉,胃内有风邪;贼风身痛不可按抑;鬼击胸腹刺痛不可按抑;痱证使人肢体不能卷缩。一个名字叫甘根,一个名字叫连及草。生长在两山之间的高坡土地而有水源的地方。

【药物基源】　本品为兰科植物白及*Bletilla striata*(Thunb.)Reichb. f.的干燥块茎。夏、秋二季采挖,除去须根,洗净,置沸水中煮或蒸至无白心,晒至半干,除去外皮,晒干。

【附方】

1.鼻衄不止:津调白及末,涂山根上,仍以水服一钱,立止。

2.心气疼痛:白及、石榴皮各二钱。为末,炼蜜丸黄豆大。每服三丸,艾醋汤下。

3.重舌鹅口:白及末,乳汁调涂足心。

4.妇人阴脱:白及、川乌头等分,为末。绢裹一钱,纳阴中,入三寸,腹内热即止,日用一次。

5.疔疮肿毒:白及末半钱,以水澄之,去水,摊于厚纸上贴之。

6.打跌骨折:酒调白及末二钱服,其功不减自然铜、古铢钱也。

7.刀斧伤损:白及、石膏(煅)等分。为末。掺之,亦可收口。

8.手足皲裂:白及末水调塞之。勿犯水。

9.汤火伤灼:白及末,油调敷之。

大戟

【原文】 味苦,寒。主蛊毒,十二水腹满急痛,积聚,中风,皮肤疼痛,吐逆。一名邛钜。

【译文】 大戟,味苦,性寒。主治蛊毒,有很多水使腹部胀满紧痛;积聚;伤风有皮肤疼痛,使人呕吐。一个名字叫邛钜。

【药物基源】 本品为大戟科植物大戟 *Euphorbia pekinensis* Rupr. 的根。春季未发芽前,或秋季茎叶枯萎时采挖,除去残茎及须根,洗净晒干。

【附方】

1.治嗽而吐青绿水,又治痘疮归肾,紫黑干陷,不发寒者,宜下之。不黑者,慎勿下:红芽大戟不以多少,阴干,浆水煮极软,去骨日干,复纳原汁中煮,汁尽,焙为末,水丸粟米大。每服一二十丸,研赤脂麻汤下。洁古《活法机要》:枣变百祥丸,治斑疮变黑,大便闭结。用大戟一两,枣三枚。水一碗同煮,曝干,去大戟,以枣肉焙丸服,从少至多,以利为度。控涎丹,治痰涎留在胸膈上下,变为诸病,或颈项胸背腰胁手足胯髀隐痛不可忍,筋骨牵引,钓痛走易,及皮肤麻痹,似乎瘫痪,不可误作风气风毒及疮疽施治。又治头痛不可举,或睡中流涎,或咳唾喘息,或痰迷心窍,并宜此药。数服痰涎自失,诸疾寻愈。紫大戟、白甘遂、白芥子(微炒)各一两,为末,姜汁打面糊丸梧子大。每服七丸,或二十九,以津液咽下。若取利,则服五六十丸。

2.水肿喘急,小便涩及水蛊:大戟(炒)二两,干姜(炮)半两,为散。每服三钱,姜汤下。大小便利为度。

3.水病肿满,不问年月浅深:大戟、当归、橘皮各一两(切)。以水二升,煮取七合,顿服。利下水二三斗,勿怪。至重者,不过再服便瘥。禁毒食一年,永不复作。

4.水气肿胀：大戟一两，广木香半两，为末。五更酒服一钱半，取下碧水后，以粥补之。忌咸物。《简便方》：用大戟烧存性，研末，每空心酒服一钱匕。

5.水肿腹大如鼓，或遍身浮肿：用枣一斗，入锅内以水浸过，用大戟根苗盖之，瓦盆合定，煮熟，取枣无时食之，枣尽决愈。又大戟散：用大戟、白牵牛、木香等分，为末。每服一钱，以猪腰子一对，批开掺末在内，湿纸煨熟，空心食之。

6.牙齿摇痛：大戟咬于痛处，良。

7.中风发热：大戟、苦参四两，白酢浆一斗，煮熟洗之，寒乃止。

泽漆

【原文】 味苦，微寒。主皮肤热，大腹水气，四肢、面目浮肿，丈夫阴气不足[①]。生川泽[1]。

【校勘】

[1]生川泽：据《大观》补。

【注释】

①丈夫阴气不足：丈夫，古代对男子的称谓。阴气，即阴器，阴气不足，"阴痿不起"之注。

【译文】 泽漆，味苦，性微寒。主治体表发热，腹部有水，四肢，面目浮肿；男子阳痿不举。生长在水草丛杂的地方。

【药物基源】 本品为大戟科植物泽漆 *Euphorbia helioscopia* L.。春夏采集全草，晒干入药。

【附方】

1.肺咳上气脉沉者，泽漆汤主之：泽漆三斤（以东流水五斗，煮取一斗五升，去滓），入半夏半升，紫参、白前、生姜各五两，甘草、黄芩、人参、桂心各三两，煎取五升。每服五合，日三服。（张仲景《金匮要略方》）

2.心下伏瘕大如杯，不得食者：泽漆四两，大黄、葶苈（熬）各三两。捣筛，蜜丸梧子大。每服二丸，日三服。

3.十种水气：泽漆十斤，夏月取嫩茎叶，入酒一斗，研汁约二斗，于银锅内，慢火熬如稀饧，入瓶内收。每日空心温酒调下一匙，以愈为度。

4.水气蛊病：生鲜猫眼睛草，晒干为末，枣肉丸弹子大。每服二丸，白汤化下，日二服。觉腹中暖，小便利，为度。

5.脚气赤肿，行步脚痛：猫儿眼睛草、鹭鸶藤、蜂窠等分。每服一两，水五碗，煎三碗，熏洗之。

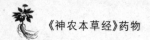
6.牙齿疼痛:猫儿眼睛草一搦,研烂,汤泡取汁,含漱吐涎。

7.男妇瘰疬:猫儿眼睛草一二捆,井水二桶,五月五日午时,锅内熬至一桶,去滓,澄清再熬至一碗,瓶收。每以椒、葱、槐枝煎汤洗疮净,乃搽此膏,数次愈。

8.癣疮有虫:猫儿眼睛草,晒干为末,香油调搽之。

茵[1]芋

【原文】 味苦,温。主五脏邪气,心腹寒热,羸瘦如[2]疟状,发作有时,诸关节风湿痹痛。生川谷[3]。

【校勘】

[1]茵:《医心方》作"茴"。

[2]如:森本无。

[3]生川谷:据《大观》、孙本补。

【译文】 茵芋,味苦,性温。主治五脏有风邪,使胸腹(躯干部)有发冷发烧,消瘦,像疟疾的样子,发作有规律;在众多关节有风湿痹痛。生长在两山之间的高坡土地而有水源的地方。

【药物基源】 本品为芸香科植物茵芋 *Skimmia reevesiana* Fort.,叶似石榴而短厚,又似石南叶。四月开细白花,五月结实。三月、四月、七月采茎叶,日干。后世医方少用。

【附方】

1.茵芋酒,治贼风,手足枯痹拘挛:用茵芋、附子、天雄、乌头、秦艽、女萎、防风、防己、石南叶、踯躅花、细辛、桂心各一两,十二味切,以绢袋盛,清酒一斗渍之。冬七、夏三、春秋五日,药成。每服一合,日二服,以微痹为度。(方出胡洽居士《百病方》《图经本草》)

2.茵芋丸,治风气积滞成脚气,发则痛者:茵芋叶、炒薏苡仁各半两,郁李仁一两,牵牛子三两,朱砂末半两,上为末,炼蜜丸如梧子大。每服二十丸,五更,姜枣汤下,取利。未利再服,取快。

3.产后中风:茵芋五两,木防己半斤,苦酒九升,渍一宿。猪脂四斤,煎三上三下,膏成。炙手热摩千遍。

贯众

【原文】 味苦,微寒。主腹中邪热气,诸毒,杀三虫。一名贯节,一名贯渠,一名白头,一名虎卷,一名扁符。生山谷。

【译文】　贯众,味苦,性微寒。主治腹内有热,众多的毒邪;能杀死三虫。一个名字叫贯节,一个名字叫贯渠,一个名字叫白头,一个名字叫虎卷,一个名字叫扁符。生长在山的土石而有水源的地方。

【药物基源】　本品为鳞毛蕨科植物粗茎鳞毛蕨 *Dryopteris crassirhizoma* Nakai 的干燥根茎和叶柄残基。秋季采挖,削去叶柄,须根,除去泥沙,晒干。(见附图116)

【附方】

1.鼻衄不止:贯众根末,水服一钱。

2.诸般下血:肠风酒痢,血痔鼠痔下血。黑狗脊,黄者不用,须内肉赤色者,即本草贯众也。去皮毛,锉焙为末。每服二钱,空心米饮下。或醋糊丸梧子大,每米饮下三四十九。或烧存性,出火毒为末,入麝香少许,米饮服二钱。

3.女人血崩:贯众半两,煎酒服之,立止。

4.产后亡血:过多,心腹彻痛者。用贯众状如刺猬者一个,全用不锉,只揉去毛及花萼,以好醋蘸湿,慢火炙令香熟,候冷为末,米饮空心每服二钱,甚效。

5.年深咳嗽出脓血:贯众、苏方木等分,每服三钱,水一盏,生姜三片,煎服,日二服。久咳,渐成劳瘵。凤尾草为末,用鱼鲊蘸食之。

6.痘疮不快:用贯众、赤芍药各一钱,升麻、甘草各五分。入淡竹叶三片,水一盏半,煎七分,温服。

7.头疮白秃:贯众、白芷为末,油调涂之。又方:贯众烧末,油调涂。

8.漆疮作痒:油调贯众末,涂之。

9.鸡鱼骨哽:贯众、缩砂、甘草等分。为粗末,绵包少许,含之咽汁,久则随痰自出。

10.解轻粉毒:贯众、黄连各半两。煎水,入冰片少许,时时漱之。

11.血痢不止:凤尾草根(即贯众)五钱,煎酒服。

12.便毒肿痛:贯众,酒服二钱,良。

莞花

【原文】　味苦,寒。主伤寒、温疟。下十二水,破积聚,大坚癥瘕,荡涤肠胃[1]中留癖,饮食寒热邪气,利水道。生川谷[2]。

【校勘】

[1]肠胃:姜本作"胸"。

[2]生川谷:据《大观》、孙本补。

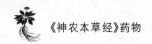

【译文】 莞花，味苦，性寒。主治伤寒，温疟先发热后发冷；能消除多种水病；能攻克积聚；很硬的癥瘕；能荡涤留在肠胃的饮水食物积块；消除发冷发烧；能通利水道。生长在两山之间的高坡土地而有水源的地方。

【药物基源】 本品为瑞香科植物莞花 *Wikstroemia canescens*（Wall.）Meisn.，与芫花形态功效相近。苏颂《图经本草》言："绛州所出芫花黄色，谓之黄芫花。其图小株，花成簇生，恐即此莞花也。生时色黄，干则如白。"

【附方】

1.《伤寒论》小青龙汤证，若微利，去麻黄，加莞花如鸡子大，熬令赤色。

牙子[1]

【原文】 味苦，寒。主邪气热气，疥瘙、恶疡疮、痔，去白虫。一名狼牙。生川谷。

【校勘】

[1]牙子：《御览》《纲目》并作"狼牙"。

【译文】 牙子，味苦，性寒。主治风热；疥疮瘙痒、恶疮溃疡，痔疮；能杀死绦虫。一个名字叫狼牙。生长在两山之间的高坡土地而有水源的地方。

【药物基源】 本品来源于蔷薇科植物狼牙草 *Agrimonia pilosa* Ldb.，又称龙芽草。

【附方】

1.金疮出血：狼牙草茎叶，熟捣贴之。

2.小便溺血：金粟狼牙草（焙干，入蚌粉炒）、槐花、百药煎等分，为末。每服三钱，米泔空心调服。亦治酒病。

3.寸白诸虫：狼牙五两，捣末，蜜丸麻子大。隔宿不食，明旦以浆水下一合，服尽即瘥。

4.虫疮瘙痒：六月以前采狼牙叶，以后用根，生咬咀，以木叶裹之，煻火炮热，于疮上熨之，冷即止。

5.小儿阴疮：狼牙草，浓煮汁洗之。

6.妇人阴痒：狼牙二两，蛇床子三两，煎水热洗。

7.妇人阴蚀疮烂者：狼牙汤，用狼牙三两，水四升，煎取半升，以箸缠绵浸汤沥洗，日四、五遍。

8.聤耳出汁：狼牙研末，绵裹，日塞之。

9.毒蛇伤螫：独茎狼牙根或叶，捣烂，腊猪脂和涂，立瘥。

羊踯躅

【原文】 味辛,温。主贼风在皮肤中淫淫痛,温疟,恶毒,诸痹。生川谷。

【译文】 羊踯躅(zhí zhú),味辛,性温,主治贼风在皮肤走窜疼痛;温疟先发热后发冷;恶毒;众多的痹证。生长在两山之间的高坡土地而有水源的地方。

【药物基源】 本品为杜鹃花科植物羊踯躅 *Rhododendron molle*(Bl.)G. Den 的根。全年均可挖,洗净,切片,晒干。本品有大毒。

【附方】

1.风痰注痛:踯躅花、天南星,并生时同捣作饼,甑上蒸四五遍,以稀葛囊盛之。临时取焙为末,蒸饼丸梧子大。每服三丸,温酒下。腰脚骨痛,空心服;手臂痛,食后服,大良。

2.痛风走注:黄踯躅根一把,糯米一盏,黑豆半盏,酒、水各一碗,徐徐服。大吐大泄,一服便能动也。

3.风湿痹痛,手足身体收摄不遂,肢节疼痛,言语謇涩:踯躅花酒拌蒸一炊久,晒干为末。每以牛乳一合,酒二合,调服五分。

4.风虫牙痛:踯躅一钱,草乌头二钱半,为末,化腊丸豆大。绵包一丸,咬之,追涎。

芫花[1]

【原文】 味辛,温。主欬逆上气,喉鸣[2]喘,咽肿气短[3],蛊[4]毒;鬼疟;疝瘕;痈肿;杀虫鱼[5]。一名去水。生川谷[6]。

【校勘】

[1]花:《御览》、孙本、森本并作"华"。

[2]鸣:原作鸣,应为"鸣",其缺笔,不知避何讳。

[3]短气:卢本、森本并互乙。

[4]蛊:《纲目》作"虫"。

[5]鱼:《御览》无。

[6]生川谷:据《大观》、孙本补。

【译文】 芫花,味辛,性温。主治咳嗽,吸气困难,喉中有喘鸣音,烦闷欲死,气息(呼吸)短促;蛊毒;鬼疟;疝瘕;痈肿;能够毒杀虫、鱼。一个名字叫去水。生长在两山之间的高坡土地而有水源的地方。

【药物基源】 本品为瑞香科植物芫花 *Daphne genkwa* Sieb. et Zucc. 的干燥花蕾。春季花未开放时采收,除去杂质,干燥。本品有大毒。

【附方】

1.卒得咳嗽:芫花一升。水三升,煮汁一升,以枣十四枚,煮汁干。日食五枚,必愈。

2.卒嗽有痰:芫花一两(炒)。水一升,煮四沸,去滓,白糖入半斤。每服枣许。勿食酸咸物。

3.喘嗽失音,暴伤寒冷,喘嗽失音:取芫花连根一虎口,切曝干。令病人以荐自裹。春令灰飞扬,入其七孔中。当眼泪出,口鼻皆辣,待芫根尽乃止。病即愈。

4.干呕胁痛,伤寒有时头痛,心下痞满,痛引两胁,干呕短气,汗出不恶寒者,表解里未和也,十枣汤主之:芫花(熬)、甘遂、大戟各等分,为散。以大枣十枚,水一升半,煮取八合,去滓纳药。强人服一钱,羸人半钱,平旦服之,当下利病除。如不除,明旦更服。(仲景《伤寒论》)

5.水肿支饮,及澼饮:用十枣汤加大黄、甘草五物各一两,大枣十枚同煮,如法服。一方:加芒硝一两。

6.天行烦乱:凝雪汤,治天行毒病七八日,热积胸中,烦乱欲死。用芫花一斤。水三升,煮取一升半,渍故布薄胸上。不过再三薄,热则除。当温四肢,护厥逆也。(《千金要方》)

7.久疟结癖,在腹胁坚痛者:芫花(炒)二两,朱砂五钱,为末,蜜丸梧子大。每服十丸,枣汤下。

8.水蛊胀满:芫花、枳壳等分,以醋煮芫花至烂,乃下枳壳煮烂,捣丸梧子大。每服三十丸,白汤下。

9.酒疸尿黄,心懊痛,足胫满:芫花、椒目等分,烧末。水服半钱,日二服。

10.背腿间痛,一点痛,不可忍者:芫花根末,米醋调敷之。如不住,以帛束之。妇人产后有此,尤宜。

11.诸般气痛:芫花(醋煮)半两,玄胡索(炒)一两半,为末。每服一钱。男子元脏痛,葱酒下。疟疾,乌梅汤下。妇人血气痛,当归酒下。诸气痛,香附汤下;小肠气痛,茴香汤下。

12.鬼胎癥瘕,经候不通:芫花根三两(锉)。炒黄为末。每服一钱,桃仁煎汤调下,当利恶物而愈。

13.催生去胎:芫花根剥皮,以绵裹,点麝香,套入阴穴三寸,即下。

14. 产后恶物不下:芫花、当归等分,炒为末。调一钱服。

15. 心痛有虫:芫花一两(醋炒),雄黄一钱,为末。每服一字,温醋汤下。

16. 牙痛难忍,诸药不效:芫花末擦之,令热痛定,以温水漱之。

17. 白秃头疮:芫花末,猪脂和敷之。

18. 痈肿初起:芫花末,和胶涂之。

19. 痈疖已溃:芫花根皮搓作捻,插入,则不生合,令脓易竭也。

20. 痔疮乳核:芫根一握,洗净,入木臼捣烂,入少水绞汁,于石器中慢火煎成膏。将丝线于膏内度过,以线系痔,当微痛。候痔干落,以纸捻蘸膏纳窍内,去根,当永除根也。一方:只捣汁浸线一夜用。不得使水。

21. 瘰疬初起气壮人:用芫根擂水一盏服,大吐利,即平。

22. 便毒初起:芫根擂水服,以渣敷之,得下即消。

23. 赘瘤焦法:甘草煎膏,笔妆瘤之四围,上三次。乃用芫花、大戟、甘遂等分,为末,醋调。别以笔妆其中,勿近甘草。次日缩小,又以甘草膏妆小晕三次如前,仍上此药,自然焦缩。又,一切菌毒,因蛇虫毒气,熏蒸所致:用芫花生研,新汲水服一钱,以利为度。

姑活

【原文】　味甘,温。主大风邪气湿痹寒痛。久服轻身,益寿耐[1]老。一名冬葵子。

【校勘】

[1]耐:《新修》作"能"。

【译文】　姑活,味甘,性温。主治严重的风湿痹有冷痛。长期服用能使身体轻便灵巧,增添寿命,衰老减慢。一个名字叫冬葵子。

【药物基源】　本品来源于锦葵科植物冬葵 *Malva verticillata* var. *crispa* Linnaeus,夏秋季种子成熟时采收。晒干,生用,捣碎入药。

【附方】

1. 二便不通,胀急:生冬葵根二斤,捣汁三合,生姜四两,取汁一合,和匀,分二服。

2. 妒乳乳痈:冬葵茎及子研末,酒服方寸匕,日二。

别羁

【原文】　味苦,微温。主风寒[1]湿痹,身重,四肢疼酸寒邪气,历节

233

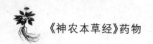

痛。生川谷[2]。

【校勘】

[1]寒:《证类》"寒"下有"邪"字。今据补。

[2]生川谷:据《大观》、孙本补。

【译文】 别羁(jī),味苦,性微温。主治风寒湿痹,使身体沉重,四肢疼酸冷,所有的关节疼痛。生长在两山之间的高坡土地而有水源的地方。

【药物基源】 别羁,来源不详。从字义考证,当为藤属。"羁"与"羁"通,"羁,寄也"。羁,马络头也。别羁云者,谓其别异而又交午通达,正藤蘲之状也。《图经》认为本品为丁公藤。

【附方】

1.风寒湿痹:丁公藤风湿药酒,丁公藤、桂枝、羌活、乳香等。

商陆

【原文】 味辛,平。主水胀,疝瘕,痹;熨除痈肿;杀鬼精物。一名葛根,一名夜呼。生川谷。

【译文】 商陆,味苦,性平。主治水肿胀满,疝瘕,瘘痹疼痛;用外贴以消除痈肿;能杀死鬼精。一个名字叫葛根,一个名字叫夜呼。生长在两山之间的高坡土地而有水源的地方。

【药物基源】 本品为商陆科植物商陆 *Phytolacca acinosa* Roxb. 或垂序商陆 *Phytolacca Americana* L. 的干燥根。秋季至次春采挖,除去须根和泥沙,切成块或片,晒干或阴干。(见附图 117)

【附方】

1.湿气脚软:章柳根切小豆大,煮熟,更以绿豆同煮为饭。每日食之,以瘥为度,最效。(《斗门方》)

2.水气肿满:《外台秘要》:用白商陆根去皮,切如豆大,一大盏,以水三升,煮一升,更以粟米一大盏,同煮成粥。每日空心服之,取微利,不得杂食。《千金髓方》:用白商陆六两,取汁半合,和酒半升,看人与服。当利下水,取效。《梅师方》:用白商陆一升,羊肉六两。水一斗,煮取六升,去滓,和葱、豉作臛食之。

3.腹中暴症,有物如石,痛刺啼呼,不治,百日死:多取商陆根捣汁或蒸之,以布藉腹上,安药,衣物覆,冷即易,昼夜勿息。(《千金要方》)

4.疝癖如石,在胁下坚硬:生商陆根汁一升,杏仁一两(浸去皮尖,捣如泥)。以商陆汁绞杏泥,火煎如饧。每服枣许,空腹热酒服,以利下恶物为度。

5. 产后腹大坚满,喘不能卧:白圣散,用章柳根三两,大戟一两半,甘遂(炒)一两,为末。每服二三钱,热汤调下,大便宣利为度。此乃主水圣药也。

6. 五尸注痛:腹痛胀急,不得喘息,上攻心胸,旁攻两胁,痛或磊块涌起。用商陆根熬,以囊盛,更互熨之,取效。(《肘后方》)

7. 小儿痘毒:小儿将痘发热,失表,忽作腹痛,及膨胀弩气,干霍乱,由毒气与胃气相搏,欲出不得出也。以商陆根和葱白捣敷脐上,斑止痘出,方免无虞。(《摘玄方》)

8. 耳卒热肿:生商陆,削尖纳入,日再易。

9. 喉卒攻痛:商陆切根炙热,隔布熨之,冷即易,立愈。

10. 瘰疬喉痹攻痛:生商陆根捣作饼,置病上,以艾炷于上灸三四壮,良。

11. 一切毒肿:商陆根和盐少许,捣敷,日再易之。

12. 石痈如石,坚硬不作脓者:生商陆根捣擦之,燥即易,取软为度。亦治湿漏诸疬。(张文仲方)

13. 疮伤水毒:商陆根捣炙,布裹熨之,冷即易之。

羊蹄[1]

【原文】　味苦,寒。主头秃、疥瘙[2],除热[3],女子阴蚀。一名东方宿,一名连虫陆,一名鬼目。生川泽。

【校勘】

[1]羊蹄:《御览》作"鬼目"。

[2]瘙:孙本、黄本并作"搔"。

[3]热:《医心方》无。

【译文】　羊蹄,味苦,性寒。主治头秃,疥疮瘙痒;能清除发热;女子下阴部溃疡。一个名字叫东方宿,一个名字叫连虫陆,一个名字叫鬼目。生在水草丛杂的地方。

【药物基源】　本品来源蓼科酸模属植物皱叶酸模 *Rumex crispus* L. 或羊蹄 *Rumex. japonicus* Houtt.,以根或全草入药。春、秋挖根,洗净,切片,晒干。全草全年可采,或秋季采割,晒干。

【附方】

1. 大便卒结:羊蹄根一两,水一大盏,煎六分,温服。

2. 肠风下血:败毒菜根(洗切),用连皮老姜各半盏,同炒赤,以无灰酒淬之,碗盖少顷,去滓,任意饮。

3.喉痹不语:羊蹄独根者,勿见风日及妇人、鸡、犬,以三年醋研如泥,生布拭喉外令赤,涂之。(《千金要方》)

4.疬疡风驳:羊蹄草根,于生铁上磨好醋,旋旋刮涂。入硫黄少许,更妙。日日用之。

5.汗斑癜风:羊蹄草根二两,独科扫帚头一两,枯矾五钱,轻粉一钱,生姜半两,同杵如泥。以汤澡浴,用手抓患处起粗皮。以布包药,着力擦之。暖卧取汗,即愈也。乃盐山刘氏方,比用硫黄者更妙。

6.头风白屑:羊蹄草根曝干杵末,同羊胆汁涂之,永除。

7.头上白秃:独根羊蹄,勿见妇女、鸡、犬、风日,以陈醋研如泥,生布擦赤敷之,日一次。

8.癣久不瘥:《简要济众方》:用羊蹄根杵绞汁,入轻粉少许,和如膏,涂之。三、五次即愈。《永类方》:治癣经年者,败毒菜根(独生者),即羊蹄根,捣三钱,入川百药煎二钱,白梅肉擂匀,以井华水一盏,滤汁澄清。天明空心服之。不宜食热物。其滓抓破擦之。三次即愈。《千金要方》:治细癣,用羊蹄根五升,桑柴灰汁煮四五沸,取汁洗之。仍以羊蹄汁和矾末涂之。瘑疥,湿癣浸淫日广,痒不可忍,愈后复发,出黄水:羊蹄根捣,和大醋,洗净涂上,一时以冷水洗之,日一次。

9.疥疮有虫:羊蹄根捣,和猪脂,入盐少许,日涂之。

10.面上紫块如钱大,或满面俱有:羊蹄三两,野大黄四两(取汁),穿山甲十片(烧存性),川椒末五钱,生姜四两取汁和研,生绢包擦。如干,入醋润湿。数次如初,累效。

萹蓄

【原文】 味苦,平。主浸淫、疥瘙、疽、痔,杀三虫。一名萹竹。生山谷。

【译文】 萹蓄,味苦,性平。主治浸淫、疮疥瘙痒、疽、痔;能杀死三虫。一个名字叫萹竹。生长在山的土石而有水源的地方。

【药物基源】 本品为蓼科植物萹蓄 *Polygonum aviculare* L. 的干燥地上部分。夏季叶茂盛时采收,除去根和杂质,晒干。(见附图 118)

【附方】

1.热淋涩痛:扁竹煎汤频饮。

2.热黄疸疾:扁竹捣汁,顿服一升。多年者,日再服之。

3.霍乱吐利:扁竹入豉汁中,下五味,煮羹食。

236

4.丹石冲眼,服丹石人毒发,冲眼肿痛:扁竹根一握,洗,捣汁服之。

5.小儿蛔咬心痛,面青,口中沫出临死者:取扁竹十斤(锉)。以水一石,煎至一斗,去滓煎如饧。隔宿勿食,空心服一升,虫即下也。仍常煮汁作饭食。《海上歌》云:“心头急痛不能当,我有仙人海上方。萹蓄醋煎通口咽,管教时刻便安康。”(《食疗本草》)

6.虫食下部:虫状如蜗牛,食下部作痒。取扁竹一把。水二升,煮熟。五岁儿,空腹服三五合。

7.痔发肿痛:扁竹捣汁,服一升。一二服未瘥,再服。亦取汁和面作餺饦煮食,日三次。

8.恶疮痂痒作痛:扁竹捣封,痂落即瘥。

狼毒

【原文】　味辛,平。主欬逆上气,破积聚,饮食寒热,水气,恶疮[1],鼠瘘,疽蚀,鬼精蛊[2]毒,杀飞鸟[3]走兽。一名续毒。生山谷。

【校勘】

[1]疮:孙本、黄本并作“创”。

[2]蛊:柯《大观》作“虫”。

[3]鸟:原作“乌”,“乌”当“鸟”,其缺笔,不知避何讳。

【译文】　狼毒,味辛,性平。主治咳嗽,呼吸困难;能攻克积聚;消除发冷发烧,水湿,恶疮,鼠瘘,使疽溃疡;鬼精使人患蛊毒;能使飞鸟走兽致死。一个名字叫续毒。生长在山的土石而有水源的地方。

【药物基源】　本品为大戟科植物月腺大戟 *Euphorbia ebracteolata* Hayata 或狼毒大戟 *Euphorbia fischeriana* Steud.的干燥根。春、秋二季采挖,洗净,切片,晒干。

【附方】

1.心腹连痛作胀:用狼毒二两,附子半两,捣筛,蜜丸梧子大。一日服一丸,二日二丸,三日三丸,止;又从一丸起,至三丸止,以瘥为度。

2.九种心痛,一虫,二蛀,三风,四悸,五食,六饮,七冷,八热,九气也。又治连年积冷,流注心胸,及落马堕车,瘀血中恶等证:九痛丸,用狼毒(炙香)、吴茱萸(汤泡)、巴豆(去心、炒取霜)、干姜(炮)、人参各一两,附子(泡去皮)三两,为末,炼蜜丸梧子大。每空腹温酒下一丸。(《千金要方》)

3.腹中冷痛,水谷阴结,心下停痰,两胁痞满,按之鸣转,逆害饮食:用狼毒三两,附子一两,旋覆花三两,捣末,蜜丸梧子大。每服三丸,食前白汤下,日三服。阴疝欲死,丸缩入腹,急痛欲死:狼毒四两,防风二两,附子三两烧,以蜜丸梧子大。每服三丸,日夜三度白汤下。

4.一切虫病:用狼毒杵末,每服一钱,用饧一皂子大,沙糖少许,以水化开,卧时空腹服之,次早即下虫也。(《集效方》)干湿虫疥:狼毒不拘多少,捣烂,以猪油、马油调搽患处。方睡勿以被蒙头,恐药气伤面。此维扬潘氏所传方。(《蔺氏经验方》)积年疥癞:狼毒一两(一半生研,一半炒研),轻粉三合,水银三钱。以茶末少许,于瓦器内,以津液擦化为末,同以清油浸药,高一寸,三日,待药沉油清,遇夜不见灯火,蘸油涂疮上,仍以口鼻于药盏上吸气,取效。

5.积年干癣生痂,搔之黄水出,每逢阴雨即痒:用狼毒末涂之。

6.恶疾风疮:狼毒、秦艽等分,为末。每服方寸匕,温酒下,日一二服。

鬼臼

【原文】 味辛,温。主杀蛊毒;鬼疰精物;辟恶气不详;逐邪解百毒。一名爵犀,一名马目毒公,一名九臼。生山谷。

【译文】 鬼臼,味辛,性温。主要能消除蛊毒;鬼疰等精魅物致病;能荛除致病的污秽之气,驱逐病邪以解百毒。一个名字叫爵犀,一个名字叫马目毒公,一个名字叫九臼。生长在山的土石而有水源的地方。

【药物基源】 本品为小檗科植物八角莲 *Dysosma versipellis*(Hance)M. Cheng ex Ying 的根茎。秋季采挖。

【附方】

1.子死腹中,胞破不生,此方累效,救人岁万数也:鬼臼不拘多少,黄色者,去毛为细末,不用筛罗,只捻之如粉为度。每服一钱,无灰酒一盏,同煎八分,通口服,立生如神。名一字神散。

2.射工中人,寒热发疮:鬼臼叶一把,苦酒渍,捣取汁。服一升,日二次。(《千金要方》)

3.黑黄急病,黑黄,面黑黄,身如土色,不妨食,脉沉,若青脉入口者死。宜烙口中黑脉、百会、玉泉、绝骨、章门、心俞:用生鬼臼捣汁一小盏服。干者为末,水服。

白头翁[1]

【原文】 味苦温[2]。主温疟,狂易[3]寒热,癥瘕积聚,瘿气;逐血[4]止痛^[5]，金疮。一名野丈人，一名胡王使者。生山谷。

【校勘】

[1]翁：森本作"公"。

[2]味苦温：《吴普本草》："苦，无毒"。

[3]易：《证类》："音羊"据此"易"当为"易"，当据改。

[4]血：原作"皿"。今据改。

[5]痛：姜本其上有"腹"字。

【译文】 白头翁，味苦，性温。主治温疟，发冷发烧如发狂，癥瘕积聚；瘿瘤；能驱逐瘀血，制止疼痛；治疗金属创伤。一个名字叫野丈人，一个名字叫胡王使者。生长在山的土石而有水源的地方。

【药物基源】 本品为毛茛科植物白头翁 *Pulsatillachinensis*（Bge.）Regel 的干燥根。春、秋二季采挖，除去泥沙，干燥。（见附图 119）

【附方】

1. 治热痢下重：用白头翁二两，黄连、黄柏、秦皮各三两。水七升，煮二升，每服一升，不愈更服。妇人产后痢虚极者，加甘草、阿胶各二两。

2. 下痢咽痛：春夏病此，宜用白头翁、黄连各一两，木香二两。水五升，煎一升半，分三服。

3. 阴癩偏肿：白头翁根生者，不限多少，捣敷肿处。一宿当作疮，二十日愈。

4. 外痔肿痛：白头翁根捣涂之，逐血止痛。

5. 小儿秃疮：白头翁根捣敷，一宿作疮，半月愈。

羊桃

【原文】 味苦，寒。主熛热身暴赤色。风水积聚，恶疡。除小儿热。一名鬼桃，一名羊肠。生川谷。

【译文】 羊桃，味苦，性寒。主治身被流行的热浪晒成红色；风水积聚，恶疮溃烂；能清除小儿发烧。一个名字叫鬼桃，一个名字叫羊肠。生长在两山之间的高坡土地而有水源的地方。

【药物基源】 本品为酢浆草科植物阳桃 *Averrhoa carambola* L. 的果实。秋季采果，鲜用或晒干。

【附方】

1. 伤寒变蜃，四肢烦疼，不食多睡：羊桃十斤捣熟，浸热汤三斗，日正午时，入坐一炊久。不过三次愈。

2.毒攻,手足肿痛:羊桃煮汁,入少盐豉渍之。

3.水气鼓胀,大小便涩:羊桃根、桑白皮、木通、大戟(炒)各半斤(锉)。水一斗,煮五升,熬如稀饧。每空心茶服一匙。二便利,食粥补之。

4.蜘蛛咬毒:羊桃叶捣敷之,立愈。

女青

【原文】 味辛,平。主蛊毒,逐邪恶气,杀鬼温疟,辟不祥。一名雀瓢。生山谷。

【译文】 女青,味辛,性平。主治蛊毒,以驱逐污秽之气;能消灭鬼温疟,去除不吉祥的征兆。一个名字叫雀瓢。生长在山的土石而有水源的地方。

【药物基源】 苏恭认为此草来源于萝藦科鹅绒藤属植物雀瓢 *Cynanchum thesioides* var. *australe*(Maxim.) Tsiang et P. T. Li。生平泽。叶似萝藦,两叶相对。子似瓢形,大如枣许,故名雀瓢。俗称"地梢瓜",药用其根。一说蛇衔根。

【附方】

1.人卒暴死:捣女青屑一钱,安咽中,以水或酒送下,立活也。吐利卒死,及大人小儿,卒腹皮青黑赤,不能喘息:即急用女青末纳口中,酒送下。

2.辟禳瘟疫:正月上寅日,捣女青末,三角绛囊盛,系帐中,大吉。

连翘

【原文】 味苦,平。主寒热;鼠瘘,瘰疬,痈肿,恶疮[1],瘿瘤,结热,蛊毒。一名异翘[2],一名兰华[3],一名折根[4],一名轵[5],一名三廉[6]。生山谷。

【校勘】

[1]疮:孙本、黄本并作"创"。

[2]一名异翘:姜本无。

[3]一名兰华:姜本无。森本"兰"作"闾"。

[4]一名折根:孙本、姜本并无。

[5]一名轵:姜本无。

[6]一名三廉:姜本无。

【译文】 连翘,味苦,性平。主治发冷发烧;能治疗鼠瘘,瘰疬,痈疮肿胀,恶疮,瘿瘤,发热不消散,蛊毒。一个名字叫异翘,一个名字叫兰华,一个名字叫折根,一个名字叫轵,一个名字叫三廉。生长在山的土石而有水源的地方。

【药物基源】 本品为木犀科植物连翘 *Forsythia suspensa*(Thunb.)Vahl 的干燥果实。秋季果实初熟尚带绿色时采收,除去杂质,蒸熟,晒干,习称"青翘";果实熟透时采收,晒干,除去杂质,习称"老翘"。(见附图120)

【附方】

1.瘰疬结核:连翘、脂麻等分,为末,时时食之。

2.项边马刀,属少阳经:用连翘二斤,瞿麦一斤,大黄三两,甘草半两。每用一两,以水一碗半,煎七分,食后热服。十余日后,灸临泣穴二七壮,六十日决效。

3.痔疮肿痛:连翘煎汤熏洗,后以刀上飞过绿矾入麝香贴之。

石下长卿

【原文】 味咸,平。主鬼疰精物邪恶气;杀百精蛊毒老魅注易;亡走,啼哭悲伤,恍惚。一名徐长卿。生池泽、山谷。

【译文】 石下长卿,味咸,平。主治鬼邪及多种精魅;蛊毒传染疾病;神志失常而狂奔,啼哭悲伤,心神恍惚。一名徐长卿。生池泽、山谷。

【药物基源】 本品为萝摩科植物徐长卿 *Cynanchum paniculatum*(Bge.)Kitag. 的干燥根和根茎。秋季采挖,除去杂质,阴干。

【附方】

1.小便关格:徐长卿汤,治气壅关格不通,小便淋结,脐下妨闷。徐长卿(炙)半两,茅根三分,木通、冬葵子一两,滑石二两,槟榔一分,瞿麦穗半两。每服五钱,水煎,入朴硝一钱,温服,日二服。

2注车注船:凡人登车船烦闷,头痛欲吐者,宜用徐长卿、石长生、车前子、车下李根皮各等分。捣碎,以方囊系半合于衣带及头上,则免此患。

蔄茹

【原文】 味辛,寒。主蚀恶肉,败疮死肌。杀疥虫,排脓恶血,除大风热气,善忘不乐。生川谷。

【译文】 蔄茹,味辛,性寒。主要能蚀掉恶肉,疮长期不合口有死肉;能杀死疥虫;以排除脓及死血;能祛除严重的风热;容易出现虚妄而不能停止。生长在两山之间的高坡土地而有水源的地方。

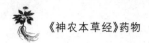

【药物基源】 本品来源大戟科植物狼毒 *Stellera chamaejasme* L.。《别录》曰:"蔺茹生代郡川谷。五月采根阴干。"

【附方】

1. 缓疽肿痛:蔺茹一两,为散。温水服二钱匕。

2. 伤寒咽痛,毒攻作肿:真蔺茹爪甲大,纳口中,嚼汁咽之,当微觉为佳。

3. 中焦热痞,善忘不禁:蔺茹三分,甘草(炙)二两,硝石,为末。每服一钱,鸡鸣时温酒下,以知为度。

4. 疥疮瘙痒:蔺茹末,入轻粉,香油调敷之。

乌[1]韭

【原文】 味甘,寒。主皮肤往来寒热,利小肠膀胱气。生山谷石上[2]。

【校勘】

[1]乌:原作"乌","乌"当"鸟",其缺笔,不知避何讳。

[2]生山谷石上:据《大观》补。

【译文】 乌韭,味甘,性寒。主治体表有发冷发烧,且交叉出现;能使小肠、膀胱之气机通利。生长在两山之间有流水的石头上。

【药物基源】 本品来源于鳞始蕨科乌蕨属植物乌蕨 *Odontosoria chinensis* (L.) J. Sm.,以全草入药。生岩石之阴,不见日处,青翠茸茸,又名石花、石苔、石发、石衣。四季可采,夏秋较佳。洗净,晒干或鲜用。

【附方】

1. 腰脚风冷:石花,浸酒饮之。

2. 妇人血崩:石花、细茶(焙为末)、旧漆碟(烧存性)各一匙。以碗盛酒,放锅内煮一滚。乃入药末,露一宿,侵晨,连药再煮一滚。温服。

3. 汤火伤灼:石苔焙研,敷之。

4. 腰脚风冷:石花,浸酒饮之。

5. 妇人血崩:石花、细茶(焙为末)、旧漆碟(烧存性)各一匙。以碗盛酒,放锅内煮一滚。乃入药末,露一宿,侵晨,连药再煮一滚。温服。

6. 汤火伤灼:石苔焙研,敷之。

鹿藿

【原文】 味苦,平。主蛊毒,女子腰腹痛不乐,肠痈,瘰疬,疡气。

生山谷。

【译文】　鹿藿,味苦,性平。主治蛊毒;女子腰腹疼痛不止,肠痈;瘰疬要破溃的样子。生长在山的土石而有水源的地方。

【药物基源】　本品来源于豆科植物鹿藿 *Rhynchosia volubilis* Lour. 的茎叶。5~6 月采收,鲜用或晒干,贮干燥处。

【附方】

1. 头痛:鹿藿叶一把,煎汁频服。

蚤休

【原文】　味苦,微寒。主惊痫,摇头弄舌,热气在腹中,癫疾,痈疮,阴蚀。下三虫,去蛇毒。一名蚩休。生川谷。

【译文】　蚤休,味苦,性微寒。主治惊风、癫痫有头摇动,舌头像做游戏一样玩弄;热邪在腹内;使人有癫疾,痈疮;阴部溃疡;能去掉三虫;消除蛇毒。一个名字叫蚩休。生长在两山之间的高坡土地而有水源的地方。

【药物基源】　本品为百合科植物七叶一枝花 *Paris polyphylla* Smith、金线重楼 *Paris delavayi* Franchet 及其数种同属植物的根茎。全年可采,挖取根茎,洗净,削去须根,晒干或烘干。

【附方】

1. 服食法:蚤休根以竹刀刮去皮,切作骰子大块,面裹入瓷瓶中,水煮候浮滤出,凝冷入新布袋中,悬风处待干。每服三丸,五更初,井水下。连进三服,即能休粮。若要饮食,先以黑豆煎汤饮之。次以药丸煮稀粥,渐渐食之。

2. 小儿胎风,手足搐搦:用蚤休为末。每服半钱,冷水下。

3. 慢惊发搐,带有阳证者:白甘遂末(即蚤休)一钱,栝蒌根末二钱,同于慢火上炒焦黄,研匀。每服一字,煎麝香薄荷汤调下。

4. 中鼠莽毒:金线蚤休根,磨水服,即愈。

5. 咽喉谷贼肿痛:用蚤休(赤色者)、川大黄(炒)、木鳖子仁、马牙硝各半两,半夏(泡)一分,为末,蜜丸芡子大,绵裹含之。

石长生

【原文】　味咸,微寒。主寒热,恶疮大热,辟鬼气不祥。一名丹草。生川谷。

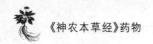

【译文】　石长生,味咸,性微寒。主治发冷发烧,恶疮有高热;能除掉不吉祥的鬼魅。一个名字叫丹草。生长在山的土石而有水源的地方。

【药物基源】　本品来源铁线蕨科植物单盖铁线蕨 *Diantum monochlamys* Eaton 的全草。秋季采收,晒干或鲜用。

【附方】

1.痈疽疮肿:石长生一把,焙研为末,冷水调贴。

陆英

【原文】　味苦,寒。主骨间诸痹,四肢拘挛疼酸,膝寒痛,阴[①]痿,短气不足[②],脚肿。生川谷。

【注释】

①阴:阴茎。参见白及条。

②足:接连。

【译文】　陆英,味苦,性寒。主治痹在骨间,使四肢拘挛疼酸,膝部冷痛;阴器(阴茎)痿软不举;气息微弱而不能接续,小腿肿胀。生长在两山之间的高坡土地而有水源的地方。

【药物基源】　本品来源于忍冬科植物陆英 *Dambucus chinensis* Lindl. 的茎叶。夏、秋季采收,切段,鲜用或晒干。

【附方】

1.皮肤恶痒:接骨花煎汤加少酒,浴身。

荩草

【原文】　味苦,平。主久欬,上气喘逆,久寒惊悸,痂疥,白秃疡气。杀皮肤小虫。生川谷。

【译文】　荩草,味苦,性平。主治长期咳嗽,吸气困难而喘,烦闷欲死;长期承受恐惧使人精神紧张,心悸;疥疮有痂;白秃有溃疡的样子,能消灭在皮肤的小虫。生长在两山之间的高坡土地而有水源的地方。

【药物基源】　本品为禾本科荩草 *Arthraxon hispidus*(Trin.) Makino,以根、全草入药。秋季采收。

【附方】

1.一切恶疮:荩草煎汤浸洗。

牛扁

【原文】　味苦,微寒。主身皮疮[1]热气,可作浴汤。杀牛虱小虫,又[2]疗牛病。生川谷。

【校勘】

[1]疮:孙本、黄本并作"创"。

[2]又:卢本无。

【译文】　牛扁,味苦,性微寒。主治身体外表有热气生疮,可煎成热汤来洗浴;能够杀死牛身上的小虫虱,又能治牛病。生长在两山之间的高坡土地而有水源的地方。

【药物基源】　本品来源毛茛科乌头属植物牛扁 *Aconitum ochranthum* C. A. Mey.,以根入药。春秋采挖,洗净晒干。

【附方】

1.杀牛虱:乌头根苗,捣末油调,外敷。

夏枯草

【原文】　味苦,辛,寒。主寒热,瘰疬,鼠瘘,头疮,破癥,散瘿结气,脚肿湿痹。轻身。一名夕句,一名乃東。生川谷。

【译文】　夏枯草,味苦,辛,性寒。主治发冷发烧,瘰疬,鼠瘘,头上生疮;能攻克癥痕,能消散气结而成的瘿瘤,小腿肿为湿痹;能使身体轻便灵巧。一个名字叫夕句,一个名字叫乃东。生长在平地、两山之间的高坡土地而有水源的地方。

【药物基源】　本品为唇形科植物夏枯草 *Prunella vulgaris* L. 的干燥果穗。夏季果穗呈棕红色时采收,除去杂质,晒干。(见附图121)

【附方】

1.明目补肝,肝虚目睛痛,冷泪不止,筋脉痛,羞明怕日:夏枯草半两,香附子一两,为末。每服一钱,腊茶汤调下。

2.赤白带下:夏枯草(花开时采,阴干)为末。每服二钱,米饮下,食前。

3.血崩不止:夏枯草为末,每服方寸匕,米饮调下。

4.产后血晕,心气欲绝者:夏枯草捣绞汁服一盏,大妙。

5.扑伤金疮:夏枯草(口嚼烂),署上即愈。

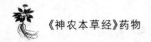

6.汗斑白点:夏枯草煎浓汁,日日洗之。

7.瘰疬马刀,不问已溃、未溃,或日久成漏:用夏枯草六两,水二盅,煎七分,食远温服。虚甚者,则煎汁熬膏服,并涂患处,兼以十全大补汤加香附、贝母、远志尤善。此物生血,乃治瘰疬之圣药也。其草易得,其功甚多。

屈草

【原文】 味苦,微寒。主胸胁下痛,邪气肠间寒热,阴痹。久服轻身益气耐老。生川泽。

【译文】 屈草,味苦,性寒。主治胸胁下疼痛;邪气在肠中使人发冷发烧;阴器闭而无月经。长期服用气力增加,身体轻巧,衰老减慢。生长在河流水草丛杂的地方。

【药物基源】 本品来源不详,本草方家久不知为何物,屈草,言其草盘旋曲折,一说蓼科植物掌叶蓼 *Polygonum palmatum* Dunn 的全草。一说千屈菜。存疑待考。

巴豆

【原文】 味辛温[1]。主伤寒;温疟寒热;破癥瘕;结聚坚积[2];留饮痰癖[3];大腹水胀;荡练[4]五脏六腑,开通闭塞,利水谷道;去恶肉;除鬼毒蛊疰[5]物邪,杀虫鱼[6]。一名巴椒[7]。生川谷。

【校勘】

[1]味辛,温:《吴普本草》:"神农,岐伯,桐君:辛,有毒。"

[2]结聚坚积:森本作"结坚积聚"。

[3]痰癖:森本、《新修》并作"淡澼"。

[4]练:《千金翼》作"涤"。

[5]鬼毒蛊疰:森本作"鬼蛊毒注"。

[6]鱼:《图考长编》无。

[7]椒:《御览》作"菽"。

【译文】 巴豆,味辛,性温。主治伤寒、温疟有发冷发烧;能够攻克癥瘕;积聚结滞而坚硬;留饮使人胁下痛,短气而渴;痰癖;大腹水肿及肠内有水;其能荡涤五脏六腑,使闭塞开通,水道、谷道通利;能去掉坏死肌肉;能除掉鬼毒;蛊疰这邪物;能杀死虫、鱼。一个名字叫巴椒。生长在两山之间的高坡土地而有水源的地方。

【药物基源】　本品为大戟科植物巴豆 *Croton tiglium* L. 的干燥成熟果实。秋季果实成熟时采收,堆置2～3天,摊开,干燥。(见附图122)

【附方】

1. 一切积滞:巴豆一两,蛤粉二两,黄柏三两,为末,水丸绿豆大。每水下五丸。

2. 寒澼宿食久饮不消,大便闭塞:巴豆仁一升,清酒五升,煮三日三夜,研熟,合酒微火煎令可,丸如豌豆大。每服一丸,水下。欲吐者,二丸。

3. 水蛊大腹,动摇水声,皮肤色黑:巴豆九十枚(去心、皮,熬黄),杏仁六十枚(去皮、尖,熬黄),捣丸小豆大。水下一丸,以利为度。勿饮酒。

4. 飞尸鬼击中恶,心痛腹胀,大便不通:走马汤:用巴豆二枚(去皮、心,熬黄),杏仁二枚,以绵包椎碎,热汤一合,捻取白汁服之,当下而愈。量老小用之。

5. 食疟积疟:巴豆(去皮、心)二钱,皂荚(去皮、子)六钱,捣丸绿豆大。一服一丸,冷汤下。

6. 积滞泄痢,腹痛里急:杏仁(去皮、尖)、巴豆(去皮、心)各四十九个,同烧存性,研泥,熔蜡和,丸绿豆大。每服二三丸,煎大黄汤下,间日一服。一加百草霜三钱。

7. 气痢赤白:巴豆一两,去皮、心,熬研,以熟猪肝丸绿豆大。空心米饮下三四丸,量人用。

8. 泻血不止:巴豆一个,去皮,以鸡子开一孔纳入,纸封煨熟,去豆食之,其病即止。虚人分作二服,决效。

9. 小儿下痢赤白:用巴豆(煨熟,去油)一钱,百草霜二钱,研末,飞罗面煮糊,丸黍米大,量人用之。赤用甘草汤,白用米汤,赤白用姜汤下。

10. 夏月水泻不止:巴豆一粒,针头烧存性,化蜡和作一丸。倒流水下。

11. 小儿吐泻:巴豆一个(针穿灯上烧过),黄蜡一豆大(灯上烧,滴入水中),同杵丸黍米大。每用五七丸,莲子灯心汤下。

12. 伏暑霍乱伤冷,吐利烦渴:水浸丹,用巴豆二十五个(去皮、心及油),黄丹(炒,研)一两二钱半,化黄蜡和,丸绿豆大。每服五七丸,水浸少顷,别以新汲水吞下。

13. 干霍乱病:心腹胀痛,不吐不利,欲死。巴豆一枚(去皮、心),热水研服,得吐、利即定也。

14. 寒痰气喘:青橘皮一片,展开入刚子一个,麻扎定,火上烧存性,研末。姜汁和酒一钟,呷服。

15. 风湿痰病:人坐密室中,左用滚水一盆,右用炭火一盆,前置一桌,书一册。先将无油新巴豆四十九粒研如泥,纸压去油,分作三饼。如病在左,令病人将右手仰置书上,安药于掌心,以碗安药上,倾热水入碗内。水凉即换,良久汗出,立见神效。病在右安左掌心。一云随左右安之。

16. 阴毒伤寒:心结,按之极痛,大小便闭,但出气稍暖者。急取巴豆十粒研,入面一钱,捻作饼,安脐内,以小艾炷灸五壮,气达即通。

17. 解中药毒:巴豆(去皮,不去油)、马牙硝等分,研丸。冷水服一弹丸。

18. 喉痹垂死,只有余气者:巴豆去皮,线穿,内入喉中,牵出即苏。

19. 缠喉风痹:巴豆两粒,纸卷作角,切断两头,以针穿作孔子,入鼻中,气透即通。

20. 伤寒舌出:巴豆一粒,去油取霜,以纸捻卷,内入鼻中。舌即收上。

21. 舌上出血如簪孔:巴豆一枚,乱发鸡子大,烧研,酒服。

22. 中风口歪:巴豆七枚去皮,研,左歪涂右手心,右歪涂左手心,仍以暖水一盏安药上。须臾即正,洗去。

23. 小儿口疮不能食乳:刚子一枚,连油研,入黄丹少许,剃去囟上发,贴之。四边起粟泡,便用温水洗去,乃以菖蒲汤再洗,即不成疮,神效。

24. 风虫牙痛:用巴豆一粒(煨黄去壳)。蒜一瓣,切一头,剜去中心,入豆在内盖定,绵裹,随左右塞耳中。又,用巴豆一粒研,绵裹咬之。又方:针刺巴豆,灯上烧令烟出,熏痛处。三五次神效。

25. 天丝入咽:凡露地饮食,有飞丝入上,食之令人咽喉生疮。急以白矾、巴豆烧灰,吹入即愈。

26. 耳猝聋闭:巴豆一粒。蜡裹,针刺孔通气,塞之取效。

27. 风瘙隐疹,心下迷闷:巴豆五十粒(去心、皮)。水七升,煮三升,以帛染拭之,随手愈。

28. 疥疮瘙痒:巴豆十粒,炮黄去皮、心,右顺手研,入酥少许,腻粉少许,抓破点上,不得近目并外肾上。如熏目著肾,则以黄丹涂之,甚妙。

29. 荷钱癣疮:巴豆仁三个,连油杵泥,以生绢包擦,日一二次,三日痊好。

30. 一切恶疮:巴豆三十粒,麻油煎黑,去豆,以油调硫黄、轻粉末,频涂取效。

31. 痈疽恶肉:乌金膏,解一切疮毒,及腐化瘀肉,最能推陈致新。巴豆仁炒焦,研膏,点痛处则解毒,涂瘀肉上则自化。加乳香少许亦可。若毒深不能收敛者,宜作捻纴之,不致成疮。

32. 疣痣黑子:巴豆一钱(石灰炒过),人言一钱,糯米五分(炒)。研点之。

33. 箭镞入肉不可拔出者:用新巴豆仁(略熬),与蜣螂同研涂之,斯须痛定,微痒忍之,待极痒不可忍,便撼拔动之,取出,速以生肌膏敷之而痊。亦治疮肿。

34. 小儿痰喘:巴豆一粒。杵烂,绵裹塞鼻,男左女右,痰即自下。

35. 牛疫动头:巴豆二粒(研),生麻油三两,浆水半升,和灌之。

36. 二便不通:巴豆(连油)、黄连各半两,捣作饼子。先滴葱、盐汁在脐内,安饼于上,灸二七壮,取利为度。

蜀椒

【原文】　味辛,温。主邪气欬逆,温中,逐骨节皮肤死肌,寒湿痹痛,下气。久服之,头不白,轻身增年。生川谷。

【译文】　蜀椒,味辛,性温。主治风邪使人咳嗽;能温煦内脏;骨节、皮肤有病如死肉一样没有感觉;寒湿痹痛;能使气下行。长期服用它,头不白,身体轻便灵巧,寿命延长。生长在山的土石、平地而有水源的地方。

【药物基源】　本品为芸香科植物青椒 *Zanthoxylum schinifolium* Sieb. et Zucc. 或花椒 *Zanthoxylum bungeanum* Maxim. 的干燥成熟果皮。秋季采收成熟果实,晒干,除去种子和杂质。

【附方】

1. 椒红丸:治元脏伤惫,目暗耳聋。服此百日,觉身轻少睡,足有力,是其效也。服及三年,心智爽悟,目明倍常,面色红悦,髭发光黑。用蜀椒去目及合口者,炒出汗,曝干,捣取红一斤。以生地黄捣自然汁,入铜器中煎至一升,候稀稠得所,和椒末丸梧桐子大。每空心暖酒下三十丸。

2. 补益心肾:《济急仙方》椒苓丸,补益心肾,明目驻颜,顺气祛风延年。真川椒一斤(炒去汗),白茯苓十两(去皮)。为末,炼蜜丸梧桐子大。每服五十丸,空心盐汤下。忌铁器。

3. 虚冷短气:川椒三两,去目并合口者,以生绢袋盛,浸无灰酒五升中三日,随性饮之。

4. 腹内虚冷:用生椒择去不拆者,用四十粒,以浆水浸一宿,令合口,空心新汲水吞下。久服暖脏腑,驻颜黑发、明目,令人思饮食。

5. 心腹冷痛:以布裹椒安痛处,用熨斗熨令椒出汗,即止。

6. 冷虫心痛:川椒四两,炒出汗,酒一碗淋之,服酒。

7. 阴冷入腹:有人阴冷,渐渐冷气入阴囊肿满,日夜疼闷欲死。以布裹椒包囊下,热气大通,日再易之,以消为度。

8. 呃噫不止:川椒四两,炒研,面糊丸梧桐子大。每服十丸,醋汤下,神效。

9. 传尸劳瘵，最杀劳虫：用真川椒红色者，去子及合口，以黄草纸二重隔之，炒出汗，取放地上，以砂盆盖定，以火灰密遮四旁，约一时许，为细末，去壳，以老酒浸白糕和，丸梧子大。每服四十丸，食前盐汤下。服至二斤，其疾自愈。此药兼治诸痹，用肉桂煎汤下；腰痛，用茴香汤下；肾冷，用盐汤下。

10. 历节风痛：白虎历节风，痛甚，肉理枯虚，生虫游走痒痛，兼治痹疾，半身不遂。即上治劳瘵神授丸方。

11. 寒湿脚气：川椒二三升，稀布囊盛之，日以踏脚。

12. 诸疮中风：生蜀椒一升，以少面和溲裹椒，勿令漏气，分作两裹，于煻灰火中烧熟，刺头作孔，当疮上罨之，使椒气射入疮中，冷即易之。须臾疮中出水，及遍体出冷汗，即瘥也。

13. 疮肿作痛：生椒末、釜下土、荞麦粉等分研，醋和敷之。

14. 囊疮痛痒：红椒七粒，葱头七个，煮水洗之。名驱风散。

15. 手足皲裂：椒四合，以水煮之，去渣渍之，半食顷，出令燥，须臾再浸，候干，涂猪羊脑髓，极妙。

16. 漆疮作痒：汉椒煎汤洗之。《相感志》云：凡至漆所，嚼川椒涂鼻上，不生漆疮。

17. 夏月湿泻：川椒（炒取红）、肉豆蔻（煨）各一两，为末，粳米饭丸梧桐子大。每量人米饮服百丸。

18. 飧泻不化及久痢：小椒一两（炒），苍术二两（土炒），碾末，醋糊丸梧桐子大。每米饮服五十丸。

19. 久冷下痢或不痢，腰腹苦冷：用蜀椒三升。酢渍一宿，曲三升，同椒一升，拌作粥食，不过三升瘥。

20. 老小泄泻：小儿水泻及人年五十以上患泻。用椒二两，醋二升，煮醋尽，慢火焙干，碾末，瓷器贮之。每服二钱匕，酒或米饮下。

21. 水泻奶疳：椒一分，去目碾末，酥调，稍稍涂脑上，日三度。

22. 食茶面黄：川椒红，炒碾末，糊丸梧桐子大。每服十丸，茶汤下。

23. 伤寒齿衄：伤寒呕血，继而齿缝出血不止。用开口川椒四十九粒。入醋一盏，同煎熟，入白矾少许服之。

24. 风虫牙痛：《圣济总录》用川椒红末，水和白面丸皂子大，烧热咬之，数度愈。一方：花椒四钱，牙皂七七个，醋一碗，煎漱之。

25. 头上白秃：花椒末，猪脂调敷，三、五度便愈。

26. 妇人秃鬓：汉椒四两，酒浸，密室内日日搽之，自然长也。

27. 蝎螫作痛：川椒嚼细涂之，微麻即止。

28.百虫入耳:川椒碾细,浸醋灌之,自出。

29.毒蛇咬螫:以闭口椒及叶,捣封之,良。

30.蛇入人口:因热取凉,卧地下,有蛇入口,不得出者。用刀破蛇尾,纳生椒二三粒,裹定,须臾即自退出也。

31.小儿暴惊,啼哭绝死:蜀椒、左顾牡蛎各六铢,以酢浆水一升,煮五合。每灌一合。

32.舌謇语吃:川椒,以生面包丸。每服十粒,醋汤送下。

33.痔漏脱肛:每日空心嚼川椒一钱,凉水送下,三五次即收。

34.肾风囊痒:川椒、杏仁研膏,涂掌心,合阴囊而卧,甚效。

皂荚

【原文】　味辛,咸[1],温。主风痹死肌,邪气风头,泪出。利[2]九窍,杀精[3]物。生川谷。

【校勘】

[1]咸:卢本、森本、莫本并无。

[2]利:森本其上有"下水"二字。

[3]精:森本其上有"鬼"字。

【译文】　皂荚,味辛,咸,性温。主治风邪痹阻如死肉一样没有感觉;风邪伤头,使人有头风,流泪;能通利多种窍道;能杀死精魅。生长在两山之间的高坡土地而有水源的地方。

【药物基源】　本品为豆科植物皂荚 *Gleditsia sinensis* Lam. 的果实。秋季果实成熟时采摘,晒干。

【附方】

1.中风口噤不开,涎潮壅上:皂角一挺(去皮),猪脂涂炙黄色,为末。每服一钱,温酒调下。气壮者二钱,以吐出风涎为度。

2.中风口㖞:皂角五两,去皮为末,三年大醋和之,左㖞涂右,右㖞涂左,干更上之。

3.中暑不省:皂荚一两(烧存性),甘草一两(微炒),为末。温水调一钱,灌之。

4.鬼魇不寤:皂荚末刀圭,吹鼻中,能起死人。

5.自缢将绝:皂角末吹鼻中。

6.水溺卒死一宿者,尚可活:纸裹皂荚末纳下部,须臾出水即活。

7.急喉痹塞,逡巡不救:灵苑方,皂荚生研末,每以少许点患处,外以醋调厚封项下。须臾便破,出血即愈。或挼水灌之,亦良。米醋半盏,煎七分,破出脓血即愈。

8.咽喉肿痛:牙皂一挺(去皮,米醋浸炙七次,勿令太焦),为末。每吹少许入咽,吐涎即止。

9.风痫诸痰:五痫膏,治诸风,取痰如神。大皂角半斤去皮、子,以蜜四两涂上,慢火炙透捶碎,以热水浸一时,挼取汁,慢火熬成膏。入麝香少许,摊在夹绵纸上,晒干,煎作纸花。每用三四片,入淡浆水一小盏中洗淋下,以筒吹汁入鼻内。待痰涎流尽,吃芝麻饼一个,涎尽即愈,立效。

10.风邪痫疾:皂荚(烧存性)四两,苍耳根、茎、叶(晒干)四两,密陀僧一两,为末,成丸梧桐子大,朱砂为衣。每服三四十丸,枣汤下,日二服。稍退,只服二十丸。名抵住丸。

11.一切痰气:皂荚(烧存性)、萝卜子(炒)等分,姜汁入炼蜜丸梧桐子大。每服五七十丸,白汤下。咳逆上气,唾浊不得卧:皂荚丸,用皂荚炙,去皮、子,研末,蜜丸梧桐子大。每服一丸,枣膏汤下,日三、夜一服。痰喘咳嗽:长皂荚三条(去皮、子):一荚入巴豆十粒,一荚入半夏十粒,一荚入杏仁十粒。用姜汁制杏仁,麻油制巴豆,蜜制半夏,一处火炙黄色为末。每用一字安手心,临卧以姜汁调之,吃下神效。猝寒咳嗽:皂荚烧研,豉汤服二钱。牙病喘息,喉中水鸡鸣:用肥皂荚两挺酥炙,取肉为末,蜜丸豆大。每服一丸,取微利为度。不利更服,一日一服。肿满入腹胀急:皂荚,去皮、子,炙黄为末。酒一斗,石器煮沸,服一升,日三服。

12.二便关格:用皂荚烧研,粥饮下三钱,立通。《宣明方》铁脚丸:用皂荚炙,去皮、子,为末,酒面糊丸。每服五十丸,酒下。《圣惠方》:用皂荚烧烟于桶内,坐上熏之,即通。

13.食气黄肿,气喘胸满:用不蛀皂角(去皮、子,醋涂炙焦为末)一钱,巴豆七枚(去油、膜)。以淡醋研好墨和,丸麻子大。每服三丸,食后陈橘皮汤下,日三服。隔一日增一丸,以愈为度。

14.胸腹胀满,欲令瘦者:猪牙皂角相续量长一尺,微火煨,去皮、子,捣筛,蜜丸大如梧桐子。服时先吃羊肉两脔,汁三两口,后以肉汁吞药十丸,以快利为度。觉得力,更服,以利清水即止药,瘥后一月,不得食肉及诸油腻。身面猝肿洪满:用皂荚去皮炙黄,锉三升,酒一斗,渍透煮沸。每服一升,一日三服。

15.猝热劳疾:皂荚续成一尺以上,酥一大两微涂缓炙,酥尽捣筛,蜜丸梧桐子大。每日空腹饮下十五丸,渐增至二十丸。重者不过两剂愈。

16. 急劳烦热体瘦：三皂丸，用皂荚、皂荚树皮、皂荚刺各一斤，同烧灰，以水三斗，淋汁再淋。如此三五度，煎之候少凝，入麝香末一分，以童子小便浸蒸饼，丸小豆大。每空心温水下七丸。

17. 脚气肿痛：皂角、赤小豆为末，酒、醋调，贴肿处。

18. 伤寒初得，不问阴阳：以皂角一挺（肥者），烧赤为末。以水五合和，顿服之。阴病极效。

19. 时气头痛、烦热：用皂角，烧研，新汲水一中盏，姜汁、蜜各少许，和二钱服之。先以暖水淋浴后服药，取汗即愈。

20. 猝病头痛：皂角末，吹鼻取嚏。

21. 脑宣不止：不蛀皂角，去皮、子，蜜炙捶碎，入水挼取浓汁，熬成膏。嗜鼻，口内咬箸，良久涎出为度。

22. 齆鼻不通：皂角末吹之。

23. 风热牙痛：皂角一挺，去子，入盐满壳，仍加白矾少许，黄泥固济，煅研。日擦之。

24. 风虫牙痛：《外台秘要方》：用皂荚末涂齿上，有涎吐之。《十全方》：用猪牙皂角、食盐等分，为末。日揩之。

25. 揩牙乌须：大皂角二十挺，以姜汁、地黄汁蘸炙十遍，为末。日用揩牙甚妙。

26. 霍乱转筋：皂角末，吹豆许入鼻，取嚏即安。

27. 肠风下血：用长尺皂角五挺（去皮、子，酥炙三次，研末），精羊肉十两（细切捣烂）。和丸梧桐子大。每温水下二十丸。

28. 大肠脱肛：不蛀皂角五挺，捶碎，水挼取汁二升。浸之，自收上。收后以汤荡其腰肚上下，令皂角气行，则不再作。仍以皂角去皮，酥炙为末，枣肉和丸，米饮下三十丸。

29. 下部疮：皂荚烧研，绵裹导之。外肾偏疼：皂角和皮为末，水调敷之，良。便毒肿痛：皂角（炒焦）、水粉（炒）等分，研末，以热醋调，摊贴患处，频以水润之，即效。又方：用猪牙皂角七片煨黄，去皮、弦，出火毒，为末。空心温酒服五钱。便毒痈疽：皂角一条，醋熬膏，敷之，屡效。

30. 妇人吹乳：用猪牙皂角去皮，蜜炙为末。酒服一钱。疗肿恶疮：皂角去皮，酥炙焦为末，入麝香少许，人粪少许，和涂。五日后根出。小儿头疮黏肥及白秃：用皂角烧黑为末，去痂敷之，不过三次即愈。小儿恶疮：先以皂荚水洗，拭干。以少油麻捣烂，涂之。足上风疮作痒甚者：皂角炙热，烙之。

31. 大风诸癞：长皂角二十条。炙，去皮、子，以酒煎稠，滤过候冷，入雪糕，

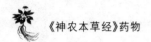

丸梧桐子大。每酒下五十丸。积年疥疮：猪肚内放皂角，煮熟，去皂角，食之。射工水毒生疮：皂荚长尺二者，苦酒一升煎汁，熬如饴，涂之。

32.咽喉骨哽：猪牙皂角二条切碎，生绢袋盛缝满，线缚项中，立消。鱼骨哽咽：皂角末吹鼻取嚏。

33.九里蜂毒：皂荚钻孔，贴叮处，艾灸孔上三五壮即安。

34.肾风阴痒：以稻草烧皂角，烟熏十余次即止。

柳华[1]

【原文】 味苦，寒。主风水，黄疸，面热黑。一名柳絮。叶，主马疥痂疮。实，主溃痈，逐脓血。子汁，疗渴。生川泽。

【校勘】

[1]华：《千金翼方》作"叶"。

【译文】 柳华，味苦，性寒。主治风水证，黄疸，面部像烧火熏黑了一样。一个名字叫柳絮。叶，主治马有疥疮而生干痂。实，主要能使痈溃，排出脓血。子汁，主要治口渴。生长在平坦的陆地有河流的地方。

【药物基源】 本品为杨柳科植物垂柳 *Salix babylonica* L. 的花序。其叶、实、子皆可入药。带花絮枝条一起采收、晒干。

【附方】

1.吐血咯血：柳絮焙研，米饮服一钱。

2.金疮血出：柳絮封之，即止。

3.面上脓疮：柳絮、腻粉等分，以灯盏油调涂。

4.走马牙疳：杨花，烧存性，入麝香少许，搽。

5.大风疬疮：杨花（四两，捣成饼，贴壁上，待干取下，米泔水浸一时取起，瓦焙研末）二两，白花蛇、乌蛇各一条（去头尾，酒浸取肉），全蝎、蜈蚣、蟾酥、雄黄各五钱，苦参、天麻各一两，为末。水煎麻黄取汁熬膏，和丸梧桐子大，朱砂为衣。每服五十丸，温酒下。一日三服，以愈为度。

楝实

【原文】 味苦，寒。主温疾、伤寒大热，烦狂。杀三虫，疥疡，利小便水道。生山谷。

【译文】 楝实，味苦，性寒。主治温热病，伤寒有高热，烦躁如狂；能消灭三虫；疥疮溃烂；能通利小便以导水出。生长在山的土石而有水源的地方。

【药物基源】 本品为楝科植物楝 *Melia azedarach* L. 的干燥果实。冬季果实成熟时采收,除去杂质,干燥。

【附方】

1. 热厥心痛或发或止,身热足寒,久不愈者:先灸太溪、昆仑,引热下行。内服金铃散:用金铃子、玄胡索各一两,为末。每服三钱,温酒调下。

2. 小儿冷疝气痛,肤囊浮肿:金铃子(去核)五钱,吴茱萸二钱半,为末,酒糊丸黍米大。每盐汤下二三十丸。丈夫疝气:本脏气伤,膀胱连小肠等气。金铃子一百个(温汤浸过去皮),巴豆二百个(微打破),以面二升,同于铜铛内炒至金铃子赤为度。放冷取出,去核为末,巴、面不用。每服三钱,热酒或醋汤调服。一方:入盐炒茴香半两。

3. 癫疝肿痛,治钓肾偏坠,痛不可忍:用川楝子肉五两,分作五分:一两用破故纸二钱炒黄,一两用小茴香三钱、食盐半钱同炒,一两用莱菔子一钱同炒,一两用牵牛子三钱同炒,一两用斑蝥七枚(去头、足)同炒。拣去食盐、莱菔、牵牛、斑蝥,只留故纸、茴香,同研为末,以酒打面糊丸梧桐子大。每空心酒下五十丸。

4.《得效方》楝实丸:治一切疝气肿痛,大有神效。用川楝子(酒润取肉)一斤,分作四分:四两用小麦一合,斑蝥四十九个,同炒熟,去蝥;四两用小麦一合,巴豆四十九枚,同炒熟,去豆;四两用小麦一合,巴戟肉一两,同炒熟,去戟;四两用小茴香一合,食盐一两,同炒熟,去盐。加破故纸(酒炒)一两,广木香(不见火)一两,为末,酒煮面糊丸梧桐子大。每服五十丸,盐汤空心下,日三服。

5.《直指方》楝实丸:治外肾胀大,麻木痛破,及奔豚疝气。用川楝子四十九个,分七处切取肉:七个用小茴香五钱同炒,七个用破故纸二钱半同炒,七个用黑牵牛二钱半同炒,七个用食盐二钱同炒,七个用萝卜子二钱半同炒,七个用巴豆十四个同炒,七个用斑蝥十四个(去头、足)同炒。拣去萝卜子、巴豆、斑蝥三味不用。入青木香五钱,南木香、官桂各二钱半,为末,酒煮面糊丸梧桐子大。每服三十丸,食前用盐汤下,一日三服。脏毒下血:苦楝子炒黄为末,蜜丸梧桐子大。米饮每吞十九至二十丸。

6. 腹中长虫:楝实以淳苦酒渍一宿,绵裹,塞入谷道中三寸许,日二易之。

7. 耳猝热肿:楝实五合,捣烂,绵裹塞之,频换。

8. 肾消膏淋,病在下焦:苦楝子、茴香等分。炒为末。每温酒服一钱。(《圣惠方》)

9. 小儿五疳:川楝子肉、川芎藭等分,为末,猪胆汁丸。米饮下。

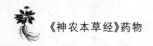

郁李仁

【原文】 味酸,平。主大腹水肿,面目,四肢浮肿,利小便水道。根,主齿龂肿,龋齿。坚齿。一名爵李。生高山、川谷及丘陵上。

【译文】 郁李仁,味酸,性平。主治大腹水肿,面目及四肢浮肿,使小便通利,以导水出。根,能消除牙龈肿,龋齿,使牙齿坚固。一个名字叫爵李。生长在高山、河流堤岸及小土山上。

【药物基源】 本品为蔷薇科植物欧李 *Prunus humilis* Bge.、郁李 *Prunus japonica* Thunb. 或长柄扁桃 *Prunus pedunculata* Maxim. 的干燥成熟种子。前二种习称"小李仁",后一种习称"大李仁"。夏、秋二季采收成熟果实,除去果肉和核壳,取出种子,干燥。

【附方】

1. 小儿多热:熟汤研郁李仁如杏酪,一日服二合。

2. 小儿闭结:襁褓小儿,大小便不通,并惊热痰实,欲得溏动者。大黄(酒浸,炒)、郁李仁(去皮,研)各一钱,滑石末一两,捣和丸黍米大。二岁小儿三丸,量人加减,白汤下。

3. 肿满气急不得卧:用郁李仁一大合。捣末,和面作饼。吃入口即大便通,泄气便愈。

4. 脚气浮肿,心腹满,大小便不通,气急喘息者:郁李仁十二分(捣烂,水研绞汁),薏苡(捣如粟大)三合,同煮粥食之。

5. 猝心痛刺:郁李仁三七枚嚼烂,以新汲水或温汤下。须臾痛止,却热呷薄盐汤。

6. 皮肤血汗:郁李仁(去皮,研)一钱,鹅梨捣汁调下。

莽草

【原文】 味辛,温。主风头,痈肿[1]、乳肿,疝瘕。除[2]结气,疥瘙[3]。杀虫鱼。生山谷。

【校勘】

[1]痈肿,乳肿:《御览》作"痈乳"。"乳肿",孙本、王本、《大观》并作"乳痈"。

[2]除:《御览》无。

[3]瘙:《御览》其下有"疽疮"二字。

【译文】 莽草,味辛,性温。主治头风;痈肿、乳肿;疝瘕;能除气滞;疥疮瘙痒;能杀死虫鱼。生长在山的土石而有水源的地方。

【药物基源】　本品来源于八角科植物狭叶茴香 *Illicium lanceolatum* A. C. Smith 的叶。春、夏两季采摘,鲜用或晒干用。

【附方】

1. 贼风肿痹,风入五藏恍惚,宜莽草膏主之:莽草一斤,乌头、附子、踯躅各二两,切,以水和醋一升,渍一宿。猪脂一斤,煎三上三下,绞去滓。向火,以手摩病上三百度,应手即瘥。若耳鼻疾,可以绵裹塞之。疥癣杂疮,并宜摩之。

2. 小儿风痫,掣疭戴眼,极者日数十发,又治大人贼风:莽草、雷丸各一鸡子黄大,化猪脂一斤,煎七沸,去滓,摩痛处,勿近目及阴,日凡三四次。

3. 头风久痛:莽草煎汤沐之,勿令入目。

4. 风虫牙痛:用莽草煎汤,热漱冷吐。(《肘后方》)一加山椒皮;一加独活;一加郁李仁(《梅师方》);一加芫花;一加川椒、细辛各等分。煎汤热漱冷吐。《圣惠方》:用莽草半两,皂角三挺(去皮子),汉椒七粒,为末,枣肉丸芥子大。每以一丸塞孔中,吐涎取效。

5. 瘰疬结核:莽草一两为末鸡子白调涂帛上,贴之,日二易,取效止。

6. 痈疮未溃:方同上,得痛为良。

7. 乳肿不消:莽草、小豆等分,为末。苦酒和,敷之。

8. 狗咬昏冈:浸椒水,调莽草末敷之。

雷丸

【原文】　味苦,寒。主杀三虫,逐毒气,胃中热,利丈夫,不利女子。作摩膏,除小儿百病。生山谷土中。

【译文】　雷丸,味苦,性寒。主要能杀死三虫,驱逐毒气,清除胃内热邪;对男子有利,于女子不利;摩研作成膏,治小儿多种疾病。生长在山的高坡土石而有水源的地方。

【药物基源】　本品为白磨科真菌雷丸 *Omphalia lapidescens* Schroet. 的干燥菌核。秋季采挖,洗净,晒干。(见附图123)

【附方】

1. 小儿出汗有热:雷丸四两,粉半斤,为末扑之。

2. 下寸白虫:雷丸,水浸去皮,切焙为末。五更初,食炙肉少许,以稀粥饮服一钱匕。须上半月服,虫乃下。

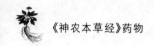

梓白皮

【原文】 味苦,寒。主热;去三虫。叶,捣敷猪疮,饲猪肥大三倍。生山谷。

【译文】 梓白皮,味苦,性寒。主治发烧;能消灭三虫。叶,捣烂外敷以治猪疮;喂猪能使猪肥大好几倍。生长在山的土石而有水源的地方。

【药物基源】 本品为紫葳科植物梓 *Catalpa ovata* G. Don 的根皮或树皮的韧皮部。根皮于春、夏两季挖采,洗去泥沙,将皮剥下,晒干。

【附方】

1.时气温病,头痛壮热,初得一日:用生梓木削去黑皮,取里白者切一升,水二升五合煎汁。每服八合,取瘥。

桐叶

【原文】 味苦,寒。主恶蚀疮[1],著阴。皮,主五痔;杀三虫[2]。花,主敷猪疮。饲猪[3]肥大三倍。生山谷。

【校勘】

[1]疮:孙本、黄本并作"创"。

[2]杀三虫:《新修》脱。

[3]饲猪:《新修》、森本并脱。

【译文】 桐叶,味苦,性寒。主治阴蚀疮病,可以把它放在下阴的疮上。皮,主治五痔;消灭三虫。花,主要外敷治猪疮;喂猪能使其肥大好几倍。生长在山的土石而有水源的地方。

【药物基源】 本品为玄参科植物泡桐 *Paulownia fortunei*(Seem.)Hemsl. 或毛泡桐 *P. tomentosa*(Thunb.)Steud. 的叶。夏、秋季采摘,鲜用或晒干。

【附方】

1.手足肿浮:桐叶煮汁渍之,并饮少许。或加小豆,尤妙。

2.痈疽发背大如盘,臭腐不可近:桐叶醋蒸贴上。退热止痛,渐渐生肉收口,极验秘方也。

3.发落不生:桐叶一把,麻子仁三升,米泔煮五六沸,去滓。日日洗之则长。

4.发白染黑:经霜桐叶及子,多收捣碎,以甑蒸之,生布绞汁,沐头。

石南

【原文】 味辛,平。主养肾气,内伤阴衰,利筋骨皮毛。实,杀蛊毒,破积聚,逐风痹。一名鬼目。生山谷。

【译文】 石南,味辛,性平。主要能生养肾气,治内脏劳伤使阴器衰(弱阳痿),使筋骨皮毛和利。实,能消灭蛊毒,攻克积聚;驱逐风痹。一个名字叫鬼目。生长在山的土石而有水源的地方。

【药物基源】 本品为蔷薇科植物石楠 *Photinia serratifolia* Kalkman 的叶或带叶嫩枝。全年均可采,但以夏、秋两季采收者为佳,采后晒干即可。

【附方】

1.鼠瘘不合:石南、生地黄、茯苓、黄连、雌黄等分,为散。日再敷之。

2.小儿通睛:小儿误跌,或打着头脑受惊,肝系受风,致瞳仁不正,观东则见西,观西则见东。宜石南散,吹鼻通顶。石南一两,藜芦三分,瓜丁五七个。为末。每吹少许入鼻,一日三度。内服牛黄平肝药。

3.乳石发动,烦热:石南叶为末。新汲水服一钱。

黄环

【原文】 味苦,平。主蛊毒,鬼疰鬼魅邪气在脏中。除欬逆寒热。一名凌泉,一名大就。生山谷。

【译文】 黄环,味苦,性平。主治蛊毒,鬼疰等鬼魅邪气在脏内的疾病;能消除咳嗽,发冷发烧。一个名字叫凌泉,一个名叫大就。生长在山的土石而有水源的地方。

【药物基源】 本品源于豆科紫藤 *Wisteria sinensis* (Sims) Sweet 的茎或茎皮。夏季采收茎或茎皮,晒干。

【附方】

1.水肿:黄环根晒干。每服五钱,水煎服,小便利为效。

溲疏

【原文】 味辛,寒。主身皮肤中热。除邪气,止遗溺[1],可作浴汤。生川谷及田野、故丘墟地。

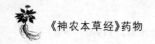

【校勘】

[1]溺:姜本其下有"利水道"三字。

【译文】 溲疏,味辛,性寒。主治身体皮肤内发热,能祛除风邪;止遗尿;可煎作热汤来洗浴。生长在两山之间的高坡土石而有水源的地方和耕田、荒野、旧的坟头、破坟头等地方。

【药物基源】 本品来源虎耳草科植物溲疏 *Deutzia scabra* Thunb. 的果实。7～10月采收果实,晒干储藏。

【附方】

1.除胃中热:可作浴汤。

鼠李

【原文】 主寒热;瘰疬疮。生田野。

【译文】 鼠李,主治发冷发烧;瘰疬成疮病。生长在耕田、荒野。

【药物基源】 本品为鼠李科植物鼠李 *Rhamnus davurica* Pall.、乌苏里鼠李 *R. ussuriensis* J. Vass.,以树皮和果实入药。春季采树皮,刮去外面粗皮,切丝晒干;秋季采果,晒干。

【附方】

1.诸疮寒热毒痹,及六畜虫疮:鼠李生捣敷之。
2.齿蟹肿痛:牛李煮汁,空腹饮一盏,仍频含漱。

松萝

【原文】 味苦,平。主瞋怒①;邪气;止虚汗;头风;女子阴寒肿痛[1]。一名女萝。生川谷[2]。

【校勘】

[1]痛:孙本、黄本并作"病"。

[2]生川谷:据《新修》、森本补。孙本作"生山谷"。

【注释】

①瞋怒:瞋,睁大眼睛;生气。《说文·目部》:"瞋,张目也。"

【译文】 松萝,味苦,性平。主治生气而眼睛睁大而气郁;制止虚汗出;风邪伤头而痛;女子下阴冷而肿痛。一个名字叫女萝。生长在两山之间的高坡土石而有水源的地方。

【药物基源】　本品来源于地衣类松萝科松萝属植物节松萝 *Usnea dif-fracta* Vain. 或长松萝 *U. longissima* Ach.，以地衣体（叶状体）入药。全年可采，去杂质，晒干备用。

【附方】

1.胸中有痰，头痛不欲食：松萝、杜蘅各三两，瓜蒂三十枚，酒一升二合，合渍再宿，旦饮一合，取吐。

药实根

【原文】　味辛，温[1]。主邪气[2]诸痹疼酸，续绝伤，补骨髓。一名连木。生山谷。

【校勘】

[1]温：《纲目》其下有"无毒"二字。

[2]气：姜本作"风"。

【译文】　药实根，味辛，性温。主治因风邪之痹证有疼痛酸楚；能使断伤接续，修补骨髓。一个名字叫连木。生长在山的土石而有水源的地方。

【药物基源】　本品来源不详，一说黄药子，一说骨碎补。存疑。

录《本草》典籍如下：恭曰：此药子也，当今盛用，胡名那疏，出通州、渝州。其子味辛，平，无毒。主破血止痢消肿，除蛊疰蛇毒。树生，叶似杏，花红白色，子肉味酸，止用其仁，《本经》误载根字。时珍曰：此药子虽似黄药、苦药子，而稍有不同。二药子不结子，此则树之子也。葛洪《肘后方》云：婆罗门名那疏树子，中国人名药子。去皮取中仁，细研服，治诸病也。

蔓椒

【原文】　味苦，温。主风寒湿痹，历节疼，除四肢厥气，膝痛。一名家椒。生川谷及丘冢间。

【译文】　蔓椒，味苦，性温。主治风寒湿痹，所经历的关节都有疼痛，能消除四肢发冷，膝部疼痛。一个名字叫家椒。生长在两山之间的高坡土石而有水源的地方及小土山、坟墓当中。

【药物基源】　本品为芸香科植物两面针 *Zanthoxylum nitidum*（Roxb.）DC. 的干燥根。全年均可采挖，洗净，切片或段，晒干。

【附方】

1.痔疮：蔓椒根烧末服，并煮汁浸之。

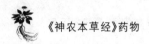

2.通身水肿:蔓椒汁叶煎汁,熬如糖状,每空心服一匙,日三服。

栾华

【原文】 味苦,寒。主目痛泪出伤眦,消目肿。生川谷。

【译文】 栾华,味苦,性寒。主治眼睛疼痛,流泪,并损害到眼角,能消除肿胀的眼目。生长在两山之间的高坡土石而有水源的地方。

【药物基源】 本品为无患子科植物栾 *Koelreuteria paniculata* Laxm. 的花。6～7月采花,阴干或晒干。

【附方】

1.目弦赤烂:栾华子和黄连作煎,内服。

淮木

【原文】 味苦,平。主久欬上气,伤[1]中虚羸,女子阴蚀,漏下赤白沃。一名百岁城中木。生平泽。

【校勘】

[1]伤:孙本、黄本并作"肠"。

【译文】 淮木,味苦,性平。主治长期咳嗽,吸气困难,烦闷欲死;内脏损伤而虚弱消瘦;女子下阴部溃疡;漏下赤色或色淡之物。一个名字叫百岁城中木。生长在平原大野水草丛杂的地方。

【药物基源】 本品来源于银杏科植物银杏树 *Ginkgo biloba* L.的树皮及根皮。今叶、子皆为药用。

【附方】

1.妇女白沃阴蚀:银杏树皮煎汤作浴。

大豆黄卷

【原文】 味甘,平。主湿痹筋挛膝痛。生大豆,塗痈肿;煮汁饮,杀鬼毒,止痛。赤小豆,主下水;排痈肿脓血。生平泽。

【译文】 大豆黄卷,味甘,性平。主治湿痹有筋挛急,膝部疼痛。生大豆,捣烂外塗,治痈肿;煮汁服,能消除鬼毒,而止疼痛。赤小豆,主要能去除水湿,从小便而出;能排泄痈肿的脓血。生长在平原大野水草丛杂的地方。

【药物基源】 本品为豆科植物大豆 *Glycine max*(L.)Merr. 的成熟种子经

发芽干燥的炮制加工品。

【附方】

1. 大豆蘖散：治周痹在血脉之中，随脉上下，本痹不痛，今能上下周身，故名。治周痹注，五脏留滞，胃中结聚，益气出毒，润皮毛，补肾气。用大豆蘖一斤（炒香），为末。每服半钱，温酒调下，空心，加至一钱，日三服。

2. 诸风湿痹，筋挛膝痛，胃中积热口疮烦闷，大便秘涩：黄卷散，用大豆黄卷（炒熟捣末）一升，酥半两，研匀。食前温水服一匙，日二服。

3. 水病肿满喘急，大小便涩：大豆黄卷（醋炒）、大黄（炒）等分，为细末。葱、橘皮汤服二钱，平明以利为度。

4. 小儿撮口：初生豆芽研烂，绞汁和乳，灌少许，良。

腐婢

【原文】 味辛，平[1]。主痎[2]疟寒热邪气；泄利；阴不起；病酒头痛。

【校勘】

[1]平：卢本作"温"。

[2]痎：姜本作"痰"。卢本作"欬"。

【译文】 腐婢，味辛，性平。主治疟疾有发冷发烧；腹泻；阴痿不举；喝酒使人头痛病。

【药物基源】 本品来源马鞭草科植物豆腐木 *Premna microphylla* Turcz. 的茎、叶。春、夏、秋均可采收。

【附方】

1. 饮酒不醉：小豆花、叶，阴干百日为末，水服方寸匕。或加葛花等分。

2. 疗疮恶肿：小豆花末，敷之。

瓜蒂[1]

【原文】 味苦，寒。主大水，身面四肢浮肿。下水，杀蛊毒。欬逆上气及食诸果[2]，病在胸腹中，皆吐、下之。生平泽[3]。

【校勘】

[1]蒂：《新修》作"带"。森本作"带"。

[2]果：森本其下有"不消"二字。当据补。

[3]生平泽：据《大观》、孙本补。

【译文】 瓜蒂,味苦,性寒。主治严重的水邪,使身面、四肢浮肿,能消除水湿;消灭蛊毒;咳嗽吸气困难及食众果实,病在胸腹内,都可使它们涌吐、泻下。生长在平原水草丛杂的地方。

【药物基源】 本品为葫芦科植物甜瓜 *Cucumis melo* L..的果梗,其种子也作药用。甜瓜盛产期,剪取青绿色瓜蒂阴干即可。

【附方】

1. 瓜蒂散:治证见上。其方用瓜蒂二钱半(熬黄),赤小豆二钱半,为末。每用一钱,以香豉一合,热汤七合,煮糜去滓,和服。稍稍加之,快吐乃止。

2. 太阳中暍:身热头痛而脉微弱,此夏月伤冷水,水行皮中所致。瓜蒂二七个,水一升,煮五合,顿服取吐。

3. 风涎暴作,气塞倒仆:用瓜蒂为末。每用一二钱,腻粉一钱匕,以水半合调灌,良久涎自出。不出,含砂糖一块,下咽即涎出也。

4. 诸风诸痫:诸风膈痰,诸痫涎涌:用瓜蒂炒黄为末,量人以酸齑水一盏,调下取吐。风痫:加蝎梢半钱。湿气肿满:加赤小豆末一钱。有虫:加狗油五七点,雄黄一钱,甚则加芫花半钱,立吐虫出。

5. 风痫喉风:咳嗽,及遍身风疹,急中涎潮等症,不拘大人、小儿。此药不大吐逆,只出涎水。瓜蒂为末,壮年服一字,老少半字,早晨井华水下。一食顷,含砂糖一块。良久涎如水出,年深者出墨涎,有块布水上也。涎尽食粥一两日。如吐多,人困甚,即以麝香泡汤一盏饮之,即止。

6. 急黄喘息,心上坚硬,欲得水吃者:瓜蒂二小合,赤小豆一合,研末。暖浆水五合,服方寸匕。一炊久当吐,不吐再服。吹鼻取水亦可。

7. 遍身如金:瓜蒂四十九枚,丁香四十九枚,甘锅内烧存性,为末。每用一字,吹鼻取出黄水。亦可揩牙追涎。

8. 热病发黄:瓜蒂为末,以大豆许吹鼻中。轻则半日,重则一日,流取黄水乃愈。

9. 黄疸痈黄:并取瓜蒂、丁香、赤小豆各七枚,为末。吹豆许入鼻,少时黄水流出。隔日一用,瘥乃止。

10. 身面浮肿:方同上。

11. 湿家头痛:瓜蒂末一字,嗜入鼻中,口含冷水,取出黄水愈。

12. 疟疾寒热:瓜蒂二枚,水半盏,浸一宿,顿服,取吐愈。

13. 发狂欲走:瓜蒂末,井水服一钱,取吐即愈。

14. 大便不通:瓜蒂七枚,研末,绵裹,塞入下部即通。

15. 鼻中息肉:用陈瓜蒂末,吹之,日三次,瘥乃已。又方:瓜蒂末、白矾末各半钱,绵裹塞之,或以猪脂和挺子塞之。日一换。又方:青甜瓜蒂二枚,雄黄、麝香半分,为末。先抓破,后贴之,日三次。又,用瓜蒂十四个,丁香一个,黍米四十九粒,研末。口中含水,嚯鼻,取下乃止。

16.风热牙痛:瓜蒂七枚(炒研),麝香少许和之,绵裹咬定,流涎。

17.鸡屎白秃:甜瓜蔓连蒂不拘多少,以水浸一夜,砂锅熬取苦汁,去滓再熬如饧盛收。每剃去痂疤,洗净,以膏一盏,加半夏末二钱,姜汁一匙,狗胆汁一枚,和匀涂之,不过三上。忌食动风之物。

18.鼽喘痰气:苦丁香三个,为末。水调服,吐痰即止。

19.十种蛊气:苦丁香为末,枣肉和,丸梧桐子大。每服三十丸,枣汤下,甚效。

苦瓠

【原文】　味苦,寒。主大水,面目、四肢浮肿。下水,令人吐。生平泽。

【译文】　苦瓠(hù),味苦,性寒。主治严重的水湿使面目、四肢浮肿,能使水流下;能使人呕吐。生长在平原水草丛杂的地方。

【药物基源】　本品为葫芦科植物苦瓜 *Momordica charantia* L. 的果实。秋季采取成熟而未老的果实,去皮用。

【附方】

1.急黄病:苦瓠一枚,开孔,以水煮之,搅取汁,滴入鼻中。去黄水。

2.黄疸肿满:苦壶卢瓤如大枣许,以童子小便二合,浸之一时,取两酸枣大,纳两鼻中,深吸气,待黄水出良。又方:用瓠瓤熬黄为末,每服半钱,日一服,十日愈。然有吐者当详之。

3.大水胀满,头面洪大:用莹净好苦瓠白瓤,捻如豆粒,以面裹煮一沸,空心服七枚。至午当出水一斗。二日水自出不止,大瘦乃瘥。二年内忌咸物。又,用苦壶卢瓤一两,微炒为末,每日粥饮服一钱。

4.通身水肿:苦瓠膜(炒)二两,苦葶苈五分,捣合丸小豆大。每服五丸,日三,水下止。又用苦瓠膜五分,大枣七枚。捣丸。一服三丸,如人行十里许,又服三丸,水出更服一丸,即止。

5.石水腹肿:四肢皆瘦削。用苦瓠膜(炒)一两,杏仁半两(炒去皮尖),为末,糊丸小豆大。每饮下十丸,日三,水下止。

6.水蛊洪肿:苦瓠瓤一枚,水二升,煮至一升,煎至可丸,如小豆大,每米饮下十丸。待小便利,作小豆羹食。勿饮水。

7.小便不通，胀急者：用苦瓠子三十枚（炒），蝼蛄三个（焙），为末，每冷水服一钱。

8.小儿闪癖：取苦瓠未破者，煮令热，解开熨之。

9.风痰头痛：苦瓠膜取汁，以苇管灌入鼻中，其气上冲脑门，须臾恶涎流下，其病立愈除根，勿以昏运为疑。干者浸汁亦效，其子为末吹入亦效。年久头风皆愈。

10.鼻窒气塞：苦瓠子为末，醇酒浸之，夏一日，冬七日。日日少少点之。

11.眼目昏暗：七月七日，取苦瓠白瓢绞汁一合，以酢二升，古钱七文，同以微火煎减半。每日取沫纳眦中，神效。

12.齿蠹口臭：苦瓠子为末，蜜丸半枣大。每旦漱口了，含一丸，仍涂齿龈上，涎出，吐去妙。

13.风虫牙痛：瓠子半升。水五升，煎三升，含漱之。茎叶亦可。不过三度。

14.恶疮癣癞，十年不瘥者：苦瓠一枚，煮汁搽之，日三度。

15.九瘘有孔：苦瓠四枚，大如盏者，各穿一孔如指大，汤煮十数沸，取一竹筒长一尺，一头插瓠孔中，一头注疮孔上，冷则易之，用遍乃止。

16.痔疮肿痛：苦瓠、苦荬菜煎汤，先熏后洗，乃贴熊胆、密陀僧、胆矾、片脑末，良。

17.下部悬痈：空心用井华水调百药煎末一碗服之。微利后，却用秋瓠（一名苦不老，生在架上而苦者）切片置疮上，灸二七壮。肃端式病此连年，一灸遂愈。

18.卒中蛊毒，或吐血，或下血，皆如烂肝者：苦瓠一枚，水二升，煮一升服，立吐即愈。又方：用苦瓠酒一升，煮令消，服之取吐，神验。

19.死胎不下：苦瓠烧存性，研末。每服一钱，空心热酒下。

20.聘耳出脓：干瓠子一分，黄连半钱，为末。以绵先缴净，吹入半字，日二次。

21.鼻中息肉：苦瓠子、苦丁香等分，入麝香少许，为末。纸捻点之。

六畜毛蹄甲

【原文】 味咸，平。主鬼疰[1]；蛊毒，寒热，惊痫癫痓[2]狂走。骆驼毛尤良。

【校勘】

[1]疰：森本作"注"。

[2]癫痉:《新修》作"痉、癫疾"。

【译文】 六畜毛蹄甲,味咸,性平。主治鬼疰;蛊毒;发冷发烧;惊风、癫痫癫证抽搐,狂证乱跑。骆驼毛疗效特别好。

【药物基源】 六畜,谓牛、羊、猪、马、鸡、狗。毛蹄甲为带毛的蹄甲。

【附方】

1.妇人赤白带下:六畜毛蹄甲烧末,和酒服。

燕屎

【原文】 味辛,平。主蛊毒、鬼疰。逐不祥邪气,破五癃,利小便。生平谷。

【译文】 燕屎,味辛,平。主治蛊毒、鬼疰,能驱逐不吉祥的病邪,能攻克五淋,使小便通利。产在平原的坑穴泥窝中。

【药物基源】 本品为家燕粪便,干燥后使用,亦可用鹰屎白。一说微寒有毒。

【附方】

1.解蛊毒:取燕屎三合(炒),独蒜(去皮)十枚和捣,丸梧桐子大。每服三丸,蛊当随利而出。

2.厌疟疾:燕屎方寸匕,发日平旦和酒一升,令病人两手捧住吸气。慎勿入口,害人。

3.下石淋:用燕屎末,以冷水服五钱。旦服,至食时,当尿石水下。

4.通小便:用燕屎、豆豉各一合,糊丸梧桐子大。每白汤下三丸,日三服。

5.止牙痛:用燕子屎,丸梧桐子大。于疼处咬之,丸化即疼止。

6.小儿猝惊:似有痛处而不知。用燕窝中粪,煎汤洗浴之。

7.消伤挞遗痕:燕屎末,以冷水和醋调,外敷。

天鼠屎

【原文】 味辛,寒。主面痈肿,皮肤洗洗[1]时痛,腹[2]中血气。破寒热积聚,除惊悸。一名鼠法[3],一名石肝。生山谷。

【校勘】

[1]洗洗:《纲目》作"洒洒"。

[2]腹:孙本、黄本并作"肠"。

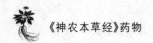

[3]法：孙本作"云"，森本作"姑"。

【译文】　天鼠屎，味辛，性寒。主治面生痈肿，像寒气布散在皮肤上有寒战发抖的样子，常常作痛；能损伤腹中气血，以攻克发冷发烧，积聚不散，消除惊恐，心悸。一个名字叫鼠法，一个名字叫石肝。产在山中的深的坑穴中。

【药物基源】　本品来源蝙蝠科动物蝙蝠 *Vespertiliosuperas* Thomas、大管鼻蝠 *Murinaleu cogaster* Milne-Edwards、普通伏翼 *Pipstrellusa bramus* Temminck、大耳蝠 *Plecotus auritus* Linnaeus、华南大棕蝠 *Eptesicus andersoni* (Dobson)、蹄蝠科动物大马蹄蝠 *Hipposide rosarmiger* Hodgson 及菊头蝠科动物马铁菊头蝠 *Rhinolophus ferrumequinum* Schreber 等的粪便。

【附方】

1.胸腹疼痛：五灵脂、生蒲黄为末，酒调服二分。

鼺鼠

【原文】　主堕胎，令产易。生平谷。

【译文】　鼺鼠，主要能堕胎，使人生孩子容易。生活在平原、山缝、岩穴（窝）中。

【药物基源】　本品为鼺鼠科动物棕鼺鼠 *Petaurista petaurista*（Pallas）的全体。

伏翼

【原文】　味咸，平。主目瞑明目，夜视有精光。久服令人熹乐，媚好，无忧。一名蝙蝠。生川谷。

【译文】　伏翼，味咸，性平。主治眼瞎（或昏暗），能使眼睛视物清楚，夜间视物有明亮之感。长期服用，使人高兴，美丽漂亮，没有忧愁。一个名字叫蝙蝠。生活在山缝、岩穴有流水的地带。

【药物基源】　本品为蝙蝠科动物蝙蝠 *Vespertiliosuperas* Thomas 的全体，今用"夜明砂"为蝙蝠粪便，功用相同。

【附方】

1.仙乳丸：治上焦热，昼常好瞑。用伏翼（五两重）一枚（连肠胃炙燥），云实（微炒）五两，威灵仙三两，牵牛（炒）、苋实各二两，丹砂、雌黄、铅丹各一两，腻粉半两，为末，蜜丸绿豆大。每服七丸，食后木通汤下，以知为度。

2.久咳上气：十年、二十年，诸药不效。用蝙蝠除翅、足，烧焦研末。米饮服之。

3. 久疟不止：用蝙蝠七个，去头、翅、足，捣千下，丸梧桐子大。每服一丸，清汤下。鸡鸣时一丸，禺中一丸。（《范汪方》）

4. 久疟不止：伏翼丸，用蝙蝠一枚（炙），蛇蜕皮一条（烧），蜘蛛五枚（去足，研如膏），鳖甲一枚（醋炙），麝香半两，为末。五月五日午时研匀，以蜘蛛膏入炼蜜和，丸麻子大。每温酒下五丸。

5. 小儿惊痫：用入蛰蝙蝠一个，入成块朱砂三钱在腹内，以新瓦合，煅存性，候冷为末。空心分四服（儿小，分五服），白汤下。

6. 小儿慢惊：返魂丹，治小儿慢惊，及天吊夜啼。用蝙蝠一枚（去肠、翅，炙黄焦），人中白、干蝎（焙）、麝香各一分，为末，炼蜜丸绿豆大。每服乳汁下三丸。

7. 多年瘰疬不愈：神效方：用蝙蝠一个，猫头一个，俱撒上黑豆，烧至骨化，为末掺之（干即油调敷），内服连翘汤。

8. 金疮出血不止，成内漏：用蝙蝠二枚，烧末。水服方寸匕，当下水而血消也。

9. 腋下狐臭：用蝙蝠一个，以赤石脂末半两涂遍，黄泥包固，晒干煅存性。以田螺水调涂腋下，待毒气上冲，急服下药，行一二次妙。

10. 干血气痛：蝙蝠一个，烧存性。每酒服一钱，即愈。

11. 妇人断产：蝙蝠一个烧研，以五朝酒浮调下。

蝦[1]蟆

【原文】　味辛，寒。主邪气，破癥坚血，痈肿，阴疮。服之不患热病。生池泽。

【校勘】

[1]蝦：《千金翼方》、孙本并作"虾"。

【译文】　蝦蟆，味辛，性寒。主治百邪鬼魅；能够攻克癥痕，血凝成硬块；痈肿，女子下阴生疮。服蝦蟆不得热病。生活在水塘、积水坑、湖泊。

【药物基源】　蝦蟆也作虾蟆、蛤蟆。本品为蛙科动物泽蛙 *Rana limnocharis* Boie 的全体。夏、秋季捕捉，捕得后洗净入药。

【附方】

1. 风邪为病：蛤蟆（烧灰）、朱砂等分，为末。每服一钱，水调下，日三四服，甚有神验。

2. 狂言鬼语猝死：用蛤蟆烧末，酒服方寸匕，日三。

3.噎膈吐食:用蛇含蛤蟆,泥包,煅存性,研末。每服一钱,酒下。

4.瘰疬溃烂:用黑色蛤蟆一枚,去肠焙研,油调敷之。忌铁器。

5.头上软疖:蛤蟆,剥皮,贴之,收毒即愈。

6.蝮蛇螫伤:生蛤蟆一枚,捣烂敷之。

马刀

【原文】 味辛,微寒。主漏下赤白,寒热,破石淋,杀禽兽贼鼠。生池泽。

【译文】 马刀,味辛,性微寒。主治漏下赤或色淡之物,发冷发烧;能攻克石淋;能杀死禽兽及像贼样的老鼠。生活在水塘、积水坑、水汇聚处。

【药物基源】 本品为蚌科动物巨首楔蚌 *Cuneopsis capitata*(Heude)或短褐矛蚌 *Lanceolaria grayana*(Lea)及其近缘种的贝壳。秋季捕捞,去肉,取壳,洗净,晒干。

【附方】

1.水瘿气瘿痰饮:蚌壳煅,研粉,饮服。

蟹

【原文】 味咸,寒。主胸中邪气热结痛,㖞僻,面肿,败漆。烧之致鼠。生池泽。

【译文】 蟹,味咸,性寒。主治胸中热邪结聚使胸疼痛;嘴歪斜;消除漆使人面部发肿的危害。火烧蟹可招致老鼠来。生活在大海、湖泊中。

【药物基源】 本品来源于方蟹科动物中华绒螯蟹 *Eriocheir sinensis* H. Milne-Ed-wards 的肉和内脏。秋季捕捉。

【附方】

1.湿热黄疸:蟹烧存性研末,酒糊丸如梧桐子大。每服五十丸,白汤下,日服二次。

2.骨节离脱:生蟹捣烂,以热酒倾入,连饮数碗,其渣涂之。半日内,骨内汩汩有声即好。干蟹烧灰,酒服亦好。

3.中鳝鱼毒:食蟹即解。

蛇蜕

【原文】 味咸,平。主小儿百二十种惊痫瘈疭,癫疾,寒热,肠痔,虫[1]毒,蛇痫。火熬之良。一名龙子衣,一名蛇符,一名龙子单衣,一名弓衣。生川谷及田野。

【校勘】

[1]虫:姜本作"蛊"。

【译文】　蛇蜕,味咸,性平。主治小儿多种惊风、癫痫,抽风时一屈一伸;癫证;发冷发烧;肠痔;虫毒伤人;蛇痫。用火燎存性,或焙的效果好。一个名字叫龙子衣,一个名字叫蛇符,一个名字叫龙子单衣,一个名字叫弓皮。生活在山的深的坑穴中及耕地、荒野中。

【药物基源】　本品为游蛇科动物黑眉锦蛇 *Elaphe taeniura* Cope、锦蛇 *Elaphe carinata*(Guenther)或乌梢蛇 *Zaocys dhunmades*(Cantor)等蜕下的干燥表皮膜。春末夏初或冬初收集,除去泥沙,干燥。

【附方】

1.喉痹,小儿喉痹肿痛:烧末,以乳汁服一钱。

2.缠喉风疾气闭者:用蛇蜕(炙)、当归等分,为末。温酒服一钱,取吐。一方:用蛇皮揉碎烧烟,竹筒吸入即破。一方:蛇皮裹白梅一枚,噙咽。

3.大小口疮:蛇蜕皮水浸软,拭口内,一二遍,即愈。仍以药贴足心。

4.小儿木舌重舌:蛇蜕烧灰,乳和服少许。

5.小儿重腭:并用蛇蜕灰,醋调敷之。小儿口紧不能开合饮食,不语即死:蛇蜕烧灰,拭净敷之。

6.小儿解颅:蛇蜕熬末,以猪颊车髓和,涂之。日三四易。

7.小儿面疮、小儿月蚀:并用蛇蜕烧灰,腊猪脂和,敷之。

8.小儿吐血:蛇蜕灰,乳汁调,服半钱。

9.痘后目翳:用蛇蜕一条(洗焙),天花粉五分,为末。以羊肝破开,夹药缚定,米泔水煮食。

10.卒生翳膜:蛇蜕皮一条,洗晒细剪,以白面和作饼,炙焦黑色,为末。食后温水服一钱,日二次。

11.小便不通:全蛇蜕一条,烧存性研,温酒服之。

12.胎痛欲产日月未足者:以全蜕一条,绢袋盛,绕腰系之。

13.横生逆生、胞衣不下:用蛇蜕炒焦为末,向东酒服一刀圭,即顺。《十全博救方》:用蛇皮一条,瓶内盐泥固,煅研二钱,榆白皮汤服。治逆生须臾不救。用蛇蜕一具,蝉蜕十四个,头发一握,并烧存性。分二服,酒下。仍以小针刺儿足心三七下,擦盐少许,即生。

14. 妇人产难:蛇蜕泡水浴产门,自易。

15. 妇人吹乳:蛇皮一尺七寸,烧末,温酒一盏服。

16. 肿毒无头:蛇蜕灰,猪脂和涂。

17. 石痈无脓,坚硬如石:用蛇蜕皮贴之,经宿即愈。

18. 诸肿有脓:蛇蜕灰,水和,敷上,即孔出。

19. 疔肿鱼脐:《外台秘要》:用蛇蜕鸡子大,水四升,煮三四沸,服汁立瘥。《直指》:治鱼脐疮出水,四畔浮浆。用蛇蜕烧存性研,鸡子清和敷。

20. 恶疮似癞十年不瘥者:全蜕一条烧灰,猪脂和敷。仍烧一条,温酒服。

21. 癜风白驳:《圣惠》:用蛇皮烧灰,醋调涂。《外台》:用蛇蜕摩数百遍,令热。

22. 陷甲入肉,常有血痛苦:用蛇皮一具烧灰,雄黄一弹丸,同研末。先以温浆洗疮,针破贴之。

23. 耳忽大痛,如有虫在内奔走,或血水流出,或干痛不可忍者:蛇蜕烧存性研,鹅翎吹之立愈。

猬皮

【原文】 味苦,平。主五痔,阴蚀,下血赤白五色,血汁不止,阴肿痛引腰背,酒煮杀之。生川谷、田野。

【译文】 猬皮,味苦,性平。主治五痔;阴器部溃疡;流下血赤白,其颜色交错混杂,且血流不止;阴部肿痛牵引腰背,用酒煎煮来消灭它。生活在山的坑穴而有流水的地方及耕地、荒野中。

【药物基源】 本品来源刺猬科动物刺猬 *Erinaceus europaeus* L. 或短刺猬 *Hemichianus dauricus* Sundevall 的干燥外皮。将皮剥下,撒上一层石灰,置于通风处阴干。

【附方】

1. 五痔下血:《衍义》云:用猬皮合穿山甲等分烧存性,入肉豆蔻一半,末之。空腹热米饮服二钱,妙。《外台》:用猬皮方三指大,熏黄如枣大,熟艾一钱,穿地作坑,调和取便熏之,取口中有烟气为佳。火气稍尽即停,三日将息,更熏之,三度永瘥。勿犯风冷,羹臛将养,切忌鸡、鱼、猪、生冷,二十日后补之。

2. 肠痔有虫:猬皮烧末,生油和涂。

3. 肠风下血:白刺猬皮一枚(铫内煿焦,去皮留刺),木贼半两(炒黑),为末。每服二钱,热酒调下。

4. 蛊毒下血：猬皮烧末，水服方寸匕，当吐出毒。

5. 五色痢疾：猬皮烧灰，酒服二钱。

6. 大肠脱肛：猬皮一斤（烧），磁石（煅）五钱，桂心五钱，为末。每服二钱，米饮下。

7. 塞鼻止衄：猬皮一枚，烧末。每用半钱，绵裹塞之，数易之瘥。

8. 鼻中息肉：猬皮炙为末，绵裹塞之三日。

9. 眼睫倒刺：猬刺、枣针、白芷、青黛等分为末。随左右目嗜鼻中，口含冷水。

10. 反胃吐食：猬皮烧灰，酒服。或煮汁，或五味淹炙食。

11. 小儿惊啼，状如物刺：用猬皮三寸烧末，敷乳头饮儿。

12. 猘犬咬伤：猬皮、头发等分烧灰，水服。

蠮螉

【原文】 味辛。主久聋，欬逆，毒气，出刺，出汗。生川谷。

【译文】 蠮螉，味辛。主治长期耳聋，咳嗽，毒物，能使刺物出，使人出汗。生活在平川的高坡上。

【药物基源】 本品来源于蜾蠃科昆虫蜾蠃 *Eumenes pomifomis* Fabr. 的全虫。夏、秋季捕捉，捕得后以热水烫死，晒干。民间呼为"土蜂子"。

【附方】

1. 出竹木刺：蠮螉生研，外敷。

蜣螂

【原文】 味咸，寒。主小儿惊痫瘛疭，腹胀[1]，寒热，大人癫疾、狂易[2]。一名蛣蜣[3]。火熬之良。生池泽[4]。

【校勘】

[1]胀：孙本、黄本并作"张"。

[2]易：《纲目》、姜本并作"阳"。其"阳"当为"易"，白头翁亦有此。当据改。

[3]蜣：卢本作"蜋"。

[4]生池泽：据《证类》、孙本补。

【译文】 蜣螂，味咸，寒。主治小儿惊风；癫痫有一伸一屈的抽搐；腹部胀满；发冷发烧；成人癫证及如狂证。一个名字叫蛣蜣。用火燎的，或用火焙的效果好。生活在积水坑水草丛杂的地方。

【药物基源】 本品来源鞘翅目金龟子科昆虫蜣螂 *Catharsius molossus* L. 的干燥全虫。民间呼为"屎壳郎"。一般 6～8 月间捕捉,捉回后置沸水中烫死,烘干即得。

【附方】

1. 小儿惊风,不拘急慢:用蜣螂一枚杵烂,以水一小盏,于百沸汤中荡热,去滓饮之。

2. 小儿疳疾:土裹蜣螂,煨熟,与食之。

3. 小儿重舌:蜣螂,烧末,唾和,敷舌上。

4. 膈气吐食:用地牛儿二个,推屎虫一公一母,同入罐中,待虫食尽牛儿,以泥裹煨存性;用去白陈皮二钱,以巴豆同炒过,去豆,将陈皮及虫为末。每用一二分,吹入咽中。吐痰三、四次,即愈。

5. 赤白下痢:黑牛散:治赤白痢、噤口痢及泄泻。用黑牛儿(即蜣螂,一名铁甲将军),烧研。每服半钱,或一钱,烧酒调服(小儿以黄酒服),立效。

6. 大肠脱肛:蜣螂,烧存性,为末,入冰片研匀。掺肛上,托之即入。

7. 大小便闭,经月欲死者:《本事方》推车散:用推车客七个(男用头,女用身),土狗七个(男用身,女用头),新瓦焙,研末。用虎目树南向皮,煎汁调服。只一服即通。《杨氏经验方》:治大小便不通。六、七月寻牛粪中大蜣螂十余枚,线穿阴干,收之。临时取一个全者,放净砖上,四面以灰火烘干,当腰切断(如大便不通,用上截;小便不通,用下截),各为细末,取井华水服之(二便不通,全用),即解。

8. 大肠秘塞:蜣螂(炒,去翅、足)为末,热酒服一钱。

9. 小便转胞不通:用死蜣螂二枚,烧末,井华水一盏调服。

10. 小便血淋:蜣螂研水服。

11. 痔漏出水:用蜣螂一枚阴干,入冰片少许,为细末,纸捻蘸末入孔内。渐渐生肉,药自退出,即愈。《袖珍方》:用蜣螂,焙干,研末。先以矾汤洗过,贴之。

12. 一切漏疮:不拘蜂瘘、鼠瘘。蜣螂烧末,醋和敷。

13. 附骨疽漏:蜣螂七枚,同大麦捣敷。

14. 一切恶疮及沙虱、水弩、恶疰:五月五日取蜣螂蒸过,阴干为末,油和敷之。

15. 疔肿恶疮:杨柳上大乌壳硬虫(或地上新粪内及泥堆中者),生取,以蜜汤浸死,新瓦焙焦,为末。先以烧过针拨开,好醋调,敷之。

16. 无名恶疮,忽得不识者:用死蜣螂杵汁涂之。

17. 灸疮血出不止:用死蜣螂,烧研,猪脂和涂。

18.大赫疮疾,急防毒气入心:先灸,后用干蜣螂为末,和盐水敷四围,如韭叶阔,日一上之。

19.疠疡风病:取涂中死蜣螂杵烂,揩疮令热,封之。一宿瘥,止。

20.鼻中息肉:蜣螂十枚,纳青竹筒中,油纸密封,置厕坑内,四十九日取出晒干,入麝香少许,为末涂之。当化为水也。

21.沙尘入目:取生蜣螂一枚,手持其背,于眼上影之,自出。

22.下部䘌虫,痛痒脓血,旁生孔窍:蜣螂七枚(五月五日收者),新牛粪半两,肥羊肉一两(炒黄),同捣成膏,丸莲子大,炙热,绵裹纳肛中。半日即大便中虫出,三度永瘥。

蛞蝓

【原文】 味咸,寒。主贼风喎僻,轶筋及脱肛,惊痫挛缩。一名陵蠡。生池泽及阴地、沙石、垣下。

【译文】 蛞蝓,味咸,性寒。主治贼风使嘴歪斜,筋脉突起及脱肛;惊风、癫痫有抽风而挛缩。一个名字叫陵蠡。其生活在水塘、积水坑、沟渠、水草丛杂的地方及阴湿的地面、沙石、墙阴面下。

【药物基源】 本品来源蛞蝓科动物蛞蝓 *Agriolimax agrestis* Linnaeus 的全体。夏季捕捉。蛞蝓体无外壳,时珍认为蛞蝓与蜗牛的主治功用相似。

【附方】

1.脚胫烂疮:用蜒蚰十条,瓦焙研末,油调敷之,立效。

白颈蚯蚓

【原文】 味咸,寒。主蛇瘕,去三虫,伏尸,鬼疰、蛊毒,杀长虫仍自化作水。生平土。

【译文】 白颈蚯蚓,味咸,性寒。主治蛇瘕;能祛除三虫、伏尸、鬼疰、蛊毒;能杀死蛔虫。连续不断地加工可变成水。生活在平地的土地中。

【药物基源】 本品为巨蚓科动物参环毛蚓 *Pheretima aspergillum* E. Perrier 或正蚓科动物背暗异唇蚓 *Allolobophora caliginosa* trapezoides 等的全体。7～9 月间采收。捕后拌以稻草灰,用温水稍泡,除去体外黏膜,剖腹,洗净体内泥沙,晒干或焙干。

【附方】

1.伤寒热结,六七日狂乱,见鬼欲走:以大蚓半斤去泥,用人溺煮汁饮。或

生绞汁亦可。(《肘后方》)

2.阳毒结胸:按之极痛,或通而复结,喘促,大躁狂乱。取生地龙四条,洗净,研如泥,入生姜汁少许,蜜一匙,薄荷汁少许,新汲水调服。若热炽者,加片脑少许。即与揉心下,片时自然汗出而解。不应,再服一次,神效。(《伤寒蕴要》)

3.诸疟烦热太躁:用上方服之,甚效。亦治瘴疟。(《直指》)

4.小便不通:蚯蚓,捣烂,浸水。滤取浓汁半碗服,立通。(《斗门》)

5.老人尿闭:白颈蚯蚓、茴香等分,杵汁,饮之即愈。

6.小儿尿闭:乃热结也。用大地龙数条去泥,入蜜少许,研敷茎卵。仍烧蚕蜕纸、朱砂、龙脑、麝香同研少许,以麦门冬、灯心煎汤调服。

7.小儿急惊:五福丸,用生蚯蚓一条,研烂,入五福化毒丹一丸,同研,以薄荷汤少许化下。

8.惊风闷乱:乳香丸,治小儿慢惊风,心神闷乱,烦懊不安,筋脉拘急,胃虚虫动,反折啼叫。用乳香半钱,胡粉一钱,研匀,以白颈蚯蚓(生,捏去土),捣烂和,丸麻子大。每服七丸至十五丸,葱白煎汤下。(《普济方》)

9.慢惊虚风:用平正附子去皮脐,生研为末,以白颈蚯蚓于末内滚之,候定,刮蚓上附末,丸黄米大。每服十丸,米饮下。

10.急慢惊风:五月五日取蚯蚓,竹刀截作两段,急跳者作一处,慢跳者作一处,各研烂,入朱砂末和作丸,记明急惊用急跳者,慢惊用慢跳者。每服五七丸,薄荷汤下。

11.小儿卵肿:用地龙,连土为末,津调敷之。

12.劳复卵肿或缩入腹:腹中绞痛,身体重,头不能举。小腹里急,热上冲胸四支拘急欲死。用蚯蚓二十四枚,水一斗,煮取三升,顿服取汗。或以蚯蚓数升绞汁服之,并良。

13.手足肿痛欲断:取蚓三升,以水五升,绞汁二升半,服之。

14.代指疼痛:蚯蚓杵,敷之。

15.风热头痛:地龙(炒研)、姜汁、半夏饼、赤茯苓等分,为末。每服一字至半钱,生姜、荆芥汤下。

16.头风疼痛:龙珠丸,用五月五日取蚯蚓,和冰片、麝杵,丸麻子大。每以一丸纳鼻中,随左右。先涂姜汁在鼻,立愈。

17.偏正头痛不可忍者:《普济》龙香散:用地龙(去土,焙)、乳香等分。为末。每以一字作纸捻,灯上烧烟,以鼻嗅之。《澹寮方》:加人指甲等分,每用一捻,香炉内慢火烧,以纸筒引烟入鼻熏之。口噙冷水,有涎吐去。仍以好茶一盏点呷，即愈。

18.风赤眼痛：地龙十条，炙为末，茶服三钱。

19.风虫牙痛：盐化地龙水，和面纳齿上，又以皂荚，去皮，研末涂上，虫即出。又同玄胡索、荜茇末塞耳。

20.牙齿裂痛：死蚯蚓，为末，敷之即止。

21.齿缝出血不止：用地龙末、枯矾各一钱，麝香少许，研匀擦之。

22.牙齿动摇及外物伤动欲落，诸药不效者：干地龙（炒）、五倍子（炒）等分为末。先以生姜揩牙，后敷擦之。

23.木舌肿满，不治杀人：蚯蚓一条，以盐化水涂之，良久渐消。

24.咽喉卒肿不下食：地龙十四条，捣涂喉外。又以一条，着盐化水，入蜜少许，服之。

25.喉痹塞口：《普济》：用韭地红小蚯蚓数条，醋擂取汁食之，并噙在喉内，即吐出痰血二三碗，饮食即进，神效。《圣惠》：用地龙一条，研烂，以鸡子白搅和，灌入即通。

26.鼻中息肉：地龙（炒）一分，牙皂一挺，为末。蜜调涂之，清水滴尽即除。

27.耳卒聋闭：蚯蚓入盐，安葱内，化水点之，立效。

28.聤耳出脓：生地龙、釜上墨、生猪脂等分，研匀，葱汁和，捻作挺子，绵裹塞之。《圣惠方》：用地龙为末，吹之。耳中耵聍干结不出：用白蚯蚓，入葱叶中化为水，滴耳令满。不过数度，即易挑出。

29.蚰蜒入耳：地龙，为末，入葱叶内，化水点入，则蚰蜒亦化为水。

30.白秃头疮：干地龙为末，入轻粉，麻油调搽。

31.瘰疬溃烂流串者：用荆芥根下段，煎汤温洗，良久，着疮破紫黑处，以针刺去血，再洗三四次。用韭菜地上蚯蚓一把，五更时收取，炭火上烧红，为末。每一匙，入乳香、没药、轻粉各半钱，穿山甲九片，炙为末，油调敷之，如神。

32.龙缠疮毒：水缸底蚯蚓一条，连泥捣敷，即愈。

33.蜘蛛咬疮遍身皆有：以葱一枚，去尖头，将蚯蚓入叶中，紧捏两头，勿令泄气，频摇动，即化为水，以点咬处，甚效。

34.阳证脱肛：以荆芥、生姜煎汤洗之；用地龙（蟠如钱样者，去土）一两，朴硝二钱，为末，油调敷之。

35.疠风痛痒：白颈蚯蚓，去土，以枣肉同捣，丸梧子大。每美酒下六十丸。忌姜、蒜。（《活人心统》）

36.对口毒疮，已溃出脓：取韭地蚯蚓，捣细，凉水调敷，日换三四次。

37.耳聋气闭：蚯蚓、川芎䓖各两半，为末。每服二钱，麦门冬汤下。服后低

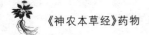
头伏睡。一夜一服,三夜立效。

38.口舌糜疮:地龙、吴茱萸,研末,醋调生面和,涂足心,立效。

蛴螬

【原文】 味咸,微温。主恶血血瘀痹气,破折血①在胁下坚满痛,月②闭,目中淫肤,青翳;白膜。一名蟦蛴。生平泽。

【注释】

①折血:折,死。折血,即死血、瘀血。

②月:月经。

【译文】 蛴螬,味咸,性微温。主治死血使血瘀气闭阻(气滞);能攻克瘀血在胁下有硬闷疼痛;经闭;目中有胬肉;目青盲有翳侯之青光眼;眼内有白膜(白内障)。生活在平原水草丛杂的地方。

【药物基源】 本品来源金龟子科昆虫朝鲜黑金龟子 *Holotrichia diomphalia* Bates 或其他近缘昆虫的干燥幼虫。5～8 月间翻土捕捉,捕得后用沸水烫死,晒干。

【附方】

1.小儿脐疮:蛴螬研末敷之,不过数次。

2.小儿唇紧:蛴螬研末,猪脂和,敷之。

3.赤白口疮:蛴螬研汁,频搽取效。

4.丹毒浸淫:走串皮中,名火丹。以蛴螬捣烂,涂之。

5.痈疽痔漏:蛴螬研末,敷之,日一上。

6.虎伤人疮:蛴螬捣烂,涂之,日上。

7.竹木入肉:蛴螬捣涂之,立出。

8.麦芒入眼:以新布覆目上,持生蛴螬从布上摩之,芒着布上出也。

9.断酒不饮:蛴螬研末,酒服,永不饮。

石蚕

【原文】 味咸,寒。主五癃,破石淋,堕胎。肉解结气,利水道,除热。一名沙虱。生池泽。

【译文】 石蚕,味咸,性寒。主治五淋;能攻克石淋,能堕胎。肉,能疏解气滞;通利水道;清除发热。一个名字叫沙虱。生活在大海、湖泊中。

【药物基源】 本品来源石蚕科昆虫石蛾或其近缘昆虫的幼虫。宗奭述其形态曰：“石蚕在处山河中多有之。附生水中石上，作丝茧如钗股，长寸许，以蔽其身。其色如泥，蚕在其中，故谓之石蚕，亦水中虫耳。方家用者绝稀。”陈藏器认为乃石蠹虫，生石中，状如蚕，解放丝连缀小石如茧。春夏羽化作小蛾，水上飞。一说为蕨类植物“水龙骨”。

雀瓮

【原文】　味甘，平。主小儿惊痫，寒热，结气，蛊毒，鬼疰。一名躁舍。生树枝间。

【译文】　雀瓮，味甘，性平。主治小儿惊风，癫痫；发冷发烧；气机郁结；蛊毒、鬼疰。一个名字叫躁舍。生活在树枝上。

【药物基源】　本品为刺蛾科昆虫黄刺蛾 *Cnidocampa flavescens*（Walker）的虫茧。8月采收。又称“蚝虫”。

【附方】

1. 撮口噤风：用棘科上雀儿饭瓮子未开口者，取内物和乳汁研，灌之。又方：棘刚子五枚，赤足蜈蚣一条，烧存性，研匀，饭丸麻子大。每服三五丸，乳汁下。亦可末服一字。

2. 小儿脐风：白龙散，用天浆子（有虫者）一枚，真僵蚕（炒）一枚，腻粉少许，研匀。以薄荷自然汁调，灌之。取下毒物神效。

3. 急慢惊风，口眼歪斜，搐搦痰盛：用天浆子房（去皮，生用）三枚，干蝎（生用）七枚，朱砂一钱，研匀，饭丸粟大。每服二丸，荆芥汤送下。

4. 乳蛾喉痹：用天浆子（即红姑娘），徐徐嚼咽。

5. 小儿痫疾：棘枝上雀瓮，研，其间虫出，取汁灌之。

樗鸡

【原文】　味苦，平。主心腹邪气，阴痿，益精强志，生子，好色，补中轻身。生川谷。

【译文】　樗鸡，味苦，性平。主治胸腹有气滞；阴痿不举；增补精气，使记忆力加强；使人能生下孩子；色泽姣艳；修补内脏，使身体轻巧灵便。生活在平川、山沟有流水的地方。

【药物基源】　本品来源蜡蝉科动物樗鸡 *Lycorma delicatula* White 的成虫。7～8月捕捉，捕后蒸死或烤死，晒干。俗称“红娘子”。

【附方】

1.子宫虚寒证,妇人无子,由子宫虚寒,下元虚,月水不调,或闭或漏,或崩中带下,或产后败血未尽,内结不散:用红娘子六十枚,大黄、皂荚、葶苈各一两,巴豆一百二十枚,为末。枣肉为丸,如弹子大。以绵裹留系,用竹筒送入阴户。一时许发热渴,用熟汤一二盏解之。后发寒,静睡要安,三日方取出。每日空心以鸡子三枚,胡椒末二分,炒食,酒下以补之,久则子宫暖矣。

2.瘰疬结核:用红娘子十四枚,乳香、砒霜各一钱,硇砂一钱半,黄丹五分,为末。糯米粥和作饼,贴之。不过一月,其核自然脱下矣。

3.疯狗咬伤,不治即死:用红娘子二个、斑蝥五个(并去翅、足,若四十岁各加一个,五十岁各加二个),青娘子三个(去翅、足,四十岁加一个,五六十岁加二个),海马半个,续随子一分,乳香、沉香、桔梗各半分,酥油少许,为末。十岁者作四服,十五岁作三服,二十岁作二服,三十岁作一服。

4.横痃便毒:鸡子一个开孔,入红娘子六个,纸包煨熟。去红娘子,食鸡子,以酒下。小便淋沥出浓血即愈。

斑猫

【原文】 味辛,寒。主寒热,鬼疰,蛊毒,鼠瘘,恶疮疽蚀,死肌,破石癃。一名龙尾。生川谷。

【译文】 斑猫,味辛,性寒。主治发冷发烧;鬼疰,蛊毒;鼠瘘;能去掉疽的死肉;能攻克石淋。一个名字叫龙尾。生活在平川、山沟有流水的地方。

【药物基源】 斑猫,又作"斑蝥"。为芫菁科昆虫南方大斑蝥 *Mylabris phalerata* Pallas 或黑黄小斑蝥 *Mylabris cichorii* Linnaeus 的干燥体。蝥。形态大如巴豆,背上有黄、黑色横纹,嘴尖处有一小赤点,在豆叶上食汁。本品毒性较大。

【附方】

1.内消瘰疬,不拘大人小儿:《经验方》:用斑蝥一两(去翅、足),以粟一升同炒,米焦去米不用,入干薄荷四两为末,乌鸡子清丸如绿豆大。空心腊茶下一丸,加至五丸,却每日减一丸,减至一丸后,每日五丸,以消为度。《广利》:治瘰疬经久不瘥。用斑蝥一枚,去翅、足,微炙,以浆水一盏,空腹吞之。用蜜水亦可。重者不过七枚瘥也。

2.瘘疮有虫:八月中多取斑蝥,以苦酒浸半日,晒干。每用五个(铜器炒熟为末),巴豆一粒,黄犬背上毛二七根(炒研),朱砂五分。同和苦酒顿服,其虫当尽出也。

3.痈疽拔脓，痈疽不破，或破而肿硬无脓：斑蝥为末，以蒜捣膏，和水一豆许，贴之。少顷脓出，即去药。

4.疔肿拔根：斑蝥一枚捻破，以针划疮上，作"米"字形样，封之，即出根也。

5.血疝便毒：不拘已成、未成，随即消散。斑蝥三个（去翅、足，炒），滑石三钱，同研，分作三服。空心白汤下，日一服，毒从小便出。如痛，以车前、木通、泽泻、猪苓煎饮，名破毒饮，甚效。

6.积年癣疮：《外台》：用斑蝥半两，微炒为末，蜜调敷之。《永类钤方》：用斑蝥七个，醋浸，露一夜，搽之。

7.面上瘑癗大风，面上有紫瘑癗未消：用干斑蝥末，以生油调敷。约半日，瘑癗胀起。以软帛拭去药，以棘针挑破，近下令水出干。不得剥其疮皮，及不可以药近口、眼。若是尖瘑癗子，即勿用此，别用胆矾末合药以治之。

8.疣痣黑子：斑蝥三个，人言少许。以糯米五钱，炒黄，去米，入蒜一个，捣烂点之。

9.疯狗咬伤：用大斑蝥三七枚，去头、翅、足，用糯米一勺，略炒过，去斑蝥。别以七枚如前炒，色变，复去之。别以七枚如前，至青烟为度，去蝥，只以米为粉。用冷水入清油少许，空心调服。须臾再进一服，以小便利下毒物为度。如不利，再进。利后肚疼，急用冷水调青靛服之，以解其毒，否则有伤。黄连水亦可解之。但不宜服一切热物也。（《医方大成》）

10.中沙虱毒：斑蝥二枚，一枚末服，一枚烧至烟尽，研末，敷疮中，立瘥。

11.塞耳治聋：斑蝥（炒）二枚，生巴豆（去皮、心）二枚，杵丸枣核大。绵裹塞之。

12.妊娠胎死：斑蝥一枚，烧研水服，即下。

蝼[1]蛄

【原文】　味咸，寒。主产难，出肉中刺[2]，溃痈肿，下哽噎，解毒，除恶疮[3]。一名蟪蛄[4]，一名天蝼，一名蟹[5]。夜出者良。生平泽[6]。

【校勘】

[1]蝼：《御览》作"蟺"。

[2]出肉中刺：《御览》作"出刺在肉中"。

[3]除恶疮："除"，《御览》作"愈"，"疮"孙本、黄本并作"创"。

[4]一名蟪蛄：《御览》无。

[5]螜:《御览》作"殼"。

[6]生平泽:据《大观》、孙本补。

【译文】 蝼蛄,味咸,性寒。主治分娩困难;能拔除肉中的刺;使痈肿破溃;能攻克食物不能下咽而阻塞咽喉;能解毒,以消除恶疮。一个名字叫蟪蛄,一个名字叫天蝼,一个名字叫螜。夜间出来活动的效果好。生活在平原水草丛杂的地方。

【药物基源】 本品来源蝼蛄科华北蝼蛄 *Gryllotalpa unispina* 全体。夏、秋间耕地翻土时捕捉,或晚上点灯诱捕。捕得后用沸水烫死,晒干或烘干。俗称"土狗"。

【附方】

1. 十种水病:肿满喘促不得卧。《圣惠方》:以蝼蛄五枚,焙干为末。食前白汤服一钱,小便利为效。杨氏:加甘遂末一钱,商陆汁一匙,取下水为效。忌盐一百日。

2. 小便秘者:《圣惠方》:用蝼蛄下截焙研,水服半钱,立通。《保命集》:用蝼蛄一个,葡萄心七个,同研,露一夜,日干研末,酒服。《乾坤秘韫》:用端午日取蝼蛄,阴干,分头、尾焙收。治上身用头末七个,治中用腹末七个,治下用尾末七个,食前酒服。

3. 大腹水病:《肘后方》:用蝼蛄,炙熟,日食十个。《普济方》半边散:治水病。用大戟、芫花、甘遂、大黄各三钱,为末。以土狗七枚(五月能飞者),捣葱铺新瓦上焙之,待干去翅、足。每个剪作两半边,分左右记收。欲退左即以左边七片焙研,入前末二钱,以淡竹叶、天门冬煎汤,五更调服。候左退三日后,服右边如前法。

4. 嗜鼻消水,面浮甚者:用土狗一个,轻粉二分半,为末。每嗜少许入鼻内,黄水出尽为妙。

5. 小便不通、石淋作痛:用大蝼蛄二枚,取下体,以水一升渍饮,须臾即通。《唐氏经验方》:用土狗后截,和麝捣,纳脐中,缚定,即通。《医方摘要》:用土狗一个炙研,入冰片、麝香少许,翎管吹入茎内。

6. 大小便闭,经月欲死:《普济方》:用土狗、推车客各七枚,并男用头,女用身,瓦焙焦为末。以向南樗皮煎汁饮,一服神效。

7. 胞衣不下,困极腹胀则杀人:蝼蛄一枚,水一升,煮三沸,灌入,下喉即出也。

8. 脐风出汁:蝼蛄、甘草等分,并炙为末,敷之。

9. 牙齿疼痛:土狗一个,旧糟裹定,湿纸包,煨焦,去糟研末,敷之立止。

10. 紧唇裂痛：蝼蛄烧灰，敷之。

11. 塞耳治聋：蝼蛄五钱，穿山甲（炮）五钱，麝香少许，为末，葱汁和丸，塞之。外用嗤鼻药，即通。

12. 颈项瘰疬：用带壳蝼蛄七枚，生取肉，入丁香七粒于壳内，烧过，与肉同研，用纸花贴之。

13. 箭镞入肉：以蝼蛄杵汁滴上，三五度，自出。

14. 误吞钩线：蝼蛄，去身，吞其头数枚。

蜈蚣

【原文】　味辛，温。主鬼疰，蛊毒，啖诸蛇、虫、鱼毒，杀鬼物老精，温疟，去三虫。生川谷。

【译文】　蜈蚣，味辛，性温。主治鬼疰；蛊毒；能吃（消灭）众多的蛇、虫、鱼之毒；消灭鬼魅、老妖精；温疟先发热后发冷；能祛除三虫。生活在河流、溪流的附近。

【药物基源】　本品为蜈蚣科动物少棘巨蜈蚣 *Scolopendra subspinipes mutilans* L. Koch 的干燥体。春、夏二季捕捉，用竹片插入头尾，绷直，干燥。

【附方】

1. 小儿撮口：但看舌上及上下腭有疮如粟米大是也。指甲刮破，以蜈蚣研汁，敷两头肉，即愈。如无生者，干者亦可。

2. 小儿急惊：蜈蚣一条（全者，去足，炙为末），丹砂、轻粉等分研匀，阴阳乳汁和，丸绿豆大。每岁一丸，乳汁下。名万金散。

3. 天吊惊风：目久不下，眼见白睛，及角弓反张，声不出者，双金散主之。用大蜈蚣一条去头足，酥炙，用竹刀批开，记定左右。又以麝香一钱，亦分左右各记明，研末包定。每用左边者吹左鼻，右边者吹右鼻，各少许，不可过多。若眼未下，再吹些须，眼下乃止。

4. 破伤中风欲死：《圣惠方》：用蜈蚣，研末，擦牙，追去涎沫，立瘥。《儒门事亲》：用蜈蚣头、乌头尖、附子底、蝎梢等分为末。每用一字或半字，热酒灌之，仍贴疮上，取汗愈。

5. 口眼歪斜，口内麻木者：用蜈蚣三条（一蜜炙，一酒浸，一纸裹煨，并去头足）；天南星一个（切作四片，一蜜炙，一酒浸，一纸裹煨，一生用），半夏、白芷各五钱，通为末，入麝少许。每服一钱，热调下，日一服。

6. 腹内蛇症：误食菜中蛇精，成蛇瘕，或食蛇肉成瘕，腹内常饥，食物即吐。

以赤足蜈蚣一条炙,研末,酒服。

7. 蝮蛇螫伤:蜈蚣,研末,敷之。

8. 射工毒疮:大蜈蚣一枚,炙研,和酢敷之。

9. 天蛇头疮:生手指头上。用蜈蚣一条,烧烟熏一二次即愈。或为末,猪胆汁调,涂之。

10. 丹毒瘤肿:用蜈蚣一条干者,白矾一皂子大,雷丸一个,百部二钱,研末,醋调敷之。

11. 瘰疬溃疮:茶、蜈蚣二味,炙至香熟,等分捣筛为末。先以甘草汤洗净,敷之。

12. 聤耳出脓:蜈蚣末,吹之。

13. 小儿秃疮:大蜈蚣一条,盐一分,入油内浸七日。取油搽之,极效。

14. 便毒初起:黄脚蜈蚣一条,瓦焙存性,为末。酒调服,取汗即散。

15. 痔疮疼痛:《直指》:用赤足蜈蚣,焙为末,入片脑少许,唾调敷之。孙氏《集效》:用蜈蚣三、四条,香油煮一二沸,浸之。再入五倍子末二三钱,瓶收密封。如遇痛不可忍,点上油,即时痛止,大效。

16. 腹大如箕:用蜈蚣三五条,酒炙研末。每服一钱,以鸡子二个,打开入末在内,搅匀纸糊,沸汤煮熟食之。日一服,连进三服,瘳。

17. 脚肚转筋:蜈蚣,烧,猪脂和敷。

18. 女人趾疮:甲内恶肉突出不愈。蜈蚣一条,焙研敷之。外以南星末,醋和敷四围。

马陆

【原文】 味辛,温。主腹中大坚癥,破积聚,息肉,恶疮,白秃。一名百足。生川谷。

【译文】 马陆,味辛,性温。主治腹内有极大而硬的癥块;能攻克积聚;息肉、恶疮、白秃。一个名字百足。生活在平原、两山之间有流水的地方。

【药物基源】 本品为圆马陆科动物宽跗陇马陆 *Kronopolites svenhedini* (Verhoeff)的全体。6~8月捕捉,去净杂质、泥土,晒干或烘干。

【附方】

1. 久疟发歇无时:百节虫四十九枚,湿生虫四十九枚,砒霜三钱,为末作丸,手把一丸,嗅之七遍。

地胆

【原文】　味辛,寒。主鬼疰,寒热,鼠瘘,恶疮,死肌,破癥瘕,堕胎。一名蚖青。生川谷。

【译文】　地胆,味辛,性寒。主治鬼疰,发冷发烧,鼠瘘、恶疮之死肉;能攻克癥瘕;能堕胎。一个名字叫蚖青。生活在平原、两山之间有流水的地方。

【药物基源】　本品为芫青科昆虫地胆芫菁 *Meloe corvinus* Marseul 的干燥全虫。夏、秋捕捉,用沸水烫死,晒干。

【附方】

1.小肠气痛:地胆(去翅、足、头,微炒)、朱砂各半两,滑石一两,为末。每苦疾,酒食前调服二钱,即愈。

2.鼻中息肉:地胆,生研汁,灌之。干者,酒煮取汁。又方:细辛、白芷等分。为末,以生地胆汁和成膏。每用少许点之,取消为度。

萤火

【原文】　味辛,微温。主明目,小儿火疮,伤热气,蛊毒,鬼疰,通神精。一名夜光。生阶地、池泽。

【译文】　萤火,味辛,性微温。主要能使眼睛视物清楚;治小儿火烧成疮疡;被热气伤;蛊毒;鬼疰;能使人像神一样精明通晓。一个名字叫夜光。生活在山区、丘陵的梯形地(坡地)、水草丛杂而有流水的地方。

【药物基源】　本品来源萤科动物萤火虫 *Luciola vitticollis* Kies 的全虫。夏、秋季间捕捉,捕后用沸水烫死,晒干。

【附方】

1.黑发:七月七日夜,取萤火虫二七枚,捻发自黑也。

2.劳伤肝气目暗方:用萤火二七枚,纳大鲤鱼胆中,阴干百日,为末。每点少许,极妙。一方用白犬胆。

衣鱼

【原文】　味咸,温[1]。主妇人疝瘕[2],小便不利,小儿中[3]风,项强背起[4],摩之。一名白鱼。生平泽。

【校勘】

[1]温:孙本其下有"无毒"二字。当据补。

[2]瘕:《御览》作"疵"。"疵"当作"瘕"。

[3]中:《御览》其上有"头"字。

[4]项强背起:强,《御览》作"彊";背起,《御览》、森本并作"皆宜"。

【译文】 衣鱼,味咸,性温。主治妇人疝瘕;小便不利;小儿伤风,使项硬牵引背部,涂抹在发病处。一个名字叫白鱼。生活在平原大野水草丛杂之地。

【药物基源】 本品来源衣鱼科昆虫毛衣鱼 *Ctenolepisma oillosa*（Fabr.）的全体。俗称"书虫",因色白有尾且微小,好栖陈旧衣物、书籍间,故称"衣鱼""白鱼"。

【附方】

1.小儿胎寒,腹痛汗出:用衣中白鱼二七枚,绢包,于儿腹上回转摩之,以愈为度。

2.小儿撮口:壁鱼儿研末。每以少许涂乳,令儿吮之。

3.小儿客忤,项强欲死:衣鱼十枚,研敷乳上,吮之入咽,立愈。或以二枚涂母手中,掩儿脐,得吐下愈,外仍以摩儿顶及项强处。

4.小儿天吊,目睛上视:并口手掣动用壁鱼儿干者十个,湿者五个,用乳汁和研,灌之。

5.小儿痫疾:白鱼酒,用衣中白鱼七枚,竹茹一握,酒一升,煎二合,温服之。

6.偏风口歪:取白鱼摩耳下,左歪摩右,右歪摩左,正乃已。

7.小儿重舌:衣鱼烧灰,敷舌上。

8.目中浮翳:书中白鱼末,注少许于翳上,日二。

9.沙尘入目不出者:杵白鱼,以乳汁和,滴目中,即出。或为末,点之。

10.小便不通:滑石白鱼散:用白鱼、滑石、乱发(烧)等分,为散。饮服半钱匕,日三。

11.小便转胞不出:纳衣鱼一枚于茎中。

12.妇人尿血:衣中白鱼三十枚,纳入阴中。

鼠妇

【原文】 味酸,温。主气癃不得小便,妇人月闭血瘕,痫痉,寒热,利水道。一名眉蟠,一名蚜蝛。生平谷。

【译文】 鼠妇,味酸,性温。主治气淋不能排小便;妇人经闭而有血瘕,癫痫有抽搐;有发冷发烧;使水道通利。一个名字叫眉蟠,一个名字叫蟪蝛。生活在平原、坑穴等地方。

【药物基源】　本品来源鼠妇科动物平甲虫 *Armadillidium vulgare*（Latreille）的干燥全体。民间呼为"西瓜虫"一般多在 4～9 月间捕捉,捕得后用沸水烫死,晒干或炒干。（见附图 124）

【附方】

1. 产妇尿秘:鼠妇七枚熬,研末,酒服。

2. 撮口脐风《圣惠方》:用鼠妇虫杵,绞汁少许,灌之。

3. 鹅口白疮:鼠妇研水涂之,即愈。

4. 风虫牙痛:鼠妇一枚,绵裹咬之。勿令人知。

5. 风牙疼痛:鼠妇、巴豆仁、胡椒各一枚,研匀,饭丸绿豆大。绵裹一丸咬之,良久涎出吐去,效不可言。

6. 痘疮倒黶:鼠妇为末,酒服一字,即起。

7. 蚰蜒入耳:鼠妇,研烂,涂耳边自出。或摊纸上作捻,安入耳中亦出。

水蛭

【原文】　味咸,平。主逐恶血,瘀血月闭,破血瘕积聚,无子,利水道。生池泽。

【译文】　水蛭,味咸,性平。主要能驱逐死血;瘀血经闭;能攻克血瘕积聚,不生孩子;能通利水道。生活在水塘、沟渠、湖泊中。

【药物基源】　本品为水蛭科动物蚂蟥 *Whitmania pigra* Whitman、水蛭 *Hirudo nipponica* Whitman 或柳叶蚂蟥 *Whitmania acranulata* Whitman 的干燥全体。夏、秋二季捕捉,用沸水烫死,晒干或低温干燥。

【附方】

1. 漏血不止:水蛭,炒为末,酒服一钱,日二服,恶血消即愈。

2. 产后血晕:血结聚于胸中,或偏于少腹,或连于胁肋。用水蛭(炒)、虻虫(去翅、足,炒)、没药、麝香各一钱,为末,以四物汤调下。血下痛止,仍服四物汤。

3. 折伤疼痛:水蛭,新瓦焙为细末。酒服一钱。食顷作痛,可更一服。痛止,便将折骨药封,以物夹定,调理。

4. 跌扑损伤,瘀血凝滞,心腹胀痛,大小便不通,气绝欲死:用红蛭(石灰炒黄)半两,大黄、牵牛头末各二两,为末。每服二钱,热酒调下。当下恶血,以尽为度。名夺命散。

5.坠跌打击：水蛭、麝香各一两锉碎，烧令烟出，为末。酒服一钱，当下蓄血。未止再服，其效如神。

6.杖疮肿痛：水蛭，炒研，同朴硝等分。研末，水调敷之。

7.赤白丹肿：以水蛭十余枚，令咂病处，取皮皱肉白为效。冬月无蛭，地中掘取，暖水养之令动。先净人皮肤，以竹筒盛蛭合之，须臾咬咂，血满自脱，更用饥者。

8.痈肿初起：同上方法。

9.细染白须：《谈野翁方》：用水蛭为极细末，以龟尿调，捻须梢，自行入根也。一用白乌骨鸡一只，杀血入瓶中，纳活水蛭数十于内，待化成水，以猪胆皮包指，蘸捻须梢，自黑入根也。《普济方》：用大水蛭七枚为末，汞一两，以银三两作小盒盛之。用蚯蚓泥固济半指厚，深埋马粪中。四十九日取出，化为黑油。以鱼脬笼指，每蘸少许捻须上，其油自然倒行至根，变为黑色也。又黑须倒卷帘方：用大马蜞二三十条，竹筒装之，夜置露处受气。饿过七日，以鸡冠血磨京墨与食，过四五次，复阴干。将猪胫骨打断，放蜞入内，仍合定，铁线缠住，盐泥涂之。干时放地上，火煅五寸香；二次，退开三寸火，又五寸香；三次，再退远火，又五寸香，取出为末。将猪胆皮包指，承末搽须梢，即倒上也。

木虻[1]

【原文】 味苦，平。主目赤痛[2]，眦伤泪[3]出，瘀血血闭，寒热酸㿀，无子。一名魂常[4]。生川泽。

【校勘】

[1]虻：《千金翼》、森本并作"虻"。尚本作"虻"。

[2]痛：卢本作"肿"。

[3]泪：卢本作"泣"。

[4]魂常：卢本无此二字。

【译文】 木虻，味苦，性平。主治眼睛发红，疼痛，眼角损伤使泪流出；瘀血血脉闭塞有发冷发烧，疼痛，胆小，心悸；不生孩子。一个名字叫魂常。生活在平原水草丛杂的地方。

【药物基源】 本品为虻科昆虫中华虻 *Tabanus manqarnus* Schiner 或双斑黄虻 *At-ylotus birittateinus* Tokahasi，又称牛虻，性好吮人畜之血。

【附方】

1.蓄血证：抵当汤，大黄、桃仁、水蛭、虻虫，等分为末，二钱，煎汤服，日二。

蜚虻

【原文】　味苦，微寒。主逐瘀血。破下血积，坚痞、癥瘕寒热。通利血脉及九窍。生川谷。

【译文】　蜚虻，味苦，性微寒。主要能驱逐瘀血，能攻克去除血液积滞，坚硬的痞块，癥瘕而有寒热；能通利血脉与多种窍道。生活在两山之间的高坡土地而有水源的地方。

【药物基源】　本品为虻科昆虫中华虻或双斑黄虻，又称牛虻。

【附方】

1.蛇螫血出，九窍皆有者：取虻虫（初食牛马血腹满者）三七枚，烧研汤服。

2.病笃去胎：虻虫十枚，炙，捣为末。酒服，胎即下。

3.扑坠瘀血：虻虫二十枚，牡丹皮一两，为末。酒服方寸匕，血化为水也。若久宿血在骨节中者，二味等分。

蜚蠊

【原文】　味咸，寒。主血瘀癥坚寒热，破积聚，喉咽闭，内寒无子。生川泽。

【译文】　蜚蠊，味咸，性寒。主治血瘀之癥瘕而有发冷发烧；能攻克积聚，喉咽痹；子宫不来月经而不能生孩子。生活在平原水草丛杂的地方。

【药物基源】　蜚蠊科昆虫澳洲大蠊 *Periplaneta australasie* Fabricius 或美洲蜚蠊（大蜚蠊）*Periptaneta americana* L.，以干燥虫体入药。四季可捕捉，开水烫死，晒干或烘干。

【附方】

1.妇人癥瘕寒热：蟑螂研末，调黄酒，一钱内服。

䗪虫

【原文】　味咸，寒。主心腹寒热洗洗，血积癥瘕，破坚下血闭，生子尤良。一名地鳖。生川泽。

【译文】　䗪虫，味咸，性寒。主治胸腹部有发冷发烧，像有凉水布散打寒战的样子；血液积滞而成癥瘕；攻克顽固的月经闭塞，以使人生孩子，效果非常好。一个名字叫地鳖。生活在平原水草丛杂的地方。

【药物基源】 本品为鳖镰科动物地鳖 *Eupolyphaga sinensis* Walker 或冀地鳖 *Steleophaga plancyi* (Boleny)的雌虫全体。俗称"地鳖",药用称"土元"。野生者在夏、秋季捕捉,人工饲养者可随时捕捉。捕到后用沸水烫死,晒干或烘干。弘景曰:"形扁如鳖,有甲不能飞,小有臭气。"

【附方】

1.下瘀血汤:治产妇腹痛有干血。用䗪虫二十枚(熬,去足),桃仁二十枚,大黄二两,为末,炼蜜杵和,分为四丸。每以一丸,酒一升,煮取八合,温服,当下血也。

2.木舌肿强,塞口,不治杀人:䗪虫(炙)五枚,食盐半两,为末。水二盏,煎十沸,时时热含吐涎。瘥乃止。

3.重舌塞痛:地鳖虫和生薄荷研汁,帛包捻舌下肿处。一名地蝉虫也。

4.腹痛夜啼:䗪虫(炙)、芍药、芎劳各二钱。为末。每用一字,乳汁调下。

5.折伤接骨:杨拱《摘要方》:用土鳖焙存性,为末。每服二三钱,接骨神效。一方:生者擂汁酒服。《袖珍方》:用蚵蚾(即地鳖)六钱(隔纸砂锅内焙干),自然铜二两(用火煅,醋淬七次),为末。每服二钱,温酒调下。病在上食后,病在下食前,神效。董炳《集验方》:用地鳖(阴干)一个(临时旋研入药),乳香、没药、龙骨、自然铜(火煅,醋淬)各等分,麝香少许为末。每服三分,入地鳖末,以酒调下。须先整定骨,乃服药。

贝子

【原文】 味咸。主目翳;鬼疰[1];蛊[2]毒,腹痛,下血;五癃,利水道。烧用之良。生池泽。

【校勘】

[1]疰:森本作"注"。

[2]蛊:孙本作"虫"。

【译文】 贝子,味咸。主治目中生翳膜;鬼疰;蛊毒有腹痛,大便下血;五淋,以通利水道。用烧的效果好。生活在湖泊、大海中。

【药物基源】 本品为宝贝科动物货贝或环纹货贝等的贝壳,又名"贝齿"。5~7月间于海边捞取,除去肉,洗净晒干。贝子为贝类之最小者,古人用以缀衣及毡帽为饰。时珍曰:"贝子,小白贝也。大如拇指顶,长寸许,背腹皆白。诸贝皆背隆如龟背,腹下两开相向,有齿刻如鱼齿,其中肉如蝌蚪,而有首尾。"

【附方】

1.目花翳痛：贝子一两，烧研如面，入龙脑少许点之。若有息肉，加真珠末等分。

2.鼻渊脓血：贝子烧研。每生酒服二钱，日三服。

3.二便关格，不通闷胀，二三日则杀人：以贝齿三枚，甘遂二铢，为末，浆水和服，须臾即通也。

4.小便不通：小白贝一对，生一个，烧一个，为末。温酒服。

5.下疳阴疮：小白贝三个，煅红研末，搽之。

6.食物中毒：贝子一枚，含之自吐。

7.药箭镞毒：贝齿烧研，水服三钱，日三服。（《千金要方》）

附录1　附方引用文献

《伤寒论》

《金匮要略》

《金匮玉函方》

《千金要方》

《千金翼方》

《小品方》

《肘后方》

《刘涓子鬼遗方》

《外台秘要》

《普济方》

《圣惠方》

《仁斋直指方》

《神农本草经疏》

《济生方》

《圣济总录》

《惠民和剂局方》

《南阳活人书》

《儒门事亲》

《近效方》

《产宝》

《本草拾遗》

《三因方》

《钱氏小儿方》

《丹溪心法》

《兰室秘藏》

《医学发明》

《宣明方论》

《得效方》

《本草汇言》

《食疗本草》

《汤液本草》

《图经本草》

《外科理例》

《外科精义》

《医林正宗》

《经效济世方》

《妇人良方》

《事林广记》

《医林集要》

《医方大成》

《胎产方》

《保命集》

《洁古用药法象》

《洁古家珍》

《集验方》

《洞天奥旨》

《医学集成》

《活幼口议》

《全幼心鉴》

《袖珍方》

《卫生易简方》

《子母秘录》

《仁存堂方》

《医垒元戎》

《博济方》

《医方摘要》

《韩氏医通》

《扶寿精方》

《简便方》

《集简方》

《护命方》

《经验后方》

《摘玄方》

《资生经》

《经验方》

《济生续方》

《方脉正宗》

《瑞竹堂经验方》

《广利方》

《简便单方》

《奇疾方》

《续十全方》

《广济方》

《梅师方》

《续传信方》

《传信方》

《瑞竹堂方》

王仲勉《经验方》

《古今录验方》

《急救方》

《产乳书》

《集玄方》

《伤寒类要》

《东坡良方》

《卫生宝鉴》

邵真人《经验方》

《救急良方》

《十便良方》

《朝野金载》

《痘疹证治》

《小儿方》

《摄生妙用方》

《斗门方》

《玉函方》

《指南方》

《澹寮方》

《坦仙皆效方》

《孙氏集效方》

《心传方》

《保寿堂方》

《养老方》

《明目方》

陈日华《经验方》

《原机启微集》

《篋中方》

《乾坤秘韫》

《经验必用方》

《积德堂方》

《本事方》

《明目经验方》

《济急方》

《岭南卫生方》

《简易方》

《刘氏经验方》

《食医心镜》

《证治要诀》

《贞元广利方》

《本草蒙筌》

《海上方》

《齐东野语》

《本草衍义》

《灵苑方》

《必效方》

《太医支法存方》

张文仲《备急方》

《三十六黄方》

《熊氏补遗》

《开宝本草》

《济急仙方》

《便民图纂》

《应验方》

《濒湖集简方》

《杂兴方》

《产乳集验方》

《多能方》

《笔峰方》

《救急易方》

《永类钤方》

《卫生家宝方》

《百一选方》

《谈野翁试效方》

《丹溪纂要》

《选奇方》

《秘传外科方》

《痘疹便览》

《伤寒总病论》

《杨氏家藏方》

《怪证奇方》

《奇效良方》

《活法机要》

《保幼大全》

《蕴要》

《传家秘宝方》

《卫生总微方》

《诸证辨疑》

杨诚《经验方》

《指迷方》

董炳《集验方》

阎孝忠《集效方》

《扶寿方》

《短剧方》

《独行方》

《婴孩宝书》

《范汪方》

《郑氏家传方》

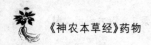

《小儿宫气方》　　　　《外科经验方》　　　　《谭氏小儿方》
《生生编》　　　　　　《医学切问》　　　　　《活人心统》
《百病方》　　　　　　《十全方》　　　　　　《痘疹论》
《至宝方》　　　　　　《深师方》　　　　　　《湖南药物志》
《疹痘方》　　　　　　《延龄方》　　　　　　《浙江药用植物志》
《寿域方》　　　　　　《婴孩宝鉴》　　　　　《安徽中草药》
《崔行功纂要方》　　　《删繁方》　　　　　　《山西中草药》
《蔺氏经验方》

附录2 药物名称笔画索引

附录3　药物名称(部分)拉丁语索引

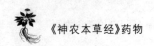

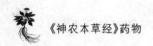

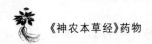

附录4 药物饮片图片（部分）

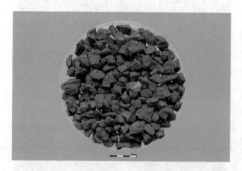

附图1 朱砂

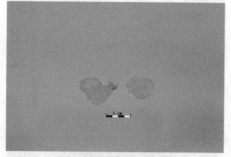

附图2 白矾

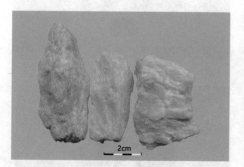

附图3 滑石

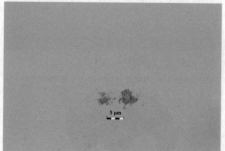

附图4 锻禹余粮

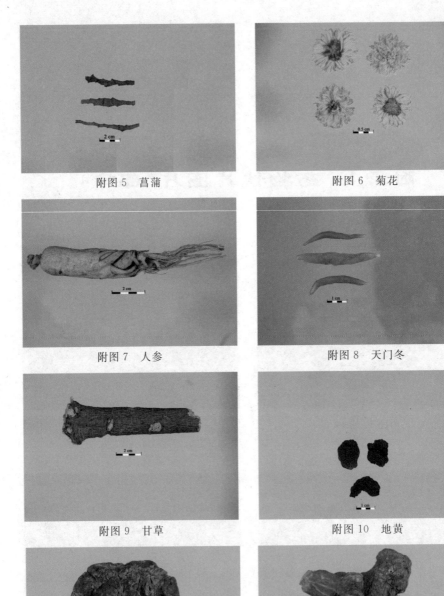

附图 5　菖蒲

附图 6　菊花

附图 7　人参

附图 8　天门冬

附图 9　甘草

附图 10　地黄

附图 11　生地黄

附图 12　白术

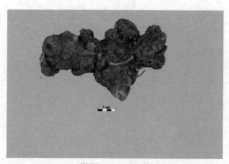

附图 13　苍术

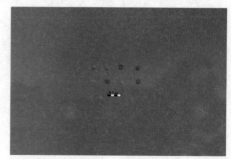

附图 14　菟丝子

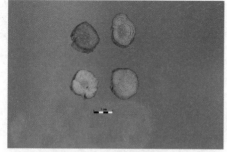

附图 15　川牛膝

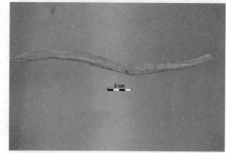

附图 16　川牛膝

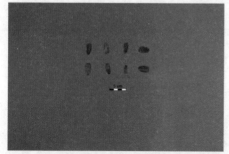

附图 17　芫蔚子

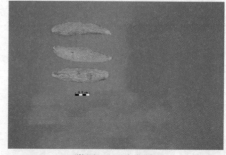

附图 18　麦门冬

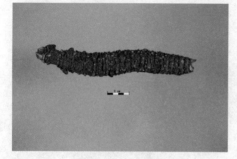

附图 19　羌活

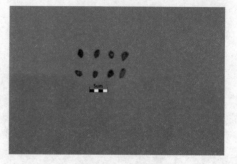

附图 20　车前子

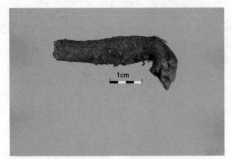

附图 21　川木香

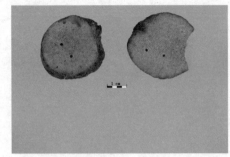

附图 22　泽泻

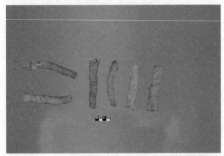

附图 23　远志

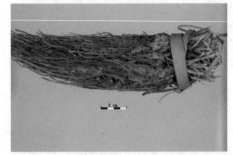

附图 24　坚龙胆

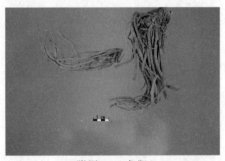

附图 25　龙胆

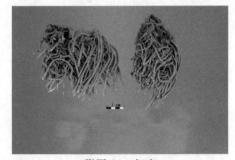

附图 26　细辛

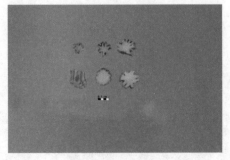

附图 27　石斛

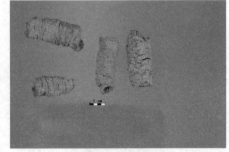

附图 28　巴戟天

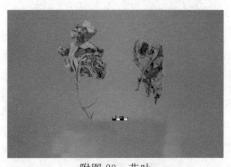

附图 29　艾叶

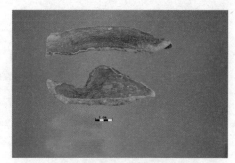

附图 30　天麻

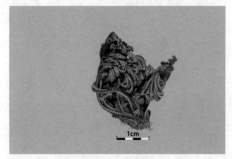

附图 31　卷柏

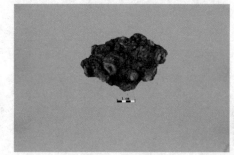

附图 32　川芎

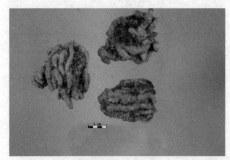

附图 33　黄连

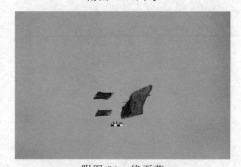

附图 34　络石藤

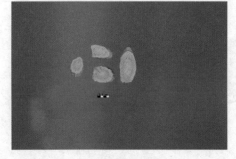

附图 35　黄芪

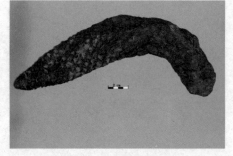

附图 36　肉苁蓉

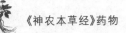

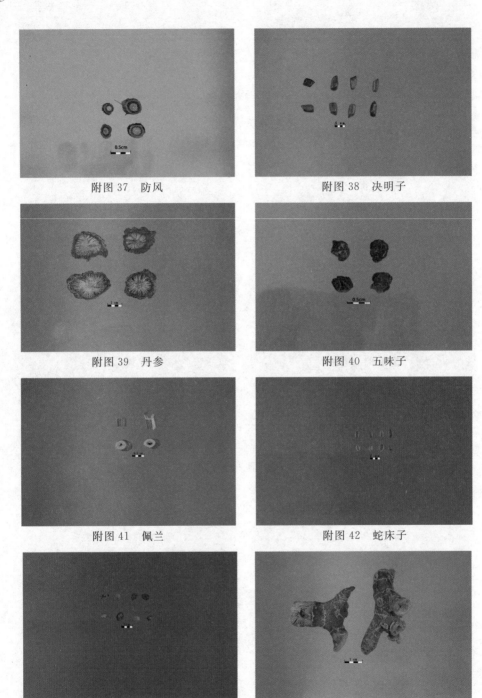

附图 37　防风　　　　　　　　　附图 38　决明子

附图 39　丹参　　　　　　　　　附图 40　五味子

附图 41　佩兰　　　　　　　　　附图 42　蛇床子

附图 43　地肤子　　　　　　　　附图 44　高良姜

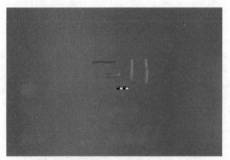

附图 45　徐长卿

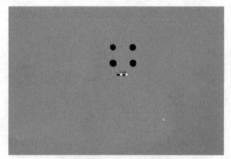

附图 46　王不留行

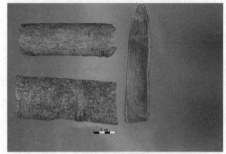

附图 47　肉桂

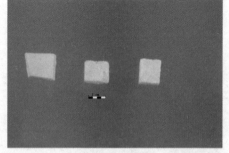

附图 48　茯苓

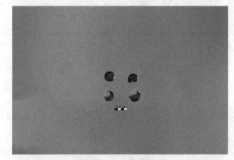

附图 49　蔓荆子

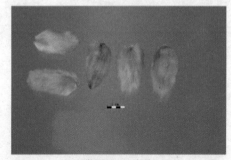

附图 50　辛夷

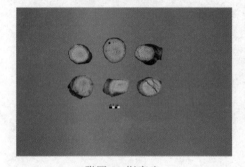

附图 51　槲寄生

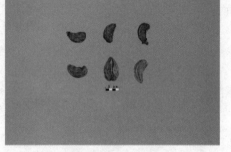

附图 52　女贞子

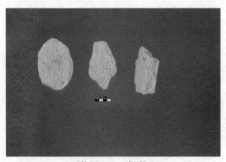

附图 53　龙骨

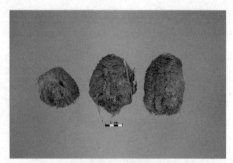

附图 54　桑螵蛸

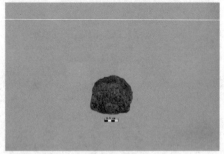

附图 55　雄黄

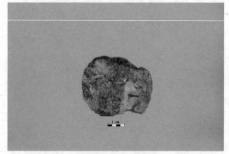

附图 56　雌黄

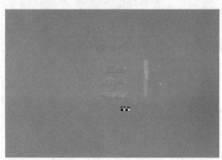

附图 57　生石膏

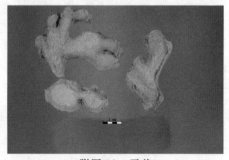

附图 58　干姜

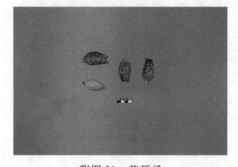

附图 59　苍耳子

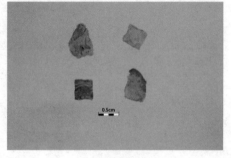

附图 60　葛根

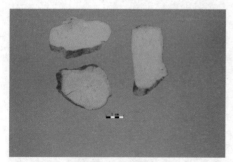

附图 61　天花粉

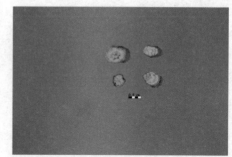

附图 62　柴胡

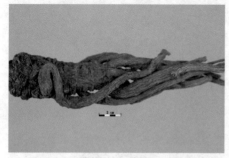

附图 63　当归

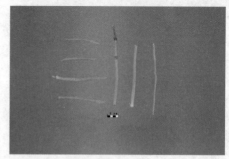

附图 64　麻黄

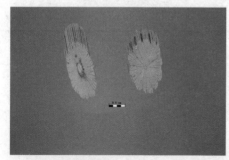

附图 65　川木通

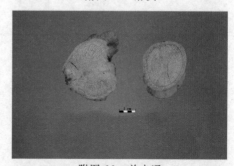

附图 66　关木通

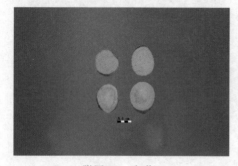

附图 67　白芍

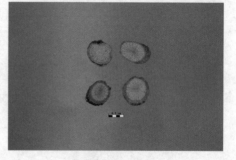

附图 68　赤芍

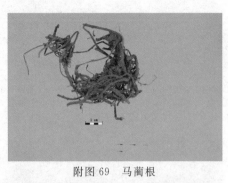

附图 69　马蔺根

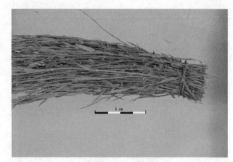

附图 70　瞿麦

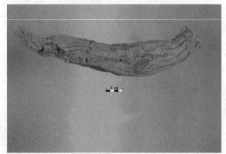

附图 71　玄参

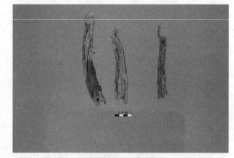

附图 72　秦艽

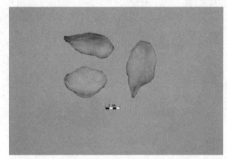

附图 73　百合

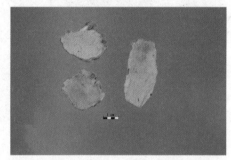

附图 74　知母

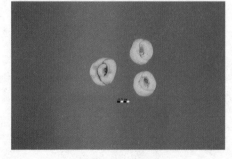

附图 75　平贝母

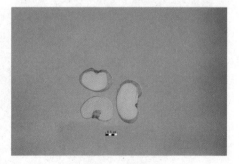

附图 76　浙贝母

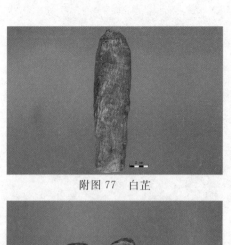

附图 77　白芷

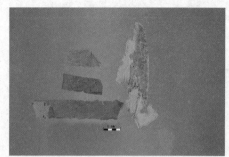

附图 78　淫羊藿

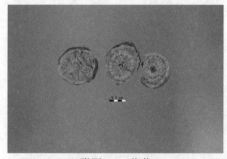

附图 79　黄芩

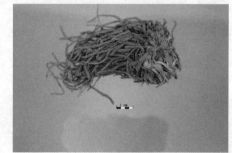

附图 80　紫菀

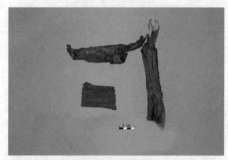

附图 81　紫草

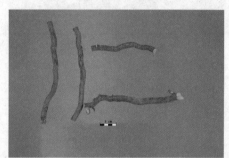

附图 82　茜草根

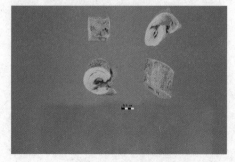

附图 83　白鲜皮

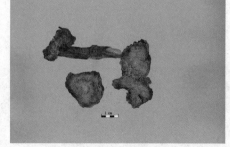

附图 84　藁本

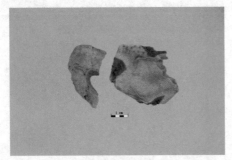

附图 85　狗脊

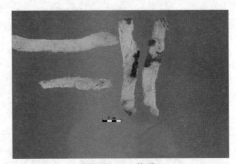

附图 86　草薢

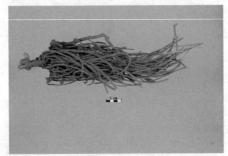

附图 87　白薇

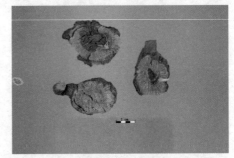

附图 88　地榆

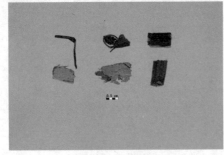

附图 89　泽兰

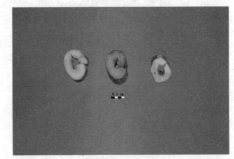

附图 90　丹皮

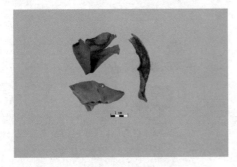

附图 91　石韦

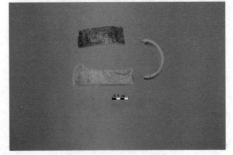

附图 92　川黄柏

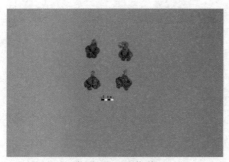

附图 93　吴茱萸

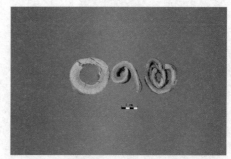

附图 94　桑白皮

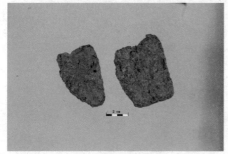

附图 95　芜荑

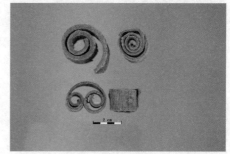

附图 96　厚朴

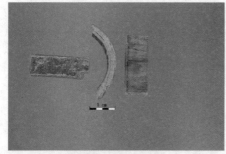

附图 97　秦皮

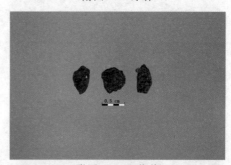

附图 98　山茱萸

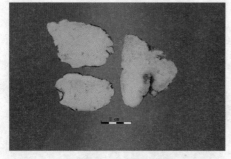

附图 99　猪苓

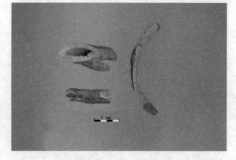

附图 100　五加皮

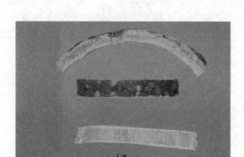

附图 101　合欢皮

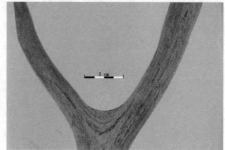

附图 102　鹿茸

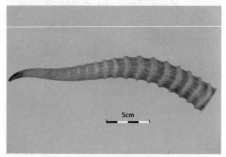

附图 103　羚羊角

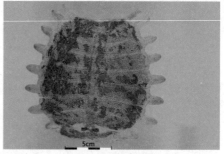

附图 104　鳖甲

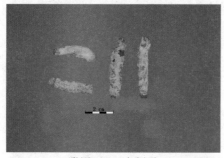

附图 105　白僵蚕

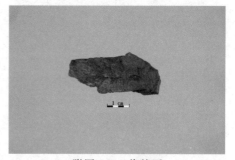

附图 106　代赭石

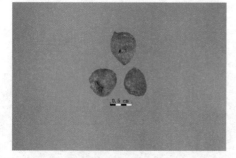

附图 107　附子

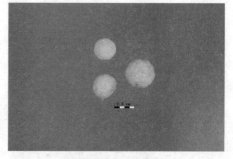

附图 108　半夏

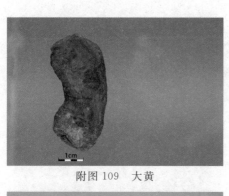

附图 109　大黄

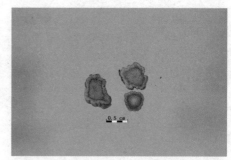

附图 110　桔梗

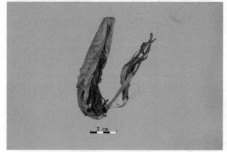

附图 111　藜芦根

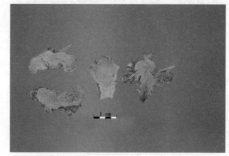

附图 112　射干

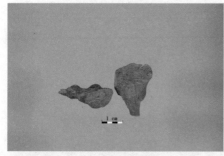

附图 113　常山

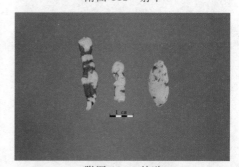

附图 114　甘遂

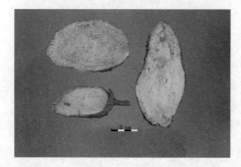

附图 115　白蔹

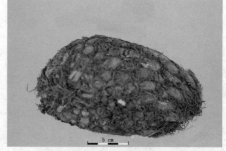

附图 116　绵马贯众

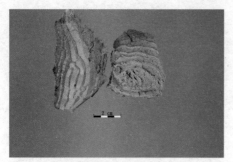

附图 117　商陆

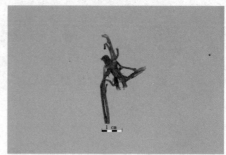

附图 118　萹蓄

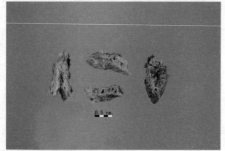

附图 119　白头翁

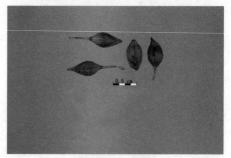

附图 120　连翘

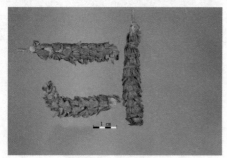

附图 121　夏枯草

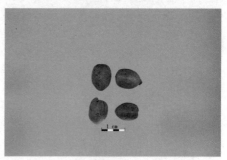

附图 122　巴豆

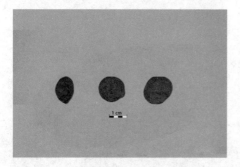

附图 123　雷丸

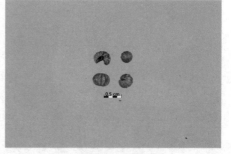

附图 124　鼠妇